中医护理学

杨　波　刘启雄　主编

东南大学出版社
SOUTHEAST UNIVERSITY PRESS
南京

图书在版编目(CIP)数据

中医护理学 / 杨波，刘启雄主编. — 南京：东南
大学出版社，2024. 10. — ISBN 978-7-5766-1671-2

Ⅰ. R248

中国国家版本馆 CIP 数据核字第 20245093DG 号

责任编辑:龚　真　　责任校对:子雪莲　　封面设计:王　玥　　责任印制:周荣虎

中医护理学

Zhongyi Hulixue

主　　编:杨　波　刘启雄
出版发行:东南大学出版社
出 版 人:白云飞
社　　址:南京市四牌楼 2 号(210096)　邮编:210096　电话:025-83793330
网　　址:http://www.seupress.com
经　　销:全国各地新华书店
排　　版:南京布克文化发展有限公司
印　　刷:江苏扬中印刷有限公司
开　　本:890 mm×1240 mm　1/16
印　　张:17.25
字　　数:400 千
版 印 次:2024 年 10 月第 1 版第 1 次印刷
书　　号:ISBN 978-7-5766-1671-2
定　　价:45.00 元

本社图书如有印装质量问题,请直接与营销部联系(电话:025-83791830)

主　　编：杨　波　刘启雄

副 主 编：柳淑芳　邱爱霞　洪　江　王宝珍

编　　者：杨　波（鄂州职业大学）

　　　　　刘启雄（鄂州职业大学）

　　　　　柳淑芳（鄂州职业大学）

　　　　　邱爱霞（鄂州市中医医院）

　　　　　洪　江（鄂州职业大学）

　　　　　王宝珍（鄂州市中医医院）

　　　　　朱镝融（鄂州职业大学）

　　　　　李　慧（鄂州市中医医院）

前言

2016年2月，国务院印发了《中医药发展战略规划纲要（2016—2030年）》，明确了未来十五年我国中医药的发展方向和工作重点，这必将进一步促进我国中医药事业的健康发展。为落实《国家职业教育改革实施方案》关于健全教材建设的要求，我们本着"立德树人，质量第一"的原则编写了本教材。

中医护理是在中医药理论指导下，以研究探讨中医护理理论和护理技术为主的一门课程，具有理论性、实践性、应用性强的特点。全书分为中医基础理论、常用中医护理技术和常见病中医护理三个项目，共三十一个任务，压缩了部分理论内容，增添了部分应用性内容。

为了更好地与行业岗位对接，做到"岗课赛证"融通，服务职业教育改革，做到"三全育人"，在编写内容中融入课程思政元素；同时，为强化过程教学，统一设置学习目标、案例导入、知识导图和对接护考等栏目；为了打造立体教材，编写了自测题，同时制作与教材配套的PPT课件等数字内容。

在教材编写过程中，我们汲取和借鉴了相关教材的优秀经验，同时得到了各参编单位领导和同仁的大力支持，在此一并致以衷心的感谢。

本教材是全体编者辛勤劳动、共同努力的结果。由于编者的水平与时间有限，错漏之处在所难免，恳请读者和同道不吝指教。

编写组
2023年12月

目录

附：常用方剂

项目一

中医基础理论

任务一　走进中医护理

学习目标

知识目标：

1. 能说出中医护理的特点。

2. 能说出整体护理、辨证施护的基本概念和基本内容。

能力目标：

1. 会运用整体观念初步理解人体是一个有机的整体。

2. 会正确区分病、症、证。

素质目标：

了解中医护理的发展历程及特点，增强文化自信，培养深厚的爱国情感和中华民族自豪感，热爱护理事业。

课程思政

中医药是中华文明瑰宝，是 5 000 多年文明的结晶，在中国传统文化、哲学体系的基础上逐步形成了藏象、病因病机、辨证、经络、中药等中医理论体系。实践证明，中医药及中医护理作为中华民族原创的医学，从宏观、系统、整体角度揭示了人的健康和疾病的发生发展规律，体现了中华民族的认知方式，深深地融入民众的生产生活实践中，形成了独具特色的健康文化和实践，成为人们治病祛疾、强身健体、延年益寿的重要手段，维护着民众健康。

党的二十大报告提出：推进健康中国建设。人民健康是民族昌盛和国家强盛的重要标志。把保障人民健康放在优先发展的战略位置，完善人民健康促进政策。大学生应继承和发扬中华民族优秀的传统文化，培养深厚的爱国情感和中华民族自豪感，热爱护理事业，早日成为实现中国梦、复兴民族和强盛国家的建设者和接班人。

案例

李某，女，51 岁。2 天前受凉后出现头痛、咳嗽、恶寒发热而就诊，经医生诊断为感冒外感风热证。请说出该患者的病、症与证。

自从有了人类，就有了疾病，也就有了医护。中医在几千年漫长的发展中，一直医、护不分家，中医护理并未成为一门独立的学科，但其实践活动从古至今延续不断，流传下来的护理方法简便、经济、疗效显著，深受人们的欢迎。中医护理的优势和特色也是无法替代的,随着祖国医学的发展,中医护理也在不断总结、研究、发展并逐步走向成熟。

一、中医发展简史

(一)远古时期

早在远古时期,原始人类为了生存,在与自然界、猛兽作斗争的过程中,积累了原始的医疗卫生知识。为了保护自己,他们学会了用草茎、泥土、树叶对伤口进行涂裹包扎,这是最早的外科包扎止血法;对四肢的跌扑损伤部位进行抚摸揉按,起到消肿散瘀止痛的作用,形成了原始的按摩术。在长期的生活积累中,通过对动植物的长期观察和尝试,懂得了哪些动植物可治病、哪些会致病或使人中毒等。中医护理技术方面,《史记·扁鹊仓公列传》和《五十二病方》分别记载了热熨和针刺的方法,这是最早的中医护理技术。

(二)夏、商、周至春秋时期

社会生产力和科学文化都较原始社会进步,此时的医学护理知识也有所提高,中医护理理论框架初步形成。如周人凿井而饮,并制定护井公约加强饮食护理,还采取除虫灭鼠等防病措施。周代药物和针灸的应用也有了很大的进步,《周礼》中记载,以"五味""五谷""五药"来养护身体和治疗疾病,为药物配伍和饮食调护提供了理论依据。

(三)战国至东汉时期

战国至东汉时期是中医理论逐步形成时期,中医药学四大经典著作《黄帝内经》《难经》《伤寒杂病论》《神农本草经》在这一时期相继问世。这些经典著作的问世,标志着中医药理论体系的初步奠定,大量的中医护理内容散见于各种医学著作中(可惜未有系统的总结及整理),为中医护理的形成奠定了基础。

《黄帝内经》(简称《内经》)是我国现存最早、最完整的一部医学古籍,包括《素问》和《灵枢》两部分,该书的基本观点主要有整体观、阴阳平衡观、邪正斗争观和重视预防观等。该书奠定了中医护理的基础,同时也论述了中医护理各个方面,包括饮食起居调理、心理养生护理、部分疾病护理、用药护理及部分护理技术等。

《难经》(原名《黄帝八十一难经》),又称《八十一难》,是现存较早的中医经典著作。关于《难经》的作者与成书年代历来有不同的看法,一般认为其成书不晚于东汉,内容可能与秦越人(扁鹊)有一定关系。全书共八十一难,采用问答方式,探讨和论述了中医的一些理论问题,内容包括脉诊、经络、脏腑、阴阳、病因、病机、营卫、腧穴、针刺、病证等方面。

张仲景的《伤寒杂病论》是我国古代最有影响的一部临床医学巨著,包括《伤寒论》和《金匮要略》两部分。该书不仅奠定了中医辨证论治的理论体系,确立了辨证施护原则,还强调饮食护理中的禁忌原则,为中医护理技术增添了很多内容,如首创药物灌肠法、开展复苏术等。

后汉名医华佗,善用麻醉方法进行外科手术,有完整的手术及护理方法,可惜未能流传于世。他倡导的"五禽戏",把医疗、护理、体育融为一体,从而创立了世界最早的外科护理及康复护理。

（四）魏晋五代时期

王叔和的《脉经》是我国现存最早的脉学专著，深入地阐明了脉理，把脉象归纳为28种，使脉诊法成为护理临床观察病情时的重要手段。

隋朝名医巢元方等编著的《诸病源候论》，对各种病证从病因、病机到治疗护理等内容进行论述，还记载了伤寒病初愈病人的饮食禁忌，提出"夫病之新瘥后，但得食糜粥，宁少食令饥，慎勿饱"，防止病人饮食不慎而导致旧病复发，对当今我们的护理工作仍有指导意义。

唐代孙思邈的《千金方》，包括《千金要方》和《千金翼方》两部分，该书总结了内、外、妇、儿各科的医疗、护理临症经验，在丰富中医的过程中，也发展了中医护理。首创用细葱管进行导尿，这一方法比1860年法国发明橡皮管导尿术要早了1 200多年。医德方面有孙思邈的《大医习业》和《大医精诚》两篇专论医德。他强调对患者要不分贫富贵贱，一视同仁；告诫医护人员不可以医术作为获取钱财的手段；对危急患者要急患者之所急，想患者之所想，在医疗作风上要有德有体、体表端庄，有高度的社会责任感。

（五）宋、金、元时期

这一时期的科学技术获得突出的进步，尤其是发明了活字印刷术，为医学著作的传播、整理、研究创造了条件。

宋代组织编纂第一部大型方书《太平圣惠方》，书中记载的新生儿断脐后用药物对脐部进行消毒处理以预防脐风的方法，较15世纪中期匈牙利医生提出用漂白粉泡洗接生者的手和器械来预防新生儿脐带风之主张早了近500年，堪称我国医学史上的一项创举。

钱乙在《小儿药证直诀》中提出治疗热证儿以"治体法"为辅助治疗，类似现代的温水擦浴。他还主张小儿有热病时，应注意环境安静，尤其是记载的情致相胜心理疗法，不仅在理论上有所发展，而且在临床上大量运用，形成了中医心理护理的一个高峰。

这一时期医家百家争鸣，各抒己见。有著名的金元四大家，即刘完素、张从正、朱震亨、李东垣四位著名的医学家。在学术上，他们各有特点，代表了四个不同学派。刘完素主张"火热致病"，善用寒凉药物，故称作"主火学派"或"寒凉学派"；张从正主张"病由邪生"，善用"汗""吐""下"攻邪法，故称作"攻下学派"；朱震亨主张"阳有余阴不足论"和"相火论"，善用养阴降火，故称作"养阴学派"；李东垣主张"内伤脾胃，百病由生"，善用"益气升阳"，故称作"脾胃学派"或"补土学派"。

（六）明清时期

明代在科学技术与文化上有较大的发展，使中医护理得以继续向前发展，并取得了突出的成就。

吴有性在《温疫论》中记载的"戾气"说，是17世纪在传染病因学上的卓越创见，反映了当时防治急性热病的丰富经验和理论知识，在护理方面从"论食""论饮""调理法"三篇专论中，详细论述了温病的护理措施。这一时期由于传染病的流行，在预防交叉感染、消毒灭菌和预防接种方面有了突破性的进展。

张景岳在《景岳全书》中提出了独到的养生思想，其中提到"凡伤寒饮食有宜忌者，不欲食,不可强食,强食则助邪",说明饮食护理的重要性。

明代著名医药学家李时珍,以毕生精力,亲历实践,广收博采,实地考察,对本草学进行了全面的整理总结,历时 27 年编成《本草纲目》。他不但能看病,还亲自采药,为病人煎药,并指导病人家属或弟子对病人实施护理。

叶天士在《温热论》中提出了温病卫、气、营、血四个阶段辨证论治与辨证施护的纲领,系统阐述了温病发生、发展的规律,为温病学说理论体系的形成奠定了基础。在病情观察方面主张温热病要注意观察舌、齿,辨斑疹白痦,并要做好口腔护理。他对疫病的预防非常重视,已经采取隔离消毒措施,同时提出用蒸汽消毒的护理技术。

(七)现代中医护理的发展

1840 年鸦片战争后,西方医学在我国广泛流传。自北洋政府以来,采取了一系列限制乃至消灭中医的措施,致使中医的发展步履维艰。这一时期的中医护理是前一时期的自然延续,但在延续中也融入了一些新的理念。

新中国成立后,党和政府十分重视中医的发展,中医药事业得以快速发展,各地各级先后成立了中医院。1958 年,江苏省创办了全国第一所中医护士学校;同年,南京出版了第一本中医护理专著《中医护理学》;1984 年,在南京召开了中医护理学会中医、中西医结合护理学术会议,会上成立了中华护理学会中医、中西医结合护理学术委员会。

目前,中医护理教育事业发展迅速,具有中等专业学校、专科、大学本科、研究生等完备的中医护理教育体系,中医护理学术水平和职业素质正在逐步提高。一批批高学历、高职称、年轻化、富有献身精神的专业技术人才源源不断地充实在中医临床护理、教学和科研岗位上。

二、中医护理的基本特点

中医护理的基本特点是整体护理和辨证施护。

(一)整体护理

整体护理源于中医的整体观念。中医认为,人体是一个有机的整体,人与自然、社会息息相关,这种内外环境的统一性、机体自身整体性的认识,称为整体观念。整体护理是以人为中心,以现代护理为指导,以护理程序为框架,对护理服务的对象实施包括生理、心理、社会、文化、精神等各方面的护理。

1. 人体是一个有机的整体

人体是由许多脏器和组织器官所组成的。各个脏器、组织器官都有不同的生理功能,这些生理功能又都是整体生理活动的组成部分。在中医的理论体系中,人体是以五脏为中心,通过经络系统,把六腑、五体、五官、九窍、四肢百骸等全身组织器官联系成有机的整体,并通过精、气、血、津液的作用,来完成机体统一的机能活动。脏腑经络、气血津液,各有不同的生理功能,但是它们在结构上密不可分,功能上相互为用,病理上相互影响。因此,在护理过程中,可以通过五官、形体、舌脉等外在变化,了解体内脏腑病变,从而做出正确的治疗和护理。

2. 人与外界环境的统一性

人类生活在自然界中,自然界存在着人类赖以生存的必要条件,而自然界的变化又可以直接或间接地影响人体,引起机体产生相应的反应。同时,人又具有社会属性,是社会整体的一个组成部分,社会的变化也必然会对人体产生影响。

(1) 人与自然息息相关:中医历来十分重视人和自然环境的联系,对季节、昼夜、地理环境等对人体的影响论述尤多,如《灵枢·邪客篇》说:"人与天地相应也。"

在四时气候变化中,春属木,其气温;夏属火,其气湿;秋属金,其气燥;冬属水,其气寒。因此,春温、夏热、长夏湿、秋燥、冬寒,就表示一年中气候变化的一般规律。春夏阳气发泄,气血容易趋向于体表,表现为皮肤松弛、疏泄多汗等;秋冬阳气收藏,气血容易趋向于里,表现为皮肤致密、少汗多尿等。所以在护理上,夏天解表不可发汗太过,冬季则要保暖。

昼夜晨昏的阴阳变化,对人体也有一定的影响,人体阳气白天趋于表,夜晚趋于里,而疾病在一日内呈现"旦慧、昼安、夕加、夜甚"的规律,为护理上的夜间观察病情提供了依据。

地区气候的差异,地理环境和生活习惯的不同,在一定程度上也影响着人体的生理活动。如江南多湿热,人体腠理多疏松,北方多燥寒,人体腠理多致密,故西北应少用寒凉之药,东南应慎用辛热之品。而一旦易地而处,环境突然改变,初期多感不太适应,即水土不服,但经过一定时间,也能够逐渐地适应。

(2) 人和社会关系密切:人生活在社会环境中,社会生活的种种因素都会影响着人体,如社会的制度、社会经济与文化的发展、人的社会地位、激烈的社会竞争等,都能直接影响人的健康。一般来说,良好的社会环境和融洽的人际关系可使人精神振奋,勇于进取,有利于身心健康;而不利的社会环境可使人精神压抑甚至紧张恐惧,从而危害身心健康。所以在护理工作中,不但要做好患者本身的护理,而且要注意家庭、社区、社会等给患者造成的影响并给予相应的指导。

(二) 辨证施护

辨证施护是中医认识疾病和护理疾病的基本原则,也是中医护理的基本特点之一。辨证施护不同于辨病施护和对症施护,病、症、证三者之间既有联系,又有区别。

病即疾病,是指有特定病因、发病形式、病机、发展规律和转归的完整病理过程,如感冒、消渴等。

症即症状,是疾病所反映的个别表面现象,既包括患者主观的异常感觉,又包括患者的某些病态变化,如发热、头痛、咳嗽、呕吐等。

证即证候,是机体在疾病发展过程中的某一阶段所出现的各种症状和体征的概括。由于它包括了病变的部位、原因、性质以及邪正关系,反映出疾病发展过程中某一阶段的病理变化的本质,因而它比症状更全面、更深刻、更准确地揭示了疾病的本质。

辨证,就是将四诊(望、闻、问、切)所收集的资料、症状和体征,通过分析、综合,辨清疾病的原因、性质、部位以及邪正之间的关系,概括、判断为某种性质的证候。施护是在辨证的基础上,确定相应的护理原则和措施。辨证是中医治疗和护理的核心,是决定施护的前提和依据;施护是护理疾病的手段和方法。辨证和施护是诊治疾病、护理患者过程中相互联系、不可分割的两个方面,是理、法、方、药、护在临床上的具体运用,是指导中医临床工作的基本原则。

　　中医认识、治疗、护理疾病,是既辨病又辨证。辨证首先着眼于证候的分辨,然后才能正确地施治与施护。例如感冒,见发热、恶寒、头身疼痛等症状,病属在表,但由于致病因素和机体反应性的不同,又常表现为风寒感冒和风热感冒两种不同的证候。因此,只有把感冒所表现的症状加以分辨,是属于风寒证候还是属于风热证候,才能确定是用辛温解表还是用辛凉解表的方法治疗,才能根据治疗原则采用相应的护理措施。由此可见,辨证施护既区别于见痰治痰、见血治血、见热退热、头痛医头、脚痛医脚的局部对症护理,又区别于那种不分主次、不分阶段的固定护理,而应根据疾病不同阶段的不同证候采用不同的护理措施。这就是同病异治、异病同治、同病异护、异病同护的基本理论在辨证施护中的具体应用,是辨证施护的精髓。

知识导图

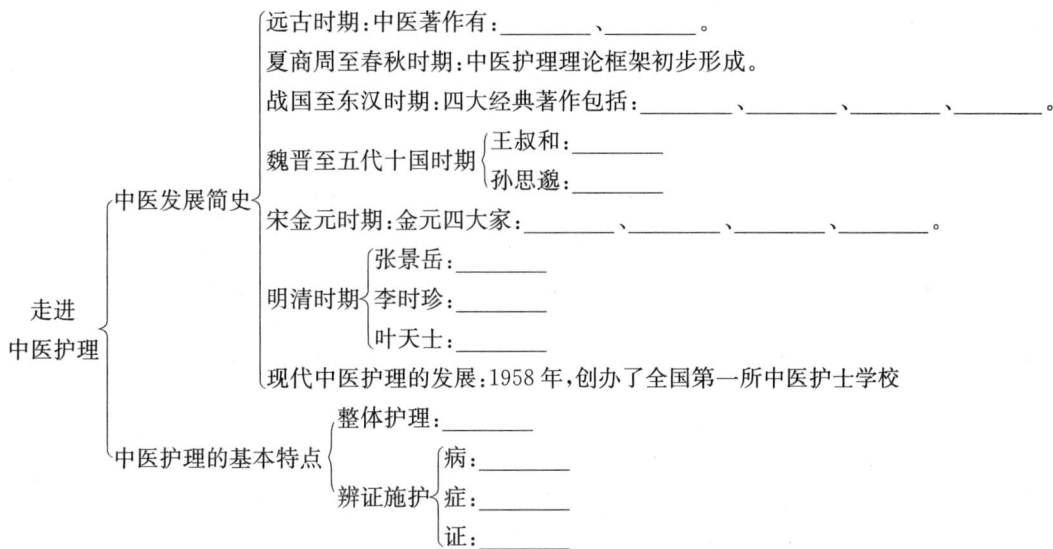

对接护考

1. 下列关于孙思邈的描述,不正确的是　　　　　　　　　　　　　　　　　　(　　)

　　A. 是隋朝名医

　　B.《大医精诚》的作者

　　C. 著作有《千金要方》和《千金翼方》

　　D. 首创了葱管导尿法

2. 下列不属于中医四大经典著作的是　　　　　　　　　　　　　　　　　　　(　　)

　　A.《黄帝内经》　　　B.《脉经》　　　　C.《伤寒杂病论》　　D.《神农本草经》

3. 下列关于《伤寒杂病论》的描述,不正确的是　　　　　　　　　　　　　　　（　　）

    A. 包括《伤寒论》和《金匮要略》两部分

    B. 奠定了中医辨证论治的理论体系

    C. 确立了辨证施护原则

    D. 作者是华佗

4. 金元四大医家中,"攻下派"的代表人物是　　　　　　　　　　　　　　　　（　　）

    A. 刘完素　　　　　　B. 李东垣　　　　　　C. 张从正　　　　　　D. 朱丹溪

5. 中医护理的基本特点是　　　　　　　　　　　　　　　　　　　　　　　　（　　）

    A. 优质护理　　　　　B. 辨证施护　　　　　C. 心理护理　　　　　D. 饮食护理

任务二 阴阳学说

学习目标

知识目标：

1. 能说出阴阳学说的基本概念和基本内容。

2. 能说出阴阳偏盛、偏衰的内容。

能力目标：

1. 会运用阴阳学说初步理解疾病。

2. 会运用阴阳学说进行健康宣教。

素质目标：

了解中华民族优秀的传统文化，增强文化自信，培养深厚的爱国情感和中华民族自豪感，热爱护理事业。

案例

李某，女，51岁。2天前受凉后出现头痛、咳嗽、恶寒发热而就诊，症见头痛，咳嗽有痰，恶寒发热，鼻塞流涕，口渴，无汗，舌红苔薄黄，脉数。如何运用中医基本理论来解释这些表现？

阴阳学说是古人用以认识自然和解释自然的世界观和方法论，是中国古代朴素的对立统一理论，属于中国古代唯物论和辩证法的范畴。我国古代医家将阴阳学说应用于医学领域，借以阐明医学中的诸多问题以及人与自然界的关系，并用以指导临床的诊断、治疗和护理，形成了中医的阴阳学说。

一、阴阳的基本概念

阴阳，最初的含义是很朴素的，是指日光的向背，向阳的一方为阳，背阳的一方为阴。后来，阴阳被引申为气候的冷暖，方位的上下、左右、内外，运动状态的躁静等。

阴阳是对自然界相互关联的某些事物和现象对立双方的概括，它既可以代表相互对立的事物，也可以代表一个事物内部存在着的相互对立的两个方面。

阴阳学说认为，世界本身是阴阳二气对立统一的结果。宇宙间的任何事物都包含了阴和阳相互对立的两个方面，如白昼和黑夜、炎热和寒冷、运动和静止等。对人体而言，具有推动、温煦、兴奋作用的属于阳，具有凝聚、滋润、抑制作用的属于阴。

二、阴阳学说的基本内容

（一）阴阳的对立制约

阴阳学说认为自然界的一切事物都存在着相互对立的阴阳两个方面，如天与地、上与下、内与外、动与静、升与降等等。

对立是阴阳二者之间相反的一面，统一则是二者之间相成的一面。阴与阳相互制约和相互斗争的结果取得了统一，即取得了动态平衡。在人体，阴阳在对立斗争中取得了统一，维持着动态平衡状态，即所谓"阴平阳秘"，机体才能进行正常的生命活动。一旦动态平衡被打破，出现阴阳胜负、阴阳失调，就会导致疾病的发生。

（二）阴阳的互根互用

互根指相互对立的事物之间的相互依存、相互依赖，任何一方都不能脱离另一方而单独存在。阴阳双方均以对方的存在为自身存在的前提和条件。如上属阳，下属阴，没有上之属阳，也就无所谓下之属阴；没有下之属阴，也就无所谓上之属阳。

（三）阴阳的消长平衡

阴阳对立双方不是处于静止不变的状态，而是始终处于不断的运动变化之中。所谓消长平衡，是指阴和阳之间的平衡不是静止的和绝对的平衡，而是在一定限度、一定时间内的"阴消阳长""阳消阴长"之中维持着相对的平衡。

（四）阴阳的相互转化

阴阳对立的双方，在一定条件下可以相互转化，阴可以转化为阳，阳可以转化为阴。阴阳相互转化，一般都表现在事物变化的"物极"阶段，即"物极必反"。

在疾病的发展过程中，阴阳转化常常表现为在一定条件下，表证与里证、寒证与热证、虚证与实证、阴证与阳证的互相转化等。如外感风寒后出现咽痒气急、咳嗽声重、头痛、肢体酸楚、鼻塞流清涕、咳痰稀薄色白、苔薄白、脉浮紧等，未及时治疗可出现高热、粪干、尿赤短、舌红苔黄、脉洪数等里热症状，说明病邪已经由表入里，转化成了里热证。

三、阴阳学说在中医护理中的应用

（一）说明人体的组织结构

人体是一个有机整体，是一个极为复杂的阴阳对立统一体，人体内部充满着阴阳对立统一现象。人体的组织结构，既是有机联系的，又可以划分为相互对立的阴、阳两部分。

（二）说明人体的生理功能

人体的正常生理功能是阴阳双方保持对立统一协调关系的结果。如功能和物质，功能属阳，物质属阴，物质是产生功能活动的基础，而功能活动又不断地促进物质新陈代谢。

（三）说明人体的病理变化

机体阴阳平衡是健康的标志，平衡的破坏意味着生病。疾病的发生，就是这种平衡协调遭到破坏的结果。因此,阴阳失调是疾病发生的基础。

疾病的发生发展过程就是邪正斗争的过程。邪正斗争导致阴阳失调,而出现各种各样的病理变化。无论外感病或内伤病,其病理变化的基本规律不外乎阴阳的偏盛或偏衰。

1. 阴阳偏盛

阴阳偏盛即阴盛、阳盛,是属于阴阳任何一方高于正常水平的病变。

阳盛则热是病理变化中阳邪亢盛而表现热的病变。阳邪致病可造成人体阳气偏盛,出现高热、汗出、面赤、脉数等表现,其性质属热,所以说"阳盛则热"。阳盛往往可导致阴液的损伤,必然出现阴液耗伤而口渴的现象,故曰"阳盛则阴病"。

阴盛则寒是病理变化中阴邪亢盛而表现寒的病变。阴邪致病可以造成机体阴气偏盛,出现腹痛、泄泻、形寒肢冷、舌淡苔白、脉沉等表现,其性质属寒,所以说"阴盛则寒"。阴盛往往可以导致阳气的损伤,必然出现阳气耗伤而形寒肢冷的现象,故曰"阴盛则阳病"。

2. 阴阳偏衰

阴阳偏衰即阴虚、阳虚,是属于阴阳任何一方低于正常水平的病变。

阳虚则寒指人体阳气虚损,不能制约阴,则阴相对偏盛而出现寒象,可出现面色苍白、畏寒肢冷、神疲蜷卧、自汗、脉微等表现,其性质亦属寒,所以称"阳虚则寒"。

阴虚则热指人体的阴液不足,不能制约阳,则阳相对偏亢而出现热象,可出现潮热、盗汗、五心烦热、口舌干燥、脉细数等表现,其性质亦属热,所以称"阴虚则热"。

(四)用于指导疾病的诊断

由于疾病发生发展的内在原因在于阴阳失调,疾病的临床表现可能千变万化,错综复杂,但都可以用阴阳来概括。"善诊者,察色按脉,先别阴阳。"(《素问·阴阳应象大论》)

(五)用于指导疾病的治疗与护理

由于疾病发生发展的根本原因是阴阳失调,所以调整阴阳,补其不足,泄其有余,恢复阴阳的相对平衡,是治疗的基本原则。如阳热盛者,可损其有余之阳,用"热者寒之"的治法;阴寒盛者,可损其有余之阴,用"寒者热之"的治法。反之,若阴液不足不能制阳者,应补其阴;若阳气不足不能制阴者,就应壮其阳。

(六)用于指导疾病的预防

阴阳学说认为,人体的阴阳变化与自然界四时阴阳变化协调一致,就可以延年益寿。如春夏养阳,秋冬养阴,顺应自然,调节阴阳,这样不仅可以增进健康,还可以预防疾病;相反,如果不能顺应自然,就可能导致疾病的发生。

知识导图

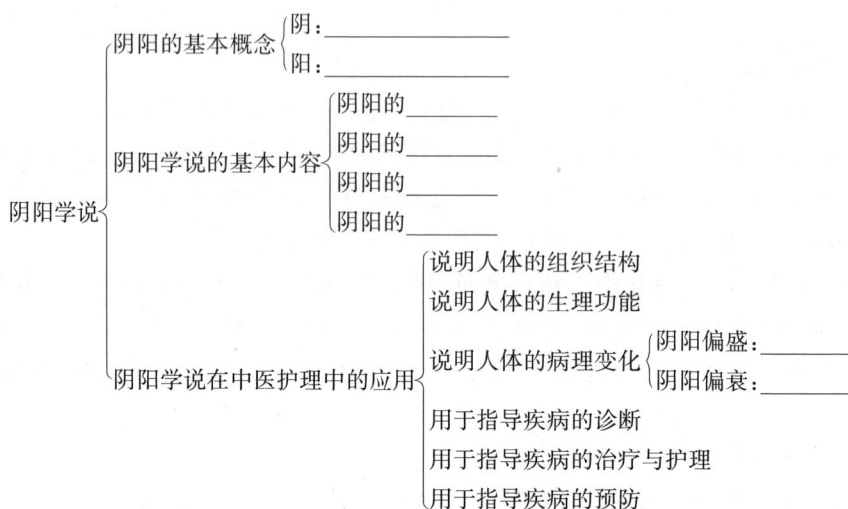

阴阳学说
├─ 阴阳的基本概念
│   ├─ 阴：_____
│   └─ 阳：_____
├─ 阴阳学说的基本内容
│   ├─ 阴阳的_____
│   ├─ 阴阳的_____
│   ├─ 阴阳的_____
│   └─ 阴阳的_____
└─ 阴阳学说在中医护理中的应用
     ├─ 说明人体的组织结构
     ├─ 说明人体的生理功能
     ├─ 说明人体的病理变化
     │   ├─ 阴阳偏盛：_____
     │   └─ 阴阳偏衰：_____
     ├─ 用于指导疾病的诊断
     ├─ 用于指导疾病的治疗与护理
     └─ 用于指导疾病的预防

对接护考

1. 在医学领域中，属阳的是 （　　）
   A. 滋润　　　　　B. 下降　　　　　C. 凝聚　　　　　D. 推动
2. 阴阳学说的基本内容不包括 （　　）
   A. 对立制约　　　B. 互根互用　　　C. 消长平衡　　　D. 阴阳偏盛
3. 由夏到冬，气候由热变寒是阴阳的 （　　）
   A. 对立制约　　　B. 互根互用　　　C. 阳消阴长过程　　D. 阴消阳长过程
4. 疾病过程中，先有鼻塞流清涕，咳痰稀薄色白，苔薄白，脉浮紧，后出现高热、粪干、尿赤
   短、舌红苔黄、脉洪数，用下列何种理论解释 （　　）
   A. 阴阳转化　　　B. 阳虚则寒　　　C. 阳盛则阴病　　D. 阴虚则热
5. 阳依存于阴，阴依存于阳，中医学上把阴阳的这种关系称为 （　　）
   A. 对立制约　　　B. 互根互用　　　C. 消长平衡　　　D. 相互转化

任务三 五行学说

学习目标

知识目标：

能说出五行学说的基本概念和基本内容。

能力目标：

1. 会运用五行学说初步理解疾病。

2. 会运用五行学说进行健康宣教。

素质目标：

了解中华民族优秀的传统文化，增强文化自信，培养深厚的爱国情感和中华民族自豪感，热爱护理事业。

案例

张某，男，45岁。近一月由于工作劳累，饮酒较多，自觉上腹隐痛闷胀，周身乏力，纳食减少，舌淡胖苔白腻，脉滑。B超示：脂肪肝。患者病位在肝，医生却使用了大量健脾药，请你运用五行学说来解释用药原理。

五行学说是用木、火、土、金、水五种物质的特性和运动变化规律来认识世界，解释世界事物在发生发展过程中相互联系法则的一种学说。五行学说属中国古代的一种朴素的唯物主义哲学思想范畴，认为宇宙间的一切事物都是由木、火、土、金、水五种基本物质所构成的，自然界各种事物和现象的发展变化，都是这五种物质不断运动和相互作用的结果。

一、五行的基本概念

"五"，是木、火、土、金、水五种物质；"行"，有行动、运动的含义，即运动变化、运行不息的意思。五行，是指木、火、土、金、水五种物质的运动变化。

我国古代人民在长期的生活和生产实践中，认识到木、火、土、金、水是不可缺少的最基本物质，故五行最初称为"五材"。五行学说就是在"五材"的基础上，进一步引申为自然界的一切事物，都是由木、火、土、金、水这五种基本物质之间的运动变化而生成的。同时，五行学说还以五行之间的生、克关系来阐释事物之间的相互关系。

二、五行学说的基本内容

（一）五行的特性

1. 木曰曲直

木具有生长、能屈能伸、升发的特性。木代表生发力量的性能，标示宇宙万物具有生生不已的功能。凡具有这类特性的事物或现象，都可归属于木。

2. 火曰炎上

火代表生发力量的升华，光辉而热力的性能。凡具有温热、升腾、茂盛性能的事物或现象，均可归属于火。

3. 土爱稼穑

土具有载物、生化的特性，故称土载四行，为万物之母。土具生生之义，为世界万物和人类生存之本，"四象五行全藉土"。五行以土为贵，凡具有生化、承载、受纳性能的事物或现象，皆归属于土。

4. 金曰从革

金具有能柔能刚、变革、肃杀的特性。金代表固体的性能，凡物生长之后，必会达到凝固状态，用金以示其坚固性，引申为肃杀、潜能、收敛、清洁之意。凡具有这类性能的事物或现象，均可归属于金。

5. 水曰润下

水代表冻结含藏之意，水具有滋润、下行、闭藏的特性。凡具有寒凉、滋润、下行、闭藏性能的事物或现象都可归属于水。

（二）对事物属性的五行分类

古代医家运用五行学说，对人体脏腑、组织、生理、病理现象和与人类生活相关的自然界事物采取比类取象的方法，按照事物的不同性质、作用与形态分别将其归属为木、火、土、金、水五行之中，借以阐述人体脏腑组织之间的复杂联系及其与外界环境之间的相互关系。

表 3-1　五行属性归类简表

自然界							五行	人体						
五音	五味	五色	五化	五气	五方	五季		五脏	六腑	五官	形体	情志	五声	变动
角	酸	青	生	风	东	春	木	肝	胆	目	筋	怒	呼	握
徵	苦	赤	长	暑	南	夏	火	心	小肠	舌	脉	喜	笑	忧
宫	甘	黄	化	湿	中	长夏	土	脾	胃	口	肉	思	歌	哕
商	辛	白	收	燥	西	秋	金	肺	大肠	鼻	皮毛	悲	哭	咳
羽	咸	黑	藏	寒	北	冬	水	肾	膀胱	耳	骨	恐	呻	栗

五行学说是以五行的特性来推演和归纳事物的五行属性的，所以事物的五行属性并不等同于木、火、土、金、水本身，而是将事物的性质和作用与五行的特性相类比得出事物的五

行属性。因此,医学上的五行,实际上是五种不同特性以及它们之间关系的抽象概括。

（三）五行的生克乘侮

五行学说并不是静止的、孤立地将事物归属于五行,而是以五行之间的相生和相克关系来探索和阐释事物之间的相互联系和相互协调,以五行之间的相乘、相侮关系来探索事物之间的协调平衡被破坏后的相互影响。

相生,指一事物对另一事物具有资生、助长、促进的作用。五行相生的次序是:木生火,火生土,土生金,金生水,水生木。在相生关系中,任何一行都有"生我""我生"两方面的关系,"生我"者为母,"我生"者为子,所以五行相生关系又称母子关系。以火为例,"生我"者木,木能生火,则木为火之母;"我生"者土,火能生土,则土为火之子。余可类推。

相克,指一事物对另一事物的生长和功能具有制约、克制的作用。五行相克的次序是:木克土,土克水,水克火,火克金,金克木。在相克的关系中,任何一行都有"克我""我克"两方面的关系。《黄帝内经》称之为"所胜"与"所不胜"的关系,"克我"者为"所不胜","我克"者为"所胜",所以五行相克的关系又叫"所胜"与"所不胜"的关系。以火为例,"克我"者水,则水为火之"所不胜";"我克"者金,则金为火之"所胜"。余可类推。

任何一行皆有"生我"和"我生","克我"和"我克"两个方面的关系。以火为例,"生我"者木,"我生"者土;"克我"者水,"我克"者金(图 3-1)。

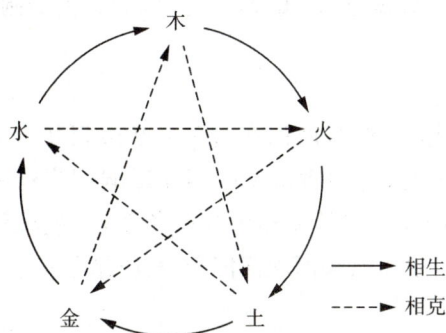

图 3-1　五行相生相克示意图

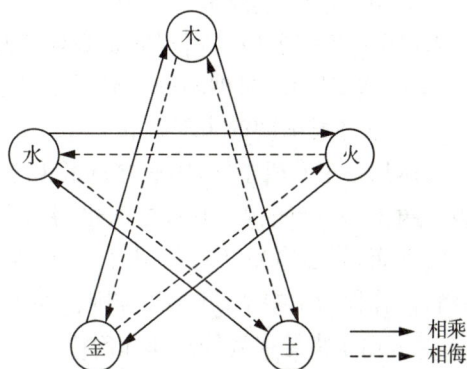

图 3-2　五行乘侮规律示意图

制化,有相互制约、生化的意思。五行中的制化关系,是五行生克关系的结合。相生与相克是不可分割的两个方面。没有生,就没有事物的发生和成长;没有克,就不能维持正常协调关系下的变化与发展。因此,必须生中有克(化中有制),克中有生(制中有化),相反相成,才能维持和促进事物相对平衡协调及发展变化。五行之间这种生中有制、制中有生、相互生化、相互制约的生克关系,称为制化。

相乘相侮,指五行之间的生克制化遭到破坏后出现的不正常相克现象(图 3-2)。

相乘,即相克太过,超过正常制约的程度,使事物之间失去了正常的协调关系。五行之间相乘的次序与相克相同,但被克者更加虚弱。

相侮,指五行中的任何一行本身太过,使原来克它的一行,不仅不能去制约它,反而被它所克制,即反克,又称反侮。

如火有余而水不能对火加以克制,火便过度克制其所胜之金,这叫作"乘";同时,火还恃己之强反去克制其"所不胜"的水,这叫作"侮"。反之,火不足,则不仅水来乘火,而且其所胜之金又乘其虚而侮之。

三、五行学说在中医护理中的应用

（一）说明脏腑的生理功能及其相互关系

五行学说将人体的内脏分别归属于五行,以五行的特性来说明五脏的部分生理功能。木性可曲可直,条顺畅达,有生发的特性,故肝喜条达而恶抑郁,有疏泄的功能;火性温热,其性炎上,心属火,故心阳有温煦之功;土性敦厚,有生化万物的特性,脾属土,脾有消化水谷,运送精微,营养五脏、六腑、四肢百骸之功,为气血生化之源;金性清肃、收敛,肺属金,故肺具清肃之性,肺气有肃降之能;水性润下,有寒润、下行、闭藏的特性,肾属水,故肾主闭藏,有藏精、主水等功能。

中医五行学说对五脏五行的分属,不仅阐明了五脏的功能和特性,而且还运用五行生克制化的理论,来说明脏腑生理功能的内在联系。用五行相生说明脏腑之间的联系:火生土,即心火温脾土,心主血脉、主神志,脾主运化、主生血统血,心主血脉功能正常,血能营脾。用五行相克说明五脏间的相互制约关系:心属火,肾属水,水克火,即肾水能制约心火,如肾水上济于心,可以防止心火之亢烈。肺属金,心属火,火克金,即心火能制约肺金,如心火之阳热,可抑制肺气清肃之太过。

（二）表述脏腑间的病理影响

人体是一个有机整体,内脏之间相互滋生、相互制约,所以在病理上必然相互影响。本脏之病可以传至他脏,他脏之病也可以传至本脏,这种病理上的相互影响称为传变。如肝脏有病,传心称为母病及子,传肾称为子病及母,这是按相生规律传变,其病轻浅。若肝病传脾称为木乘土,肝病传肺则称为木侮金,这是按乘侮规律传变,其病深重。

（三）用于指导疾病的诊断和治疗

五脏与五色、五音、五味等都以五行分类归属形成了一定的联系,在临床诊断疾病时,就可以综合望、闻、问、切四诊所得的资料,根据五行的所属及其生克乘侮的变化规律,来推断病情。如面见青色,喜食酸味,脉见弦象,可以诊断为肝病;面见赤色,口味苦,脉象洪,可以诊断为心火亢盛。脾虚的患者,面见青色,为木来乘土;心脏病患者,面见黑色,为水来克火……

在治疗疾病时,除对所病本脏进行处理外,还应考虑到其他有关脏腑的传变关系。如肝气太过,木旺必克土,此时应先健脾胃以防其传变。《难经·十七难》曰:"见肝之病,则知肝当传之于脾,故先实其脾气。"这是用五行生克乘侮理论阐述疾病传变规律和确定预防性治疗、护理措施。

知识导图

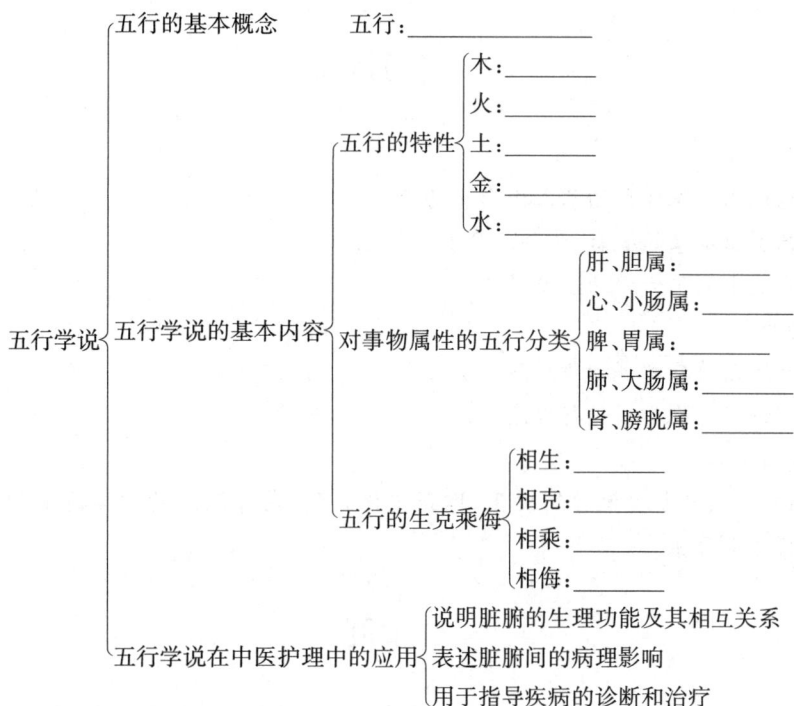

对接护考

1. 五行中,火的特性是 （　　）
   A. 曲直　　　　　B. 炎上　　　　　C. 润下　　　　　D. 从革
2. 按照脏腑的功能特点,根据阴阳学说划分,五脏属于 （　　）
   A. 阴　　　　　B. 阳　　　　　C. 阴中之阳　　　　　D. 阳中之阴
3. 根据五行学说,凡具有清洁、肃降、收敛等作用的事物则归属于 （　　）
   A. 木　　　　　B. 火　　　　　C. 土　　　　　D. 金
4. 根据五行学说相生相克的次序,木生与木克的关系是 （　　）
   A. 相生　　　　　B. 相克　　　　　C. 相乘　　　　　D. 相侮
5. 中医所说自然界中的"五色"是指 （　　）
   A. 青赤紫橙黑　　　　　　B. 蓝绿紫橙黑
   C. 青赤黄白黑　　　　　　D. 赤橙黄绿紫

任务四　藏象学说

学习目标

知识目标：

1. 能说出藏象学说的基本概念和特点。

2. 能说出藏象的概念、脏腑的分类及特点。

3. 能说出五脏六腑的主要功能。

能力目标：

1. 会运用藏象学说初步理解疾病。

2. 会运用藏象学说进行健康宣教。

素质目标：

了解中华民族优秀的传统文化，增强文化自信，培养深厚的爱国情感和中华民族自豪感，热爱护理事业。

案例

张某，女，37岁。突发眼睑浮肿，继则四肢及全身皆肿，恶寒发热，肢节酸楚，小便不利，伴咽喉红肿疼痛，舌红，脉浮滑数。医生在治疗时以散风清热、宣肺行水为则，用越婢加术汤加减治疗，请你运用藏象学说来解释用药原理。

一、藏象学说

（一）藏象的基本概念

藏，指隐藏于体内的脏器。象，有两层意思，一是指脏腑的解剖形态，二是指脏腑的生理病理表现于外的征象。"象"是"藏"的外在反映，"藏"是"象"的内在本质，两者结合起来称作"藏象"。

藏象学说是研究脏腑形体官窍的形态结构、生理活动规律及其相互关系的学说。脏腑是内脏的总称，由五脏、六腑和奇恒之腑组成。

五脏，即心、肝、脾、肺、肾；六腑，即胆、胃、小肠、大肠、膀胱、三焦；奇恒之腑，即脑、髓、骨、脉、胆、女子胞。

（二）藏象学说的特点

1. 以五脏为中心的整体观

藏象学说认为，人是一个有机的整体，它以心为主宰，以五脏为中心，以精、气、血、津、液为物质基础，以经络系统为通道，将人体各脏腑形体官窍联系成五个功能系统，这五个功能系统,在形态结构上不可分割,在生理功能上相互协调,在物质代谢上相互联系,在病理变化上相互影响。

2. 以"象"来考证"脏"的功能状态

藏象学说依据"有诸内,必形于外""视其外应,以知其内脏"以及"取象比类"的思维方法来认识人体脏腑的机能。如面色红润,神志清楚,精力充沛,思维敏捷,舌红润灵活,脉和缓有力,则反映心之气血充盈;若面色无华,心悸气短,失眠多梦,舌淡,脉细弱,则提示心之气血亏虚。

二、五脏

五脏具有化生和贮藏精气的生理功能,同时又各有专司,且与躯体官窍有着特殊的联系,形成了以五脏为中心的系统。五脏之中,心的生理功能起着主宰作用。

(一) 心

心位于胸腔偏左,膈膜之上,肺之下,圆而下尖,形如莲蕊,外有心包卫护。心与小肠、脉、面、舌等构成心系统。心,在五行中属火,为阳中之阳脏,主血脉,藏神志,为五脏六腑之大主、生命之主宰。心与四时之夏相通应。

1. 心主血脉

心主血脉,指心有主管血脉和推动血液循行于脉中的作用,包括主血和主脉两个方面。血就是血液。脉,即是脉管,又称经脉,为血之府,是血液运行的通道。心脏和脉管相连,形成一个密闭的系统,为血液循环的枢纽。心脏是血液循环的动力,通过不停地搏动,推动血液在全身脉管中循环无端、周流不息。

心脏有规律地跳动,与心脏相通的脉管亦随之产生有规律的搏动,称为脉搏。中医通过触摸脉搏的跳动,来了解全身气血的盛衰,称为"脉诊"。在正常生理情况下,心脏的功能正常,气血运行通畅,全身的机能正常,则脉搏节律调匀,和缓有力。

心脏功能正常,则心脏搏动如常,脉象和缓有力,节律调匀,面色红润光泽。若心气不足,血液亏虚,脉道不利,则血行不畅,或血脉空虚,而见面色无华,脉象细弱无力等。

2. 心主神志

即心主神明,又称心藏神。神有三种含义:一是自然界物质运动变化的功能和规律;二是广义的神,指人体生命活动的总称,包括面色、眼神、言语、应答、肢体活动姿态等;三是狭义的神,指人们的精神、意识、思维活动。

心主神志是指心有主宰人体生命活动和精神、意识、思维活动的功能。心主神志的生理功能正常,则精神振奋,神志清晰,思维敏捷,对外界信息的反应灵敏。

3. 在体合脉,其华在面,开窍于舌

心合脉,指全身血脉都归属于心。华,光彩的意思,其华在面是指面部的色泽可以反映心的功能是否正常。心气旺盛,心血充盈,则面部红润有光泽;心气血亏虚,则面白无华。

心经的别络上系于舌,心的气血与舌相通,舌的功能有赖于心主血脉和主神志的功能,所以说心开窍于舌。由于舌面无表皮覆盖,血管又极其丰富,因此,从舌质的色泽可以直接察知气血的运行和判断心主血脉的生理功能。

4. 在志为喜,在液为汗

心在志为喜,是指心的生理功能和精神情志的喜有关。一般来说,喜有益于心的功能,但喜则气缓,喜乐过度,又可使心神受伤。

汗是津液通过阳气的蒸腾气化后,从玄府(汗孔)排出之液体,而津液是血的重要组成部分,血又为心所主,所以说"汗为心之液"。

(二)肺

肺,位居胸中,横居膈上,上连气管,通窍于鼻,与自然界之大气直接相通。与大肠、皮、毛、鼻等构成肺系统。在五行中属金,为阳中之阴脏。主气司呼吸,助心行血,通调水道。在五脏六腑中位居最高,为五脏之长。肺与四时之秋相应。

1. 肺主气、司呼吸

肺主气是肺主呼吸之气和肺主一身之气的总称。肺主呼吸之气是指肺通过呼吸运动,吸入自然界的清气,呼出体内的浊气,实现体内外气体交换的功能。肺主一身之气是指肺有主持、调节全身各脏腑之气的作用,即肺通过呼吸而参与气的生成和调节气机的作用,具体体现为两个方面:一是气的生成方面,肺参与一身之气的生成,特别是宗气的生成;二是对全身气机的调节方面,肺有节律地一呼一吸,对全身之气的升降出入运动起着重要的调节作用。

2. 肺主宣肃

宣即宣发,宣通和发散之意。肃即肃降,清肃下降之意。

肺主宣发是指肺气向上升宣和向外布散的功能。其气机运动表现为升与出。其生理作用主要体现在三个方面:

其一,呼出浊气;其二,输布津液精微,肺将脾所转输的津液和水谷精微布散到全身,外达于皮毛,以温润、濡养五脏六腑、四肢百骸、肌腠皮毛;其三,宣发卫气,肺借宣发卫气,调节腠理之开阖,并将代谢后的津液化为汗液,由汗孔排出体外。

肺主肃降是指肺气清肃、下降的功能,其气机运动形式为降与入。其生理作用主要体现在三个方面:

其一,吸入清气;其二,输布津液精微,肺将吸入的清气和由脾转输于肺的津液和水谷精微向下布散于全身,以供脏腑组织生理功能之需要;其三,清肃洁净,肺能肃清肺和呼吸道内的异物,以保持呼吸道的洁净。

3. 通调水道

指肺的宣发和肃降对体内水液输布、运行和排泄的疏通和调节作用。由于肺为华盖,其位最高,参与调节体内水液代谢,所以说"肺为水之上源,肺气行则水行"。肺气宣发,将水液迅速向上向外输布,布散到全身,并调节汗液的排泄。肺气肃降,使体内代谢后的水液不断地下行到肾,经肾和膀胱的气化作用,生成尿液而排出体外。

4. 肺朝百脉、主治节

肺朝百脉,是指肺与百脉相通,全身的血液都通过百脉汇聚于肺,经肺的呼吸,经过气体交换,再通过肺的肃降将富含清气的血液通过百脉输送到全身。治节,即治理调节,肺主治节是指肺辅助心脏治理调节全身气、血、津液及脏腑生理功能的作用。心为君主之官,为五脏六腑之大主,肺为相傅之官而主治节。

5. 在体合皮,其华在发,开窍于鼻

皮毛为一身之表,是人体抵御外邪侵袭的屏障。肺宣发卫气,输布水谷精微以温养和润泽皮毛。

鼻是呼吸出入的门户,外邪侵袭,多从鼻喉而入,故有"肺开窍于鼻"之说。

6. 在志为忧,在液为涕

忧愁和悲伤属于非良性刺激的情绪反映,可使气不断地消耗,由于肺主气,所以悲忧伤肺。反之,肺虚时,机体对外来非良性刺激的耐受性就会下降,易于产生悲忧的情绪。

涕为宣发的津液经鼻腔分泌而成,正常情况下,涕润泽鼻腔而不外流。若肺寒,则鼻流清涕;肺热,则涕黄浊;肺燥,则鼻干。

(三)脾

脾位于中焦,膈膜之下。主运化、统血,输布水谷精微,为气血生化之源,人体脏腑百骸皆赖脾以濡养,故有后天之本之称。在五行中属土,为阴中之至阴。脾与四时之长夏相应。

1. 脾主运化

运,即转运输送;化,即消化吸收。脾主运化,指脾具有将水谷化为精微,并将精微物质转输至全身各脏腑组织的功能,包括运化水谷和运化水液两个方面。

脾主运化水谷是指脾对饮食物的消化吸收作用。水谷,泛指各种饮食物。脾运化水谷的过程为:一是胃初步腐熟消化的饮食物,经小肠的泌别清浊作用、脾的磨谷消食作用使之化为水谷精微;二是吸收水谷精微并将其转输至全身;三是将水谷精微上输心肺而化为气血等重要的生命物质。

脾主运化水湿是指在人体水液代谢过程中,脾在运输水谷精微的同时,还把人体所需要的水液(津液),通过心肺而运送到全身各组织中去,以起到滋养濡润作用;又把各组织器官利用后的水液,及时地转输给肾,通过肾的气化作用形成尿液,送到膀胱,排泄于外。因此,脾在人体水液代谢过程中起着重要的枢纽作用,脾运化水湿的功能健旺,既能使体内各组织得到水液的充分濡润,又不致使水湿过多而潴留。

2. 脾主升清

升,指上升和输布;清,指精微物质。脾主升清是指脾具有将水谷精微等营养物质吸收并上输于心、肺、头目,再通过心肺的作用化生气血,以营养全身,并维持人体内脏位置相对恒定的作用。这种运化功能的特点是以上升为主,故说"脾气主升"。脾气不能升清,则水谷不能运化,气血生化无源,可出现神疲乏力、眩晕、泄泻等症状。久泄脱肛甚或内脏下垂等,中医认为是脾气下陷,又称中气下陷。

3. 脾主统血

统血,统是统摄、控制的意思。脾主统血,指脾具有统摄血液,使之在经脉中运行而不溢于脉外的功能。

主统血是指脾气能够统摄周身血液,使之正常运行而不致溢于血脉之外。脾统血的作用是通过气摄血作用来实现的。脾为气血生化之源,气为血帅,血随气行。脾的运化功能健旺,则气血充盈,气能摄血;气旺则固摄作用亦强,血液也不会逸出脉外而发生出血现象。

4. 在体合肉、主四肢,开窍于口、其华在唇

脾主运化,为气血生化之源,全身的肌肉、四肢均靠其来营养,所以说脾主肌肉、四肢。脾气健运,则肌肉丰满,四肢强劲有力。

脾开窍于口,指食欲、口味与脾的运化功能有关。脾胃健运,则口味正常,而增进食欲。

口唇的色泽,与全身的气血是否充盈有关。脾为气血生化之源,所以口唇的色泽实际上是脾胃运化水谷精微功能状态的反映。

5. 在志为思,在液为涎

脾在志为思,思,即思考、思虑。正常的思考问题,对机体无不良影响,但思虑过度、所思不遂等情况,影响脾的升清,可出现不思饮食、脘腹胀满、头晕目眩等症。

涎为口津,唾液中较清稀的称作涎,它具有保护口腔黏膜、润泽口腔的作用,在进食时分泌较多,有助于食品的吞咽和消化。在正常情况下,涎液上行于口,但不溢于口外。

(四)肝

肝位于横膈之下,右胁部。与胆、目、筋、爪等构成肝系统。主疏泄、藏喜条达而恶抑郁,体阴用阳。在五行中属木,为阴中之阳。肝与四时之春相应。

1. 肝主疏泄

肝主疏泄,是指肝具有疏通、舒畅、条达以保持全身气机疏通畅达,通而不滞,散而不郁的作用。肝主疏泄是保证机体多种生理功能正常发挥的重要条件。疏,即疏通,疏导。泄,即升发,发泄。疏泄,即升发发泄,疏通。肝主疏泄在人体生理活动中的主要作用有:

(1)调畅气机

机体的脏腑、经络、器官等的活动,全赖于气的升降出入运动。肝的生理特点是主升、主动,这对于气机的疏通、畅达、升发非常重要。所以,肝的疏泄功能对全身各脏腑组织的气机升降出入之间的平衡协调起着重要的疏通调节作用。肝的疏泄功能正常,则气机调畅、气血和调、经络通利,脏腑组织的活动也就正常协调。

(2)调节精神情志

肝通过其疏泄功能可调节人的精神情志活动。肝的疏泄功能正常,则精神愉快,心情舒畅,理智清朗,思维灵敏,气和志达,血气和平。

(3)促进消化吸收

肝的疏泄功能正常,是保持脾胃升降枢纽能够协调不紊的重要条件。若肝失疏泄,必致脾胃升降失常,临床上除具肝气郁结的症状外,既可出现胃气不降的嗳气脘痞、呕恶纳减等肝胃不和症状,又可出现脾气不升的腹胀、便溏等肝脾不调的症状。

(4)调理冲任

冲脉为血海,其血量主要依赖肝的疏泄来调节;任脉为阴脉之海,与肝经相通。肝的疏泄功能影响着冲任二脉的通利协调。肝失疏泄,充任失调,则引发经行不畅、痛经、闭经等。

2. 肝主藏血

肝藏血是指肝脏具有贮藏血液和调节血量的功能,故有肝主血海之称。肝贮藏血液是指肝内贮存一定的血液,制约肝的阳气而维持肝的阴阳平衡、气血和调。肝还能调节人体各部分的血量分配。当机体活动剧烈时,肝脏所贮藏的血液向机体的外周输布,以供机体活动的需要。当人们在安静休息时,机体外周的血液需要量也相应减少,部分血液便归藏于肝。

3. 在体合筋,其华在爪,开窍于目

筋即筋膜,附着于骨而聚于关节,是联络关节、肌肉的一种组织,主司关节运动。筋司关节运动的功能有赖于肝血的滋养。肝血充盈,筋得所养,则关节运动灵活有力。

爪,包括指甲和趾甲,乃筋之延续,故称"爪为筋之余"。肝血的盛衰可影响爪甲的荣枯。

肝的经脉上联于目系,目的视力有赖于肝气之疏泄和肝血之营养,所以说"肝开窍于目"。

4. 在志为怒,在液为泪

肝在志为怒,怒是人在情绪激动时的一种情志变化,可使气血上逆,阳气升泄,所以大怒势必造成肝的阳气升发太过,故"怒伤肝"。

肝开窍于目,泪从目出,故说泪为肝之液。肝血不足,则两目干涩;肝经风热,则目眵增多,迎风流泪。

(五)肾

肾,位于腰部。与膀胱、骨髓、脑、发、耳等构成肾系统。主藏精,主水液,主纳气,为人体脏腑阴阳之本,生命之源,故称为先天之本。在五行中属水,为阴中之阳。肾与四时之冬相应。

1. 肾藏精

肾藏精是指肾具有贮存、封藏人身精气的作用。

精,又称精气,有广义和狭义之分。广义之精是构成人体和维持人体生长发育、生殖和脏腑功能活动的有形精微物质的统称,包括禀受于父母的生命物质,即先天之精,以及后天获得的水谷之精,即后天之精。狭义之精是禀受于父母而贮藏于肾的具有生殖繁衍作用的精微物质,又称生殖之精。先天之精和后天之精相互依存,相互为用。先天之精依赖于后天之精的不断培育和充养,才能充分发挥其生理功能;后天之精则依赖于先天之精的活力资助。

肾精的主要生理功能是促进机体生长、发育和逐步具有生殖能力。人的生长发育衰老过程,就是肾中精气盛衰的反映。人出生以后,由于先天之精和后天之精的相互滋养,从幼年开始,肾的精气逐渐充盛,出现了幼年时期的齿更发长等生理现象,发育到青春时期,随着肾精的不断充盛,便产生了一种促进生殖功能成熟的物质,称作天癸。于是,男子就能产生精液,女性则月经按时来潮,性功能逐渐成熟,具备了生殖能力。随着肾精由充盛而逐渐趋向亏虚,生殖能力亦随之而下降,以至消失,人也就从中年进入老年。

从阴阳属性的角度,可把肾中精气的生理功能概括为肾阴和肾阳两个方面。肾阴,为人体阴液的根本,对机体各脏腑组织起着滋养、濡润作用。肾阳,为人体阳气的根本,对机体各脏腑组织起着推动、温煦作用。肾阴和肾阳二者相互制约、相互依存、相互为用,维持着人体生理上的动态平衡。

2. 肾主水

肾主水是指肾主持和调节人体水液代谢的功能。肾主水的功能是靠肾阳对水液的气化来实现的。肾脏主持和调节水液代谢的作用,称作肾的"气化"作用。气化失司,可引起尿少、水肿等病理现象;关门不利,可见尿多、尿频等症。

3. 肾主纳气

纳,固摄、受纳的意思。肾主纳气,是指肾有摄纳肺吸入之气而调节呼吸的作用。人体的呼吸运动,虽为肺所主,但吸入之气,必须下归于肾,由肾气为之摄纳,呼吸才能通畅、调匀。

4. 肾主骨生髓,其华在发,开窍于耳和二阴

骨的生长发育,有赖于骨髓的充盈及其所提供的营养,而骨髓为肾中精气所化。肾中精气充足,骨髓充盈,则骨骼发育正常,坚固有力;肾精不足,骨髓空虚,则骨软无力。

髓,有骨髓、脊髓和脑髓之分,这三者均属于肾中精气所化生。脊髓上通于脑,髓聚而成脑,故称脑为"髓海"。肾中精气充盈,则髓海得养,脑的发育就健全,人就精力旺盛,思维敏捷,耳聪目明;若肾精不足,髓海空虚,则见神疲乏力,思维迟钝,健忘等。

发的生长依赖于精血的濡养,肾藏精,精能化血,精血充足,发长而润泽,故说肾"其华在发"。老年人多精血虚衰,发白而脱落。

耳的听觉功能主要依赖于肾中精气的充养,故有"肾开窍于耳"之说。肾中精气充盈,则听觉灵敏;肾精不足,则听力减退、耳鸣耳聋。

二阴,即前阴(外生殖器)和后阴(肛门)。前阴是排尿和生殖的器官,后阴是排便的器官。尿液的排泄虽在膀胱,但须依赖肾的气化才能完成;人的生殖功能,为肾所主;粪便的排泄功能虽属大肠的传化功能,但亦与肾的气化有关。故亦有"肾开窍于二阴"之说。

5. 在志为恐,在液为唾

恐为肾之志,恐则气下,易于伤肾,可使肾气不固,二便失禁。唾为肾精所化,咽唾可滋养肾精;多唾或久唾,则耗损肾精。

三、六腑

六腑的共同生理功能是"传化物",其生理特点是"泻而不藏""实而不能满"。饮食物入口,通过食道入胃,经胃的腐熟,下传于小肠,经小肠的分清泌浊,其清者(精微、津液)由脾吸收,转输于肺,进而布散全身,以供脏腑经络生命活动之需,其浊者(糟粕)下达于大肠,经大肠的传导,形成大便排出体外。而废液则经肾之气化而形成尿液,渗入膀胱,排出体外。

（一）胆

胆居六腑之首，又隶属于奇恒之腑，其形呈囊状，附于肝。胆属阳属木，与肝相表里，肝为脏属阴木，胆为腑属阳木。

1. 胆主决断

胆主决断指胆在精神意识思维活动过程中，具有判断事物、做出决定的作用。精神心理活动与胆之决断功能有关，胆能助肝之疏泄以调畅情志。肝胆相济，则情志和调稳定。

2. 助消化

胆汁由肝脏形成和分泌出来，然后进入胆腑贮藏、浓缩，通过胆的疏泄作用而排入小肠，以促进饮食物的消化。若肝胆的功能失常，胆的分泌与排泄受阻，就会影响脾胃的消化功能，而出现厌食、腹胀、腹泻等消化不良症状。

（二）胃

胃是腹腔中容纳食物的器官。其外形屈曲，上连食道，下通小肠。主受纳腐熟水谷，为水谷精微之仓、气血之海，胃以通降为顺，与脾相表里，脾胃常合称为后天之本。

1. 胃主受纳水谷

饮食入口，经过食道，容纳并暂存于胃腑，这一过程称为受纳，故称胃为"太仓""水谷之海"。胃接受由口摄入的饮食物并使其在胃中短暂停留，进行初步消化，下传于小肠。

2. 胃主通降

饮食物入胃，经胃的腐熟后，必须下行入小肠，进一步消化吸收，所以说胃主通降，以降为和。胃之通降是降浊，降浊是受纳的前提条件。

（三）小肠

小肠居腹中，上接幽门，与胃相通，下连大肠，包括回肠、空肠、十二指肠。主受盛化物和泌别清浊，与心相表里，属火属阳。

1. 主受盛化物

受盛，接受，以器盛物之意。化物，变化、消化、化生之谓。小肠的受盛化物功能主要表现在两个方面：一是小肠盛受了由胃腑下移而来的初步消化的饮食物，起到容器的作用，即受盛作用；二指经胃初步消化的饮食物，在小肠内必须停留一定的时间，由小肠对其进一步消化和吸收，将水谷化为可以被机体利用的营养物质，即"化物"作用。

2. 主泌别清浊

主泌别清浊是指小肠对承受胃初步消化的饮食物，在进一步消化的同时，并随之进行分清别浊的过程。分清，就是将饮食物中的精华部分进行吸收，再通过脾运化输布全身。别浊，则体现为两个方面：其一，是将饮食物的残渣糟粕，通过阑门传送到大肠，形成粪便，经肛门排出体外；其二，是将剩余的水分经肾脏气化作用渗入膀胱，形成尿液，经尿道排出体外。因为小肠在泌别清浊过程中参与了人体的水液代谢，故有"小肠主液"之说。

（四）大肠

大肠居腹中，其上口在阑门处接小肠，其下端紧接肛门，包括结肠和直肠。大肠的主要功能是传导糟粕,排泄大便,与肺相表里,属金属阳。

大肠接受小肠下移的饮食残渣,再吸收其中剩余的水分和养料,使之形成粪便,经肛门排出体外,使之形成粪便,经肛门而排出体外,属整个消化过程的最后阶段,故有"传导之腑""传导之官"之称。

（五）膀胱

位于下腹部,是贮尿器官。主贮存尿液及排泄尿液,与肾相表里,在五行中属水,其阴阳属性为阳。

水液经肾的气化作用,升清降浊,清者回流体内,浊者下输于膀胱,变成尿液贮存于膀胱,达到一定容量时,通过肾的气化作用,使膀胱开合适度,则尿液可及时地排出体外。膀胱功能失调可出现小便不利或癃闭,以及尿频、尿急、遗尿、小便不禁等。

（六）三焦

三焦,是脏象学说中的一个特有名称。三焦是上焦、中焦、下焦的合称,为六腑之一,属脏腑中最大的腑,又称外腑、孤脏。主升降诸气和通行水液,在五行中属火,其阴阳属性为阳。

1. 通行元气

三焦是元气运行的通道。元气根源于肾,通过三焦而充沛于全身,三焦通行元气关系到整个人体的气化作用。

2. 运行水液

全身的水液代谢,是由肺、脾胃、肾、膀胱等许多脏腑协同完成,但必须以三焦为通道。三焦的水道通利,水液才能正常代谢;若三焦的水道不够通利,则肺、脾、肾等输布调节水液的功能也难以实现。

作为部位概念的三焦,其上焦、中焦、下焦的部位划分和各自的功能特点为:

上焦:为膈上的部分,包括心、肺和头部。其功能是宣发卫气,敷布精微,发挥其营养滋润作用,如雾露之溉,故称"上焦如雾"。

中焦:为膈以下、脐以上的部分,包括脾胃。胃受纳腐熟水谷,由脾之运化而形成水谷精微,以此化生气血,并通过脾的升清转输作用,将水谷精微上输于心肺以濡养周身,故称"中焦如沤"。

下焦:为脐以下的部分,包括肝、肾、小肠、大肠、膀胱等。下焦将饮食物的残渣糟粕传送到大肠,变成粪便,从肛门排出体外,并将体内剩余的水液通过肾和膀胱的气化作用变成尿液,从尿道排出体外。这种生理过程具有向下疏通、向外排泄之势,故称"下焦如渎"。

四、奇恒之腑

奇恒之腑在形态上多属中空而与腑相似,其功能是贮藏精气,与脏的生理功能特点相似,故称奇恒之腑。

脑、髓、骨、脉、胆、女子胞六者之中,胆既属于六腑,又属于奇恒之腑,已在"六腑"中述及。

（一）脑

脑,位居颅腔之中,由精髓汇集而成,故有"髓海"之称。脑的生理功能是主精神、意识、思维功能,为精神、意识、思维活动的枢纽。脏象学说将脑的生理病理统归于心而分属于五脏,认为心是君主之官,把人的精神意识和思维活动统归于心。对于精神、意识、思维、情志方面的病证,常以心为主,按照五脏功能来辨证论治。

（二）髓

髓是骨腔中的一种膏样物质,为脑髓、脊髓和骨髓的合称。髓由先天之精所化生,由后天之精所充养,有养脑、充骨、化血之功。

髓以先天之精为主要物质基础,赖后天之精的不断充养,分布于骨腔之中,由脊髓而上引入脑,成为脑髓。髓藏骨中,骨赖髓以充养。精血可以互生,精生髓,髓亦可化血。

（三）骨

骨,泛指人体的骨骼,具有贮藏骨髓、支持形体和保护内脏的功能。

骨为髓府,髓藏骨中,所以说骨有贮藏骨髓的作用。骨具坚刚之性,为人身之支架,能支持形体,保护脏腑。骨是人体运动系统的重要组成部分。在运动过程中,骨及由骨组成的关节起到了支点和支撑并具体实施动作等重要作用,所以一切运动都离不开骨骼的作用。

（四）脉

脉指脉管,又称血脉、血府,是气血运行的通道。

气血在人体的血脉之中运行不息,而循环贯注周身。血脉能约束和促进气血,使之循着一定的轨道和方向运行。

（五）女子胞

女子胞,又称胞宫、子宫、子脏、胞脏、子处、血脏,位于小腹部,是女性的内生殖器官,有主持月经和孕育胎儿的作用。

月经是女子生殖细胞发育成熟后周期性子宫出血的生理现象。月经的产生,是脏腑气血作用于胞宫的结果。女子到 14 岁左右,肾中精气旺盛,天癸至,月经来潮;到 49 岁左右,肾中精气渐衰,天癸渐绝,月经紊乱,而至绝经。

女子在发育成熟后,便有受孕生殖的能力。受孕之后,女子胞就成为保护胎元、孕育胎儿的主要器官。

五、脏腑之间的关系

（一）脏与脏之间的关系

脏与脏之间的关系,即五脏之间的关系。五脏各具不同的生理功能和特有的病理变化,但脏与脏之间不是孤立的而是彼此密切联系着的。

1. 心与肺的关系

心主血,肺主气,心主行血,肺主呼吸。这就决定了心与肺之间的关系,实际上就是气和血的关系。心主血脉,上朝于肺,肺主宗气,贯通心脉,两者相互配合,保证气血的正常运行,维持机体各脏腑组织的新陈代谢。肺朝百脉,助心行血,是血液正常运行的必要条件:只有正常的血液循行,才能维持肺主气功能的正常进行。由于宗气具有贯心脉而司呼吸的生理功能,从而加强了血液循行和呼吸之间的协调平衡。若肺气虚弱,宗气不足,则运血不利;若心气不足,血行不畅,则肺失宣降。

2. 心与脾的关系

心主血而行血,脾主生血又统血,所以心与脾的关系,主要是主血与生血、行血与统血的关系。

心主血脉而又生血,脾主运化,为气血生化之源。心血赖脾气转输的水谷精微以化生,而脾的运化功能又有赖于心血的不断滋养和心阳的推动,并在心神的统率下维持其正常的生理活动。血液在脉内循行,既赖心气的推动,又靠脾气的统摄,方能循经运行而不溢于脉外。

3. 心与肝的关系

心主血,肝藏血,心主神志,肝主疏泄,调节精神情志。心与肝的关系,主要是主血和藏血,主神明与调节精神情志之间的相互关系。

心主血,肝藏血。人体的血液,生化于脾,贮藏于肝,通过心以运行全身。心之行血功能正常,则血运正常;肝有所藏,才能发挥其贮藏血液和调节血量的作用,以适应机体活动的需要。

心主神志,肝主疏泄。人的精神、意识和思维活动,虽然主要由心主宰,但与肝的疏泄功能亦密切相关。

4. 心与肾的关系

心居胸中,属阳,在五行中属火;肾在腹中,属阴,在五行中属水。从阴阳、水火的升降方面来看,在上者宜降,在下者宜升,升已而降,降已而升。心火必须下降于肾,与肾阳共同温煦肾阴,使肾水不寒。肾水必须上济于心,与心阴共同涵养心阳,使心火不亢。肾无心之火则水寒,心无肾之水则火炽。心必得肾水以滋润,肾必得心火以温暖。心肾阴阳升降的动态平衡维持着心肾功能的协调,称为"心肾相交"。在病理状态下,心与肾之间的水火、阴阳、精血的动态平衡失调,称为"心肾不交",表现为水不济火,肾阴虚于下,而心火亢于上之心肾阴虚,或水气凌心、心肾阳虚之候等。

5. 肺与脾的关系

肺司呼吸,主一身之气;脾主运化,为气血生化之源。肺主行水,通调水道;脾主运化。所以,脾和肺的关系,主要表现在气的生成和水液输布之间的关系。

脾化生的水谷精气,上输于肺,与肺吸入的清气结合化为宗气(后天之气)。宗气是全身之气的主要物质基础。脾主运化,但脾所化生的水谷之气,有赖肺气的宣降才能敷布全身。肺在生理活动中所需要的津气,又要靠脾运化的水谷精微来充养,故脾能助肺益气。

肺主宣降,通调水道,肺的宣降和通条,有助于脾的运化;脾传输水液于肺,是肺通调水道的前提,也是肺中津液的来源。脾肺两脏互相配合,共同参与水液代谢过程。若脾失健运,水湿不化,聚湿生痰而为饮,影响及肺,则肺失宣降而喘咳,其病在肺,而其本在脾,故有"脾为生痰之源,肺为贮痰之器"之说。反之,肺病日久,又可影响于脾,导致脾运化水湿功能失调。

6. 肺与肝的关系

肝和肺的关系主要体现于气机的协调方面。

肺居膈上,其气肃降;肝居膈下,其气升发。肝从左而升,肺从右而降,肝升肺降,相互协调,以维持人体气机的正常升降运动。若肝升太过,或肺降不及,则气火上逆致咳逆上气,甚则咯血,称"肝火犯肺"。

7. 肺与肾的关系

肺与肾的关系,主要体现于呼吸运动和水液代谢两个方面。

肺司呼吸,肾主纳气,只有肾气充盛,吸入之气才能经过肺之肃降,而下纳于肾。肺肾相互配合,共同完成呼吸的生理活动,所以说"肺为气之主,肾为气之根"。

肾为主水之脏,肺为水之上源,肺的宣发肃降和通调水道,有赖于肾的蒸腾气化。肾的主水功能,亦有赖于肺的宣发肃降和通调水道。因此,肺病日久可累及肾,而致尿少,甚则水肿;肾的气化失司,则水泛为肿,甚则上为喘呼。

8. 肝与脾的关系

肝与脾的关系主要表现为疏泄与运化、藏血与统血之间的相互关系。

肝主疏泄,脾得肝之疏泄,则升降协调,运化功能健旺。脾气健运,水谷精微充足,才能不断地输送和滋养于肝,肝才能发挥正常的作用。若肝失疏泄,可引起肝脾不和,表现为精神抑郁、胸胁胀满、腹胀腹痛、泄泻便溏等。

肝主藏血,脾主生血统血。脾之运化,赖肝之疏泄,而肝藏之血,又赖脾之化生。肝血充足,则疏泄正常,气机调畅,使气血运行无阻。若脾虚生化无源或脾不统血,可导致肝血不足。

9. 肝与肾的关系

肝与肾的关系主要表现在精血互生和相互转化的关系。

在正常生理状态下,肝血依赖肾中精气的气化,肾精又依赖肝血的濡养,肝血与肾精相互资生相互转化,故有"精血同源""肝肾同源"之说。若肾精亏虚,可导致肝血不足;反之,肝血不足,也可引起肾精亏虚。

肝肾阴液息息相通,肾阴能涵养肝阴,使肝阳不致上亢,称为"水能涵木"。若肾阴不足,水不涵木,可致肝阴不足,肝阳上亢;若肝阴不足,可导致肾阴亏虚,相火上炎。

10. 脾与肾的关系

脾与肾在生理上的关系主要反映在先后天相互资生和水液代谢方面。

脾主运化水谷精微,化生气血,为后天之本;肾藏精,为先天之本。脾的运化,必须得肾阳的温煦蒸化,始能健运,肾精有赖脾运化水谷精微的不断补充,才能充盛。因此,脾与肾在生理上是后天与先天的关系,可相互资助、相互促进。若肾阳不足,不能温煦脾阳,则可见腹部冷痛、下利清谷等;若脾阳久虚,进而损及肾阳,而成脾肾阳虚。

脾主运化水湿,须有肾阳的温煦蒸化;肾主水,司开合,但这种开合作用,有赖脾气的制约,即所谓"土能制水"。脾肾两脏相互协作,共同完成水液的新陈代谢。若脾虚不运或肾虚不化,均可致水肿、尿少。

（二）腑与腑之间的关系

六腑之间的关系主要体现在食物的消化、吸收和废物排泄过程中的相互联系和密切配合。

饮食物从口入胃，经胃的腐熟，下传小肠，胆排胆汁入小肠以助消化，小肠泌别清浊，清者即水谷精微经脾的运化和转输，营养全身；浊者经肾的气化，形成尿液，经膀胱排出体外。食物残渣下传至大肠，经大肠吸收水分和向下传导，形成粪便，排出体外。从这个动态过程中可以看出，受纳、消化、传导、排泄的不断进行是一个不断的虚实更替过程。腑的特点是实而不能满，宜通不宜滞，故"六腑以通为用"或"六腑以降为顺"。

六腑在病理上相互影响，如胃有实热，津液被灼，必致大便燥结，大肠传导不利。如大肠传导失常，肠燥便秘也可引起胃失和降，胃气上逆，出现嗳气、呕恶等症。又如胆火炽盛，常可犯胃，可现呕吐苦水等胃失和降之证，而脾胃湿热，熏蒸于胆，胆汁外溢，则现口苦、黄疸等。

（三）脏与腑的关系

脏与腑的关系，实际上就是脏腑阴阳表里配合关系。脏属阴，腑属阳；脏为里，腑为表。一脏一腑，一表一里，一阴一阳，相互配合，组成心与小肠、肺与大肠、脾与胃、肝与胆、肾与膀胱等脏腑表里关系。

1. 心与小肠的关系

心主血脉，血液循行的动力来自心；小肠为受盛之府，分清别浊。心火下移于小肠，则小肠受盛化物，分别清浊的功能得以正常进行。小肠泌别清浊，将清者吸收，通过脾上输心肺，化赤为血，使心血不断地得到补充。若心有实火，可下移于小肠，而小肠实热亦可上熏于心。

2. 肺与大肠的关系

肺气的清肃下降，有助于大肠发挥其传导功能，使大便排出通畅。大肠的传导功能正常，则有助于肺的肃降。若肺失清肃，津液不能下达，可见大便干结；若肺气虚弱，气虚推动无力，则大便艰涩而不行，称为气虚便秘；若大肠实热，可影响肺的肃降，产生胸满、喘咳等症。

3. 脾与胃的关系

胃的受纳和腐熟，为脾之运化的基础；脾主运化，消化水谷，转输精微，是为胃继续纳食提供能源。两者密切合作，共同完成饮食物的消化吸收及其精微的输布，从而滋养全身，所以称脾胃为后天之本。

脾气主升，胃以通降为顺，相反相成。脾气升，则水谷精微得以输布；胃气降，则水谷及其糟粕才得以下行。若脾运失司，清气不升，即可影响胃的受纳与和降，出现食少、恶心、呕吐等症；若食滞胃脘，胃失和降，亦可影响脾的升清与运化，出现腹胀泄泻等症。

4. 肝与胆的关系

肝主疏泄，分泌胆汁；胆附于肝，贮藏、排泄胆汁。肝胆共同合作使胆汁疏泄到肠道，以助消化。肝的疏泄功能正常，胆才能贮藏排泄胆汁；胆汁排泄无阻，肝才能发挥正常的疏泄作用。肝胆在生理上密切相关，在病理上相互影响，肝病常影响及胆，胆病也常波及肝，往往肝胆同病。此外，肝主谋虑，胆主决断，从情志意识过程来看，谋虑后则必须决断，而决断又来自谋虑，两者亦是密切联系的。

5. 肾与膀胱的关系

膀胱的气化功能,取决于肾气的盛衰,肾气促进膀胱气化津液,司关门开合以控制尿液的排泄。肾气充足,固摄有权,则尿液能够正常地生成,并下注于膀胱贮存而不漏泄,膀胱开合有度,则尿液能够正常地贮存和排泄。若肾阳虚衰,气化无权,影响膀胱气化,则出现小便不利、癃闭、尿频尿多、小便失禁等。

知识导图

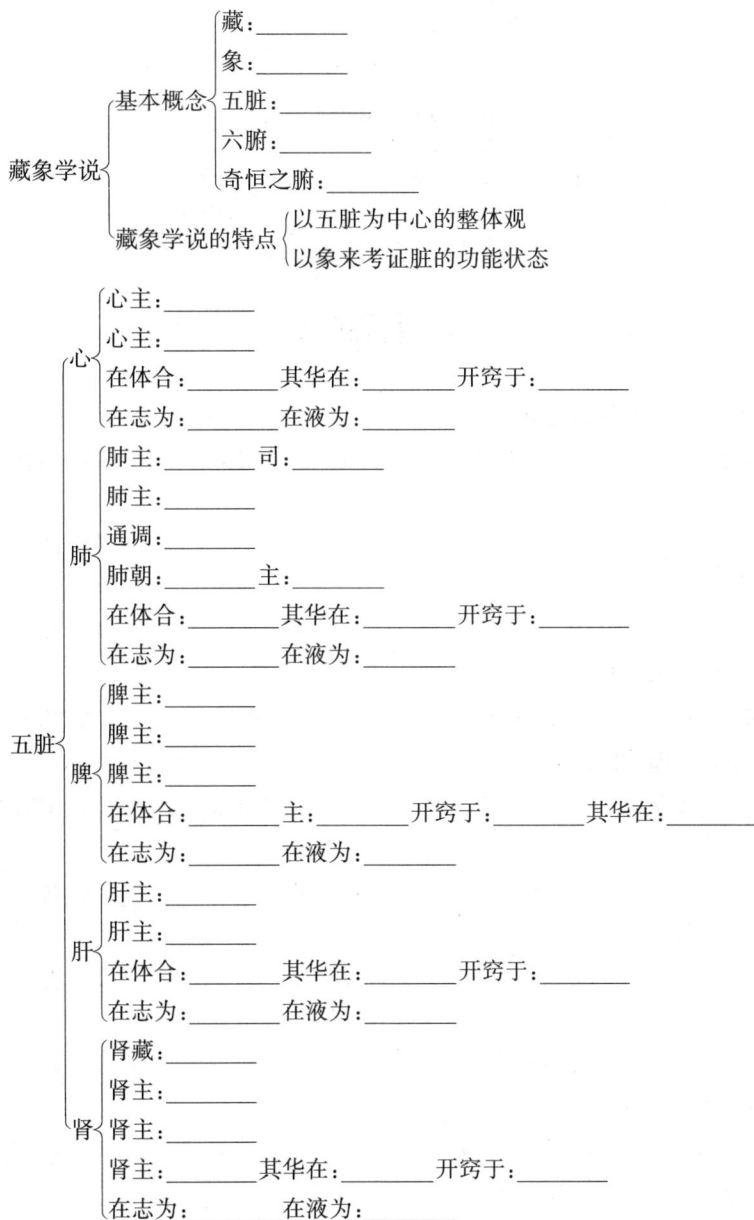

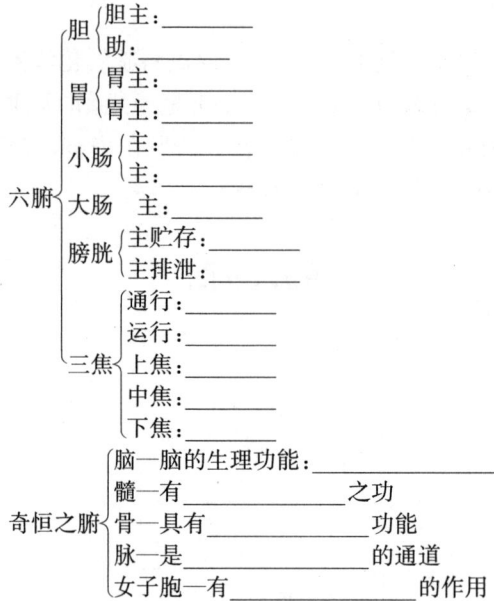

$$
\text{六腑}
\begin{cases}
\text{胆}
\begin{cases}
\text{胆主：} \underline{\qquad} \\
\text{助：} \underline{\qquad}
\end{cases} \\
\text{胃}
\begin{cases}
\text{胃主：} \underline{\qquad} \\
\text{胃主：} \underline{\qquad}
\end{cases} \\
\text{小肠}
\begin{cases}
\text{主：} \underline{\qquad} \\
\text{主：} \underline{\qquad}
\end{cases} \\
\text{大肠} \quad \text{主：} \underline{\qquad} \\
\text{膀胱}
\begin{cases}
\text{主贮存：} \underline{\qquad} \\
\text{主排泄：} \underline{\qquad}
\end{cases} \\
\text{三焦}
\begin{cases}
\text{通行：} \underline{\qquad} \\
\text{运行：} \underline{\qquad} \\
\text{上焦：} \underline{\qquad} \\
\text{中焦：} \underline{\qquad} \\
\text{下焦：} \underline{\qquad}
\end{cases}
\end{cases}
$$

$$
\text{奇恒之腑}
\begin{cases}
\text{脑—脑的生理功能：} \underline{\qquad} \\
\text{髓—有} \underline{\qquad} \text{之功} \\
\text{骨—具有} \underline{\qquad} \text{功能} \\
\text{脉—是} \underline{\qquad} \text{的通道} \\
\text{女子胞—有} \underline{\qquad} \text{的作用}
\end{cases}
$$

对接护考

1. 脾为气血生化之源的理论依据是 （ ）

    A. 主升清   B. 主统血   C. 运化水湿   D. 运化水谷

2. 心在液为 （ ）

    A. 涎   B. 泪   C. 涕   D. 汗

3. 肝之华在 （ ）

    A. 爪   B. 毛   C. 唇   D. 面

4. 与呼吸关系密切的是 （ ）

    A. 肺和心   B. 肺和肾   C. 肺和脾   D. 肺和肝

5. 不属于肺的生理功能的是 （ ）

    A. 主气,司呼吸   B. 主升清   C. 通调水道   D. 主宣发肃降

6. 五脏不包括 （ ）

    A. 心   B. 肝   C. 胃   D. 肾

7. 称为后天之本的是 （ ）

    A. 心   B. 肝   C. 肺   D. 脾

8. 属六腑的是 （ ）

    A. 心   B. 肝   C. 肺   D. 骨

9. 五脏六腑之间的关系是 （ ）

    A. 表里关系   B. 相生关系   C. 相克关系   D. 乘侮关系

10. 既属六腑,又属奇恒之腑的是 （ ）

    A. 脑   B. 髓   C. 女子胞   D. 胆

任务五　气血津液

学习目标

知识目标：

1. 能说出气的概念、生成、运动、功能和分类。
2. 能说出血的概念、生成、运行和功能。
3. 能说出津液的概念、生成、输布、排泄和功能。
4. 能说出气、血、津液的相互关系。

能力目标：

1. 会运用气血津液理论初步理解疾病。
2. 会运用气血津液理论进行健康宣教。

素质目标：

了解中华民族优秀的传统文化,增强文化自信,培养深厚的爱国情感和中华民族自豪感,热爱护理事业。

案例

戴某,女,63岁。排便困难,粪质不干,需努挣方出,便后乏力,体质虚弱,面白神疲,肢倦懒言,舌淡苔白,脉弱。请运用气血津液理论来解释这些临床表现。

气、血、津液是构成人体和维持人体生命活动的基本物质。脏腑经络及组织器官的功能发挥须依靠气、血、津液的作用,而气、血、津液的生成、输布和排泄,又有赖脏腑经络等组织器官的功能活动。

一、气

（一）气的概念

古人认为,气是指存在于宇宙中的运行不息且无形可见的极其细微的物质,是构成天地万物的最基本元素,是宇宙的本原。

中医中的气,是指体内活力很强、不断运动着的极细微物质,是构成人体和维持人体生命活动的基本物质。

（二）气的生成

人体之气来源于禀受于父母的先天精气、饮食物中的水谷精气和存在于自然界的清气,通过肺、脾胃和肾等脏腑生理功能的综合作用而生成。

1. 生成之源

人体之气，按其来源有先天之精气、后天之精气之分。先天之精气，又称元气、真气，禀受于父母，先身而后生，是构成生命的基本物质，也是生命活动的原动力，为人体之气的根本。后天之精气包括水谷之精气和自然界之清气，是气的主要组成部分；其中水谷之精气来源于饮食物的摄取，自然界的清气来源于自然界新鲜空气的吸入。由此，先天精气、后天精气以及自然界的清气共同构成了气的生成之源。

2. 气的生成过程

（1）肾为气之根本

肾藏先天之精气，先天精气必须依赖于肾藏精气的生理功能，才能充分发挥其生理效应；同时，先天精气又受后天精气的不断充养，而先天精气的充盛，不仅给全身之气的生成奠定了物质基础，而且又能促进后天之精气的生成。肾精是化生元气的物质基础，元气是人体最根本、最原始、源于先天而根于肾之气，肾中精气充盛，则气的生化源泉不竭，所以肾有"生气之根"之说。

（2）脾胃为气血生化之源

脾主运化，胃主受纳腐熟，为水谷之海，二者一升一降，纳运结合，将饮食水谷中的营养物质化为水谷精气。脾升胃降，纳运相得，将饮食物化生为水谷之精气；在脾的散精作用下，水谷精气布达全身，维持正常生命活动，成为人体之气的主要来源。所以，脾胃为后天之本、气血生化之源，有"生气之源"之称。

（3）肺为气之主

肺司呼吸，是体内外之气交换的场所，人体通过肺的呼浊吸清，保证了自然界的清气源源不断地进入体内，为一身之气提供物质基础。同时，由肺所吸入的清气和由脾所转输的水谷精气结合形成宗气，参与一身之气的生成。故肺是气之生成的保障，有"生气之主"之称。

总之，肾、脾胃、肺等脏腑生理功能正常协调，人体之气才能充沛；反之，任何环节发生异常或失去协调平衡，均能影响气的生成，从而造成气虚等病理变化。

（三）气的运动

气的运动，称作气机。不断运动是气的固有特性，气的运动是自然界一切事物发生、发展、变化的根源。气的运动形式虽有多种多样，但总体上可以归纳为升、降、出、入四种基本形式。升指上升，降指下降，出指外达，入指入内。以肺的呼吸功能为例，呼气是出，吸气是入，宣发是升，肃降是降。人体的脏腑、经络等组织器官，都是气的升降出入场所。气的运动推动人体的生命过程，是人体生命活动的根本。

气的升降出入运动，只有在脏腑、经络等组织器官的生理活动中，才能得到具体的体现。脏腑之气的升和降、出和入是对立统一的矛盾运动，有其独特规律。从局部看，并非脏腑、经络等组织器官的每一种生命活动，都必须具备升降出入，而是各有侧重，如肝、脾主升，肺、胃主降等。从整体看，机体脏腑经络、气血津液，均赖气的升和降、出和入而相互联系、相互协调平衡，以维持正常的生理功能和新陈代谢。

气的升降出入运动协调平衡，称为气机调畅；气的升降出入运动平衡失调，称为气机失调,就会出现各种病理现象;气的升降出入运动一旦停止,也就意味着生命活动的终止。

（四）气的功能

1. 推动作用

是指气具有激发和推动作用。气是活力很强的精微物质,能激发和推动人体的生长、发育、生殖功能以及各脏腑经络等组织器官的生理功能,能推动血的生成、运行以及津液的生成、输布和排泄等,即气行则血行,气行则水行。若气的推动作用减弱,则出现生长发育迟缓;若气血津液的生成、输布、运行不畅,则可见血瘀、水液停聚等。

2. 温煦作用

是指气具有气化产生能量、温煦人体的功能。气是人体产生热量的物质基础,可温煦机体,维持正常体温;人体正常的体温,依靠气的温煦作用来维持恒定;各脏腑、经络等组织器官,也要在气的温煦作用下进行正常的生理活动;血和津液等液态样物质,也要依靠气的温煦作用,进行正常的运行输布。故有"血得温则行,得寒则凝"之说。气的温煦作用失常,可出现虚寒性病变,临床表现为畏寒肢冷、四肢不温、体温低下、脏腑功能减退、精血和津液代谢减弱、运行迟缓等。

3. 防御作用

是指气具有保卫机体、抗御邪气的作用。气的防御作用主要体现在两个方面:一是抵御外邪的入侵;二是祛邪外出。气的防御功能正常时,邪气不易侵入;或虽有邪气侵入,也不易发病;即使发病,也易于治愈。

4. 固摄作用

是指气对体内的血、津液、精等液态样物质进行固护、统摄和控制的作用。具体体现在以下四个方面:固摄血液,以防止血液溢出脉外,保证血液的正常循行;固摄津液,控制其分泌量、排泄量,防止其无故丢失;固摄精液,防止妄泄;固护脏器,使其位置固定而不下移等。气的固摄作用减退,可见出血、自汗、流涎、遗尿、内脏下垂等。

气的固摄作用和推动作用相反相成、相互协调,共同调节和控制着体内液态物质的正常分泌、运行和排泄。在气的推动作用下,体内液态物质可以正常运行、输布和排泄,在气的固摄作用下,可以防止体内液态物质无故流失。

5. 气化作用

是指通过气的正常运动而产生的各种变化,具体而言即气具有促进精、气、血、津液各自的新陈代谢及其相互转化的功能。例如,在脾气作用下将饮食物转化成水谷精微,然后化成气、血、津液;津液经过代谢,化为汗液和尿液;饮食物吸收后的食物残渣变成糟粕等。这都是气化作用的具体体现。若气化失常,则影响气、血、津液的生成及其相互转化,影响饮食物的消化吸收,影响汗液、尿液和粪便的排泄等。

（五）气的分类

人体之气充沛于全身,无处不到。依气的组成、分布部位和功能不同,可分为元气、宗气、营气、卫气等。

1. 元气

元气又名原气、真气,是人体最基本、最重要的气,是人体生命活动的原动力。

元气根于肾,是肾中精气所化生,肾中精气禀受于父母的先天之精,又依赖后天水谷精微物质的不断培养。所以,元气的盛衰,既取决于先天禀赋,亦与脾胃运化水谷精气的功能密切相关。元气发于肾间,通过三焦而循行全身,内至脏腑,外达肌肤腠理,无处不到,以作用机体的各个部分。

元气的主要生理功能是推动和调节人体的生长和发育,温煦和激发各个脏腑、经络等组织器官的生理活动。所以,元气是人体生命活动的原动力,是维持生命活动的最基本物质。机体的元气充沛,则各脏腑、经络等组织器官的活力就旺盛,机体的素质就强健而少病。若因先天禀赋不足,或因久病耗损,以致元气的生成不足或耗损太过时,就会导致元气虚损而产生种种疾病。

2. 宗气

宗气又名动气、大气,是由水谷精气和自然界结合而成、聚于胸中之气。

宗气的生成与分布有两个来源:一是脾胃运化的水谷之精所化生的水谷之气,二是肺从自然界中吸入的清气,二者相结合生成宗气。宗气聚集于胸中,通过上出息道(呼吸道),贯注于心肺之脉,沿三焦下行的方式布散全身。

宗气的主要生理功能有两个方面:一是走息道司呼吸,呼吸的强弱、语声的洪亮与否与宗气的盛衰有关;二是贯心脉以行气血,凡气血的运行、心搏的强弱及其节律等,也与宗气的盛衰有关。

3. 营气

营气行于脉中,富于营养作用的气,故又称荣气。由于营气与血液同行于脉中,是血液的重要组成部分,与血的关系极为密切,故而营血常常并称。营气相对卫气而言属于阴,故又称营阴。

营气主要来源于脾胃运化的水谷精气,是水谷精微中比较精纯柔和的精华、精专部分。营气运行于血脉之中,成为血液的重要组成部分,循脉运行全身,内入脏腑,外达肢节,终而复始,营周不休。

营气的主要生理功能有两个方面:一是营气注入脉中,化为血液,成为血液的组成部分;二是营气循脉流注全身上下,滋养五脏六腑、四肢百骸,营周不休为脏腑、经络等组织器官的生理活动提供必需的营养物质。

4. 卫气

卫气指运行于脉外而具有护卫、防御功能之气。卫气相对营气而言属于阳,故又称为卫阳。

卫气主要由脾胃运化的水谷精气中剽悍滑疾的部分所化生,是水谷精微中比较稠厚的部分。饮食水谷在脾胃的作用下化生为精微物质,并由脾上输于肺,在肺的作用下,水谷精微中剽疾滑利的部分被敷布到经脉之外,成为卫气。所谓剽疾滑利,意指活动力特别强,流动很迅速,所以它不受脉管的约束,运行于皮肤、分肉之间,熏于肓膜,散于胸腹。

卫气的生理功能有三个方面:一是护卫肌表,防御外邪入侵,若卫气虚弱则常易于感受外邪而发病;二是温养脏腑、肌肉、皮毛以维持体温及保证脏腑生理活动,是气的温煦作用的具体体现;三是调节控制腠理的开合、汗液的排泄,以维持体内外环境的相对恒定,是气的固摄作用的具体体现。

二、血

（一）血的概念

血是循行于脉中而富有营养和滋润作用的赤色液态物质,是构成人体和维持人体生命活动的基本物质之一,具有营养和滋润作用。

脉是血液循行的管道,具有阻遏血液逸出的功能,故有血府之称。血必须在脉中运行,才能发挥它的生理作用。如因某些原因而溢出脉外,即为出血,也称离经之血。

（二）血的生成

人体的血液,主要来源于脾胃化生的水谷精微。

水谷精微在脾的散精作用下,上输于肺,并与吸入的自然清气相结合,通过心肺的气化作用注于脉中,化而为血。

此外,精和血之间存在着相互滋生和转化的关系。肾中所藏之精也是生血的物质基础,精能生髓,髓可生血,故有精血同源之说。

（三）血的运行

血液循行于脉中,流布于全身,环周不休,运行不息。血液的正常运行,必须具备三个条件:一是血液充盈;二是脉管系统的完整和通畅;三是全身各脏腑发挥正常的生理功能,特别是心、肺、脾、肝四脏。

心主血脉,心为血液循行的动力,脉是血液循行的通道。血在心气的推动下循行脉管中,输布全身。

肺朝百脉,主气司呼吸,促进宗气能贯心脉以助心行血;且循行于周身的血脉,最终都要汇聚于肺,在肺中进行气体交换,然后在肺气的作用下输布全身。

脾主统血,脾气健旺,气血旺盛,气之固摄作用就健全,使血液循行脉中而不溢于脉外。

肝主藏血,能贮藏血液和调节血量,根据人体的不同情况,肝可调节脉管中的血液流量,使脉中循环的血量维持在一定水平。另外,肝主疏泄功能,维持着人体血液循行的通畅。

血液正常运行需要两种力量:推动力和固摄力。推动力是血液循环的动力,体现在心主血脉、肺助心行血及肝主疏泄功能方面;固摄力是保障血液不至于外溢的因素,体现在脾统血和肝藏血功能方面。这两种力量协调平衡方可维持血液的正常循行。若推动力量不足,则可出现血液流速缓慢、滞涩,甚至血瘀等改变。若固摄力量不足,则可导致血液外溢,引发出血症。

（四）血的功能

1. 营养滋润全身

血液在脉管中运行于全身,为全身各脏腑组织器官的功能活动提供营养。全身各部无一不是在血液的濡养作用下发挥作用的。如鼻能嗅,眼能视,耳能听,喉能发音,手能摄物等都是在血液的濡养下完成的。血的濡养作用正常,则面色红润,肌肉丰满壮实,肌肤和毛发光滑等。当血的濡养作用减弱时,机体除脏腑功能低下外,还可以见到面色不华或萎黄、肌肤干燥、肢体或肢端麻木运动不灵活等临床表现。

2. 神志活动的物质基础

血是神志活动的物质基础,无论何种原因形成的血虚或血液运行失常,均可以出现不同程度的神志症状。心血虚常有惊悸、失眠、多梦等神志不安的表现,失血甚者还可以出现烦躁、恍惚、癫狂、昏迷等神志失常的改变。

三、津液

(一)津液的基本概念

津液,是机体一切水液的总称,包括各脏腑、组织器官的内在体液及其正常的分泌液,如胃液、肠液、涕、泪等。津液,同气和血一样,是构成人体和维持人体生命活动的基本物质。

津和液,同属于水液,都来源于饮食,有赖于脾和胃的运化功能而生成。由于津和液在其性状、功能及其分布部位等方面均有所不同,因而也有一定的区别。质地清稀,流动性大,布散于体表皮肤、肌肉和孔窍,并能渗注于血脉,起滋润作用的,称为津;质地稠厚,流动性较小,灌注于骨关节、脏腑、脑、髓等组织器官,起濡养作用的,称为液。津和液之间可以相互转化,故津和液常并称。

(二)津液的生成、输布和排泄

1. 津液的生成

津液来源于饮食水谷,通过胃的受纳腐熟、脾的运化升清,以及小肠主水液、大肠主津等生理作用而生成。津液的生成取决于饮食物的充足,以及脾胃、大小肠功能的正常、协调。其中任何一方因素的异常,都可以影响津液的生成。

2. 津液的输布

津液的输布主要由脾、肺、肾和三焦完成。脾将胃肠输送的津液上输于肺,肺通过宣发肃降功能,经三焦通道,把津液输布全身。

3. 津液的排泄

是通过肺、脾、肾等脏腑的综合作用来实现的。其排泄途径主要有:

(1)汗、呼气

肺主宣发,将津液输布于体表皮毛,被阳气蒸腾而形成汗液,并由汗孔排出体外。肺主呼吸,肺在呼气的同时也带走部分津液(水气)。

(2)尿

尿液的形成与脾、肺、肾等脏腑的生理功能密切相关。脾气散精,将水谷精微(津液)上输于肺;肺通调水道,将津液下输肾和膀胱;肾蒸腾气化,将代谢后的废气及多余水液化为尿液并排出体外。

(3)粪便

粪便是人体饮食水谷代谢后排出的糟粕,其排泄时能带走一些水液。腹泻时,大便中含水多,能丢失大量的津液,易引起伤津脱液。

综上所述,津液代谢的生理过程,依赖诸多脏腑的综合作用和协调平衡,尤其肺、脾、肾三脏。三脏任何一个环节的病变,均可影响津液的生成、输布、排泄,破坏津液的代谢平衡,从而导致津液不足或水湿停滞等病理变化。

（三）津液的功能

1. 滋润濡养

津液源于水谷精微,含有丰富的营养物质,且本身又是液态物质,故津液具有滋润和濡养脏腑组织器官的作用。

2. 化生血液

津液经孙络渗入血脉之中,和营气共同成为化生血液。

3. 调整阴阳

津液代谢对调节机体的阴阳平衡起着十分重要的作用。冬季寒冷的时候,皮肤汗孔闭合,则汗少尿多;夏季暑热,皮肤汗孔常开放,汗多尿少。

4. 排泄废物

津液在其各自的代谢过程中,能把机体的代谢产物通过汗、尿等方式不断排出体外,使机体各脏腑的气化活动正常。若这一作用发生障碍,就会使代谢产物潴留体内,而形成痰、饮、水、湿等多种病理变化。

四、气、血、津液之间的相互关系

（一）气与血的关系

气和血,一阴一阳,可以概括为"气为血之帅""血为气之母"的两个方面。

1. 气为血之帅

（1）气能生血

是指气的运动变化是血液生成的动力。从摄入的饮食物转化成水谷精气,从水谷精气转化为营气和津液,从营气和津液转化为赤色的血液,每一个转化过程都离不开气的运动变化,而气的运动变化又是通过脏腑的功能活动而具体表现出来。气旺,则脏腑化生血液的功能亦强;气虚,则化生血液的功能亦弱。

（2）气能行血

是指气的推动作用是血液运行的动力。血属阴而主静,不能自行,有赖于气的推动。气既能直接推动血行,如宗气;又能通过激发脏腑的功能活动来推动血行,如心气的推动,肺气的宣发布散,肝气的疏泄条达等都有助于血液运行。气行则血行,气滞则血瘀。

（3）气能摄血

是指气能统摄、固摄血液循行于脉管之中,防止其溢出脉外。气能摄血,实际上与脾气统血的作用有关。若脾气虚而固摄无力,则血不循常道而溢出脉外,出现各种血证。

2. 血为气之母

（1）血能载气

是指气存在于血中,有赖于血液的运载而达全身。由于气活力强,易于逸脱,须依附于血而存在于体内。

(2)血能养气

气存血中,血不断地为气的生成和功能活动提供营养,使气保持充盛。血盛则气旺,血衰则气少。若血虚时,常予以气血双补法。

(二)气与津液的关系

气属阳,津液属阴。津液在体内的代谢,全赖于气的运动变化,而气在体内的存在,也有赖于津液的承载。两者在生理、病理上都存在着密切的关系。

1. 气对津液的作用

(1)气能生津

津液来源于脾胃所化生的水谷精微,而脾胃的功能活动依赖于气的激发和推动。所以,脾胃之气健旺,则津液充足;脾胃之气虚衰,则津液亏少。

(2)气能行津

津液的输布和排泄,有赖于气的推动和激发,通过脾、肺、肾、三焦等脏腑的气化功能,促使津液输布于全身而环周不休,并使汗、尿等津液的代谢产物排出体外,以维持代谢平衡。若气虚、推动无力,或气滞、气化受阻,均可致津液停滞,所谓"气不行水";而津液停聚,也可致气机不利,所谓"水停气滞";两者互为因果,可形成内生水湿、痰饮等病理变化。

(3)气能摄津

是指气对津液的固摄,防止其无故流失的作用。气的固摄作用主要体现在肺、肾之气对汗、尿液的调控,使体内津液维持一定的贮量。若气虚、气的固摄作用减弱,可致体内津液无故流失,发生多汗、漏汗、多尿、遗尿等气不摄津证,临床上常治以益气摄津法。

2. 津液对气的作用

(1)津能化气

水谷化生的津液,通过脾气升清散精,上输于肺,再经肺之宣降通调水道,下输于肾和膀胱,在肾的蒸腾下,化而为气,升腾散布于脏腑,发挥其滋养作用,以保证脏腑组织的正常生理活动。

(2)津能载气

津液是气的载体,气必须依附于津液,才能存在于体内而不散失。故津液的丢失,必致气的耗损。如多汗、多尿和吐泻等使大量津液流失时,可出现"气随津脱"之证,临床上常治以益气固脱法。

(三)血与津液的关系

血和津液,都是液态物质,均有滋润和濡养的作用,相对于气而言,二者皆属阴。

血和津液均来源于水谷精微,两者可相互渗透、相互转化。血的一部分渗于脉外,化为津液;津液又可注入脉中,即成为血液的组成部分,故有"津血同源"之说。津血之间也往往相互影响,常常形成津血同病、津血互损的病理变化。如在失血过多时,脉外之津液大量渗注脉中,以补充血容量,因此导致脉外津液不足,出现口渴、尿少、皮肤干燥等病理现象。反之,在津液大量损耗时,脉内之津液渗出于脉外以补其不足,则形成血脉空虚、津枯血燥等病变。

知识导图

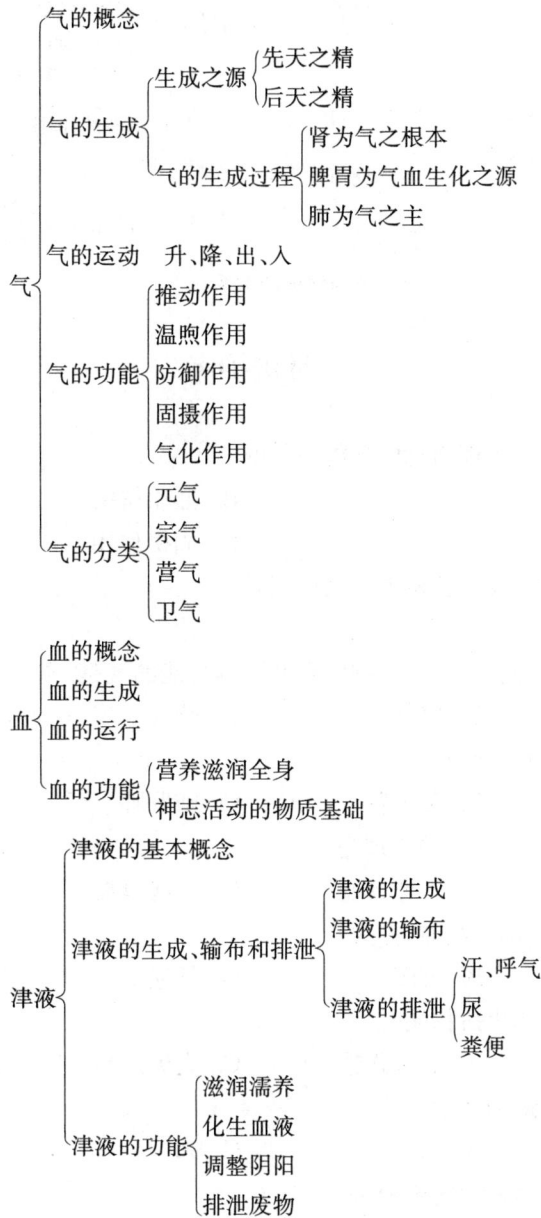

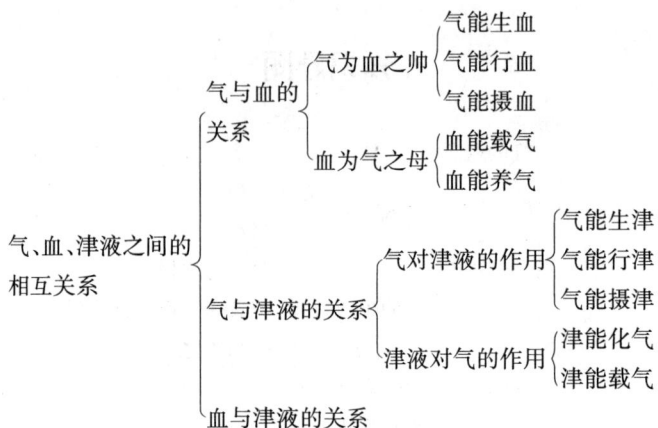

```
                                              ┌ 气能生血
                              ┌ 气为血之帅 ┤ 气能行血
                  ┌ 气与血的 │              └ 气能摄血
                  │  关系    │              ┌ 血能载气
                  │          └ 血为气之母 ┤
                  │                        └ 血能养气
                  │                                        ┌ 气能生津
气、血、津液之间的│                        ┌ 气对津液的作用┤ 气能行津
  相互关系        ┤          ┌ 气与津液的关系              └ 气能摄津
                  │  气与津液的关系        │                ┌ 津能化气
                  │          └ 津液对气的作用              └ 津能载气
                  │
                  └ 血与津液的关系
```

对接护考

1. 激发整个脏腑经络生理活动的功能是气的　　　　　　　　　　　（　　）
   A. 温煦作用　　　　　　　　　　　B. 推动作用
   C. 防御作用　　　　　　　　　　　D. 固摄作用

2. 推动人体生长发育及脏腑机能活动的气是　　　　　　　　　　　（　　）
   A. 元气　　　　　B. 宗气　　　　　C. 营气　　　　　D. 卫气

3. 具体有温煦脏腑、润泽皮毛、控制汗孔开合等功能的气是　　　　（　　）
   A. 元气　　　　　B. 宗气　　　　　C. 营气　　　　　D. 卫气

4. 与气的生产密切相关的是　　　　　　　　　　　　　　　　　　（　　）
   A. 心肝肾　　　　B. 肺脾肾　　　　C. 肺肝脾　　　　D. 心肺肾

5. 治疗大出血时,用补气药的机理是　　　　　　　　　　　　　　（　　）
   A. 气能生血　　　B. 气能行血　　　C. 气能摄血　　　D. 气能载血

6. 气的运动受阻,运动不利时,称为　　　　　　　　　　　　　　（　　）
   A. 气机不畅　　　B. 气闭　　　　　C. 气逆　　　　　D.气虚

7. 禀受于父母的原始生命物质是　　　　　　　　　　　　　　　　（　　）
   A. 生殖之精　　　B. 后天之精　　　C. 先天之精　　　D. 脏腑之精

8. 与血液运行关系最为密切的是　　　　　　　　　　　　　　　　（　　）
   A. 心　　　　　　B. 肺　　　　　　C. 脾　　　　　　D. 肝

9. 与血的生成关系最密切的脏腑是　　　　　　　　　　　　　　　（　　）
   A. 心　　　　　　B. 肝　　　　　　C. 脾胃　　　　　D. 肾

10. 津液与血液之间互相滋生、互相转化称为　　　　　　　　　　　（　　）
    A. 津血同源　　　B. 精血同源　　　C. 气血同源　　　D. 血汗同源

任务六　经　络

学习目标

知识目标：

1. 能说出经络系统的概念、组成。
2. 能说出十二正经的走向、交接规律及流注次序。
3. 能说出奇经八脉的概念、循行及功能。

能力目标：

1. 会根据经络走向找到重要的腧穴。
2. 会根据经络理论进行健康宣教。

素质目标：

了解中华民族优秀的传统文化，增强文化自信，培养深厚的爱国情感和中华民族自豪感，热爱护理事业。

案例

张某，女，19岁。突发痛经，恶心，呕吐，头晕，乏力，面色发白，冷汗，舌淡红，脉数。医生选用合谷、太冲、气海、三阴交、太溪、血海、归来、肾俞等穴位进行针刺治疗，请你在人体上找到上述腧穴。

一、经络的概念及组成

经络学说是研究人体经络系统的构成、循行分布、生理功能、病理变化及其与脏腑形体官窍等相互关系的学说。

（一）经络的概念

经络，包括经脉和络脉，是运行全身气血，联络脏腑形体官窍，沟通表里上下，感应传导信息的通路，是人体结构的重要组成部分。经有路径的意思，也称经脉；络有网络的意思，也称络脉。经是主干，大多循行于人体深部；络是分支，循行于浅表部位。经络通过其主干及分支纵横交错，如网络遍布全身，把人体各个部分联结成一个统一的整体，使全身处于协调、平衡的健康状态。这种平衡一旦遭到破坏，就会导致疾病的发生。

（二）经络系统的组成

经络在内连属于腑脏，在外联络于筋肉、官窍、皮毛。经络系统由经脉、络脉、经筋、皮部等组成（图6-1）。

```
                                                      ┌ 手太阴肺经
                                            ┌ 手三阴经 ┤ 手厥阴心包经
                                            │         └ 手少阴心经
                                            │         ┌ 手阳明大肠经
                                            │ 手三阳经 ┤ 手少阳三焦经
                                   ┌ 十二经脉┤         └ 手太阳小肠经
                                   │         │         ┌ 足太阴脾经
                                   │         │ 足三阴经 ┤ 足厥阴肝经
                                   │         │         └ 足少阴肾经
                                   │         │         ┌ 足阳明胃经
                                   │         └ 足三阳经 ┤ 足少阳胆经
                                   │                   └ 足太阳膀胱经
                                   │                   ┌ 任脉
                                   │                   │ 督脉
                          ┌ 经脉 ┤                   │ 冲脉
                          │        │                   │ 带脉
                          │        │ 奇经八脉 ──────┤ 阳维脉
                          │        │                   │ 阴维脉
                          │        │                   │ 阳跷脉
                  经络 ┤        │                   └ 阴跷脉
                          │        │ 十二经别
                          │        │ 十二经筋
                          │        └ 十二皮部
                          │        ┌ 十五别络
                          └ 络脉 ┤ 浮络
                                   └ 孙络
```

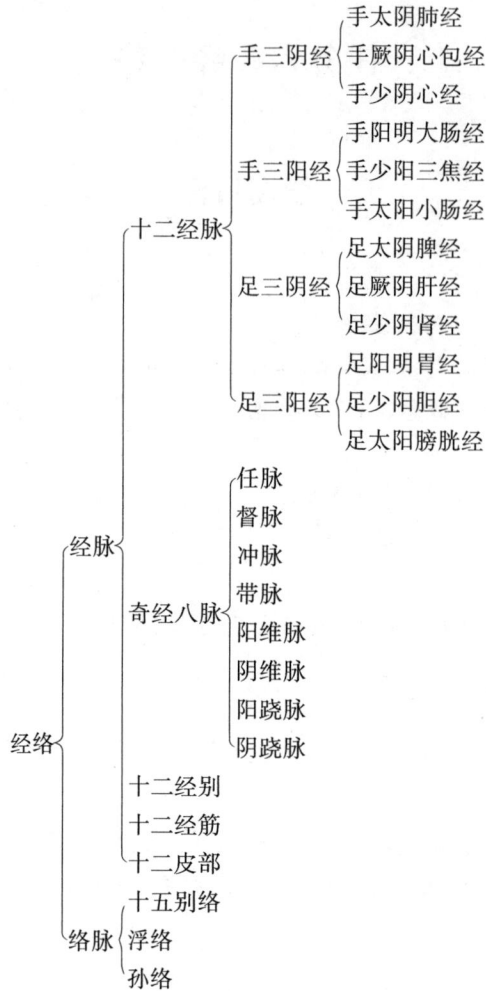

图 6-1　经络系统的组成

1. 经脉

包括正经、奇经和经别。

（1）正经

有十二条，包括手、足三阴经和手、足三阳经，合称十二经脉，是气血运行的主要通道。十二经脉有一定的起止、循行部位和交接顺序，在肢体的分布和走向上有一定的规律，与体内脏腑有直接的络属关系。

（2）奇经

有八条，即任脉、督脉、冲脉、带脉、阴跷脉、阳跷脉、阴维脉、阳维脉，合称奇经八脉。有统率、联络和调节十二经脉的作用。这八条经脉与十二经脉的循行路线不同，大部分是左右对称、纵行的；也有横行的，例如带脉；还有循行于人体中线的，例如任脉、督脉。正因为有"别道奇行"的特点，有别于十二正经，故称为奇经。

（3）经别

有十二条，是从十二经脉别出的经脉，它们分别起自四肢，循行于体内脏腑深部，上出于颈项浅部,经别能加强十二正经中相表里两经之间的联系并补正经之不足。阳经的经别从本经别出循行于体内后,仍回到本经;阴经的经别由本经别出循行于体内后,不回本经而与其相表里的阳经相合。

2. 络脉

是经脉的分支,有别络、浮络、孙络之分,循行部位较浅。

(1)别络

是较大的和主要的络脉。十二经脉与任脉、督脉各有一支别络,再加上脾之大络,合为"十五别络"。

(2)浮络

是循行于浅表部位而常浮现的络脉。

(3)孙络

是最细小的络脉,是加强各部联系和网络经脉不及的部分。

3. 经筋和皮部

是十二经脉与筋肉和体表的连属部分。

(1)经筋

是十二经脉之气"结、聚、散、络"于筋肉、关节的体系,是十二经脉的附属部分,所以称十二经筋。经筋有连缀四肢百骸、主司关节运动的作用。

(2)皮部

全身的皮肤是十二经脉的功能活动反映于体表的部位,也是经络之气的散布所在,所以把全身皮肤分为十二个部分,分属于十二经脉,称"十二皮部"。

二、经络的生理功能

(一)沟通联络作用

人体由五脏六腑、四肢百骸、五官九窍、皮肉筋骨等组成,它们各有其独特的生理功能。只有通过经络的联系作用,这些功能才能相互配合、相互协调,从而使人体形成一个有机的整体,保证人体生命活动的正常进行。

(二)通行气血作用

气血是人体生命活动的物质基础,必须通过经络才能输布周身,以温养濡润各脏腑、组织器官,维持机体的正常生理功能。

(三)感应传导作用

经络有感应刺激、传导信息的作用。当人体的某一部位受到刺激时,这个刺激就可沿着经脉传入人体内相关脏腑,使其发生相应的生理或病理变化。而这些变化,又可通过经络反应于体表。针刺中的"得气"产生的酸、麻、胀、重等感觉就是经络感应、传导功能的具体体现。

(四)调节平衡作用

经络能调节人体的机能活动,使之保持协调、平衡。当人体的某一脏器功能异常时,可运用针刺等治疗方法来进一步激发经络的调节功能,从而使功能异常的脏器恢复正常。

三、经络学说的临床应用

（一）说明病理变化

1. 说明病邪传注途径和疾病发展规律

在病理情况下，许多外感病的病邪均是由浅入深沿经络途径向里传变，并引起相应的临床症状。

2. 说明脏腑之间在病理上的相互影响和传变途径

由于脏腑之间有经脉沟通，所以其病变可通过经络途径相互传变。如肝气犯胃，肝火灼肺，肾病有水气凌心、射肺，肝风内动出现口面㖞斜，心火移热于小肠等，均可根据经络的脏腑属络联系和循行关系阐明其机理。

3. 阐明体表各种病理变化的发生机理

临床中某些疾病的病理过程中，往往可在有关的经络循行路线上或某些特定穴部位出现压痛敏感点或结节、条索等反应物，或皮肤色泽、形态、温度、电阻等的变化，以及感觉异常现象。通过望色、循经触诊和测量又可推断疾病的病位所在和病情的深浅轻重与进退等病理变化。可见体表各种病理变化是有关经络脏腑病变的反映。

（二）指导辨证归经

由于经络系统各部的循行分布各有分野，脏腑官窍络属各有差异，所以可根据体表病变发生部位与经络循行分布的关系，推断疾病所在的经脉，此即"明部定经"。如头痛的辨证归经：痛在前额者多与阳明经有关，痛在两侧者多与少阳经有关，痛在后项者多与太阳经有关，痛在巅顶者多与督脉和足厥阴经有关等。又如肝经循行中"抵少腹""布胁肋"，故两胁或少腹痛者，多与肝经有关；咳嗽、气喘、流清涕、胸闷，或缺盆、肩背及上肢内侧前缘痛等，与手太阴肺经有关；而心痛、咽干、口渴、目黄、胁痛、上肢内侧后缘痛、手心发热等则多与手少阴心经有关。总之，根据病痛的部位和病候表现，结合各经循行分布及其特有的病候群，不难推断有病的脏腑或经脉。

（三）指导针灸治疗

临床上的一切病候，均是脏腑经络的病理反映。因此，中医辨证论治必须以脏腑、经络理论为指导，特别是经络学说，对针灸治疗的指导作用更为直接而重要。

1. 指导循经取穴

通常是按照经脉的循行分布和脏腑官窍属络关系，根据"经脉所通，主治所及"的理论来取穴进行针灸治疗。如《四总穴歌》"肚腹三里留，腰背委中求，头项寻列缺，面口合谷收"就是循经取穴的实例。

2. 皮部取穴

由于经络、脏腑与皮部联系密切，所以脏腑经络疾病也可用皮肤针或皮内针在其相应的皮部叩刺、埋针进行治疗。

3. 刺络治疗

《灵枢·官针》说："络刺者，刺小络之血脉也。"据此，凡经络瘀滞，火热实邪痹阻为患者，皆可刺络脉放血治疗。如目赤肿痛，刺太阳穴出血，高热神昏，刺十宣穴出血，软组织挫伤,在局部刺络拔罐治疗等。

4. 经筋治疗

经筋疾病多表现为拘挛、强直、抽搐、弛缓等症状,可取局部痛点或阿是穴针灸治疗,此即"以痛为腧"的治法。

5. 按时取穴

经络气血的循行流注与时间密切相关,因而出现了各种时间针法,如子午流注、灵龟八法、飞腾八法等,均是以经络气血流注、盛衰、开阖的规律,配合阴阳、五行、天干、地支推算逐日按时开穴的针刺取穴法。

四、十二经脉

十二经脉是经络系统中的主要组成部分,和奇经八脉、十二经别、十五络脉等相互沟通配合而发挥相应的功能。

（一）十二经脉的名称

十二经脉是手三阴、手三阳足三阴、足三阳十二条经脉的总称,是人体脏腑所属的经脉,是经络系统的主体,故又称为"十二正经"。十二经脉对称分布于人体左右两侧,循行于上肢或下肢,每一经属于一脏或一腑。上下肢的内侧属阴,外侧属阳;脏属阴,腑属阳。因此,十二经脉的名称,包括了手足、阴阳、脏腑三个要素(图 6-1)。

根据阴阳的盛衰,阴气初起为少阴,阴气较盛为太阴,两阴相交、阴气消尽为厥阴;阳气初起为少阳,阳气较盛为太阳,两阳相合、阳气极盛为阳明。十二经脉分为阴经与阳经两类,阴经分为少阴、太阴、厥阴,阳经分为少阳、太阳、阳明。循行于上肢的有六条经,即手三阴经、手三阳经;循行于下肢的也有六条经,即足三阴经、足三阳经。一条阴经属于一脏,一条阳经属于一腑,又有互为表里的关系。

（二）十二经脉的分布规律

十二经脉左右对称地分布于人体的头面、躯干和四肢,纵贯全身。手足三阳经分布在人体的头面、躯干和四肢的外侧;手足三阴经分布在胸腹部和四肢的内侧。太阴经、阳明经在前;厥阴经、少阳经在中;少阴经、太阳经在后。

十二经脉在四肢部的分布规律是:上下肢的内侧前缘是太阴经,中线是厥阴经,后缘是少阴经;上下肢的外侧前缘是阳明经,中线是少阳经,后缘是太阳经。但是在内踝上8寸以下,厥阴经在前,太阴经居中,少阴经在后(图 6-2)。

（三）十二经脉属络表里关系

十二经脉在体内与脏腑相连属,其中阴经属脏络腑,阳经属腑络脏,一脏配一腑,一阴配一阳,阴经主里,阳经主表,形成了脏腑阴阳表里属络关系,即手太阴肺经与手阳明大肠经相表里,手厥阴心包经与手少阳三焦经相表里,手少阴心经与手太阳小肠经相表里,足太阴脾经与足阳明胃经相表里,足厥阴肝经与足少阳胆经相表里,足少阴肾经与足太阳膀胱经相表里(表 6-1)。互为表里的经脉在生理上密切联系,在病理上相互影响,在治疗时相互为用。

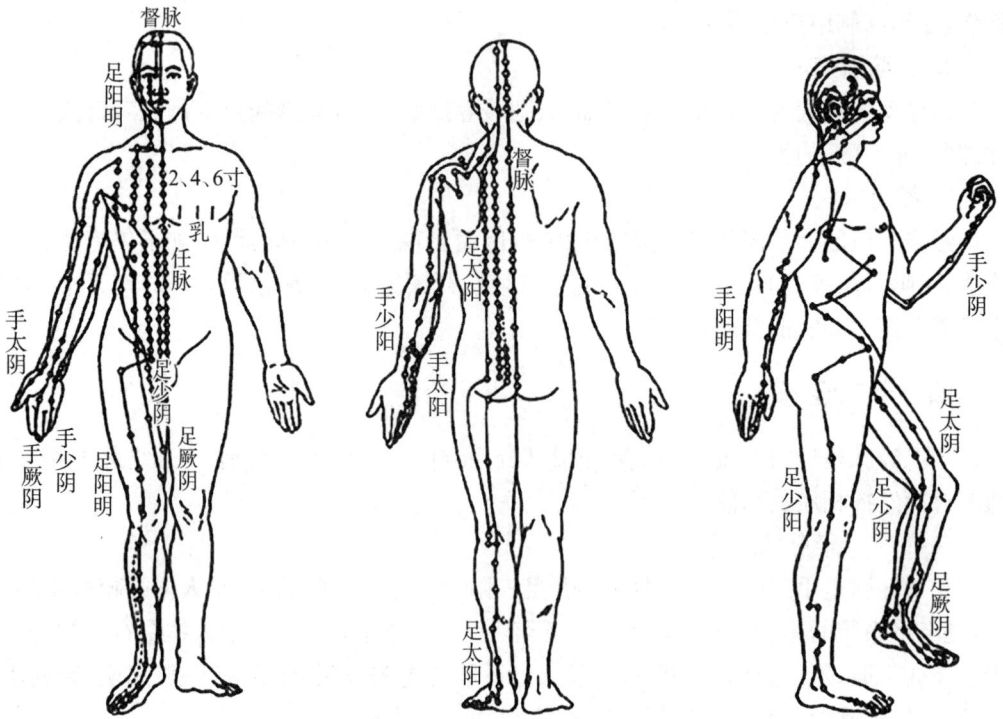

图 6-2 人体经络分布图

表 6-1 十二经脉表里关系

阴经(里)	阳经(表)
手太阴肺经	手阳明大肠经
手厥阴心包经	手少阳三焦经
手少阴心经	手太阳小肠经
足太阴脾经	足阳明胃经
足厥阴肝经	足少阳胆经
足少阴肾经	足太阳膀胱经

（四）十二经脉的循行走向和交接规律

手三阴经起于胸中，由胸腔经肩、臂走向手指末端，与手三阳经相交；手三阳经起于手指端，由手指经臂、肩走向头面部，与足三阳经相交；足三阳经起于头面部，由头面部经躯干、下肢，走向足趾末端，与足三阴经相交；足三阴经起于足趾，由足趾经下肢走向腹腔、胸腔，与手三阴经相交。

十二经脉的交接规律是：阴经与阳经(互为表里)在手足末端相交，阳经与阳经(同名经)在头面部相交，阴经与阴经在胸部相交。

（五）十二经脉的气血循环流注

流注，是人身气血流动不息，向各处灌注的意思。经络是人体气血运行的通道，而十二经脉则为气血运行的主要通道。气血在十二经脉内流动不息，循环灌注，分布于全身内外上下，构成了十二经脉的气血流注。十二经脉的气血循环流注是从手太阴肺经开始，到足厥阴肝经为止，再由肺经逐经相传，其流注顺序是：肺经、大肠经、胃经、脾经、心经、小肠经、膀胱经、肾经、心包经、三焦经、胆经、肝经。这样，十二经脉之间构成一个"阴阳相贯，如环无端"的循行径路（图 6-3）。

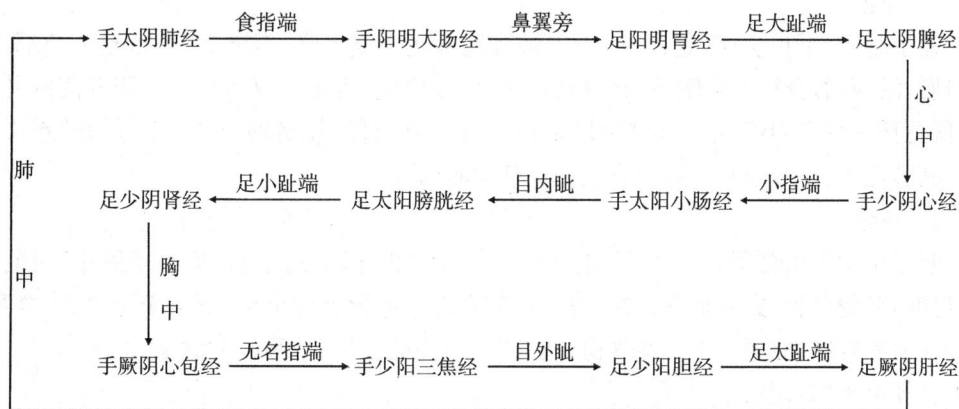

图 6-3 十二经脉气血循环流注示意图

五、奇经八脉

（一）奇经八脉的概念

奇，有"异""不同"的意思，与正相对。由于这些经脉的分布与十二正经不同，没有十二正经那样规则，同脏腑没有直接的相互络属，相互之间也没有表里关系，故称"奇经"。

（二）奇经八脉的生理功能

奇经八脉纵横交叉于十二经脉之间，具有三方面的作用：

1. 进一步密切十二经脉之间的联系

任脉为"诸阴之海"；督脉"总督诸阳"；冲脉通行上下，渗灌三阴、三阳；带脉"约束诸经"，沟通腰腹部的经脉；阳维脉组合所有的阳经，阴维脉组合所有的阴经。

2. 调节十二经脉的气血

十二经脉气血有余时，则流注于奇经八脉，蓄以备用；十二经脉气血不足时，可由奇经溢出，给予补充。

3. 其他功能

奇经与肝、肾等脏及女子胞、脑、髓等奇恒之腑的关系较为密切，相互之间在生理、病理上均有一定的联系。

（三）奇经八脉的循行及功能

1. 督脉

起于胞中,下出会阴,沿脊柱里面上行,至项后风府穴处进入颅内、络脑,并由项沿头部正中线,经头顶、额部、鼻部、上唇,到上唇系带处。督,有总管、统率的意思。督脉行于背部正中,其脉多次与手足之阳经及阳维脉交会,能总督一身之阳经,故又称为"阳脉之海"。其次,督脉行于脊里,上行入脑,并从脊里分出属肾,它与脑、脊髓和肾有密切的联系。

2. 任脉

起于胞中,下出会阴,经阴阜,沿腹部和胸部正中线上行,至咽喉,上行至下颌部,环绕口唇,沿面颊,分行至目眶下。任脉行于腹面正中线,其脉多次与手足三阴及阴维脉交会,能总任一身之阴经,故又称"阴脉之海"。任,有担任、任受的意思,又与"妊"意义相通。其脉起于胞中,与女子妊娠有关,称"任主胞胎"。

3. 冲脉

起于胞中下出会阴后,从气街起与足少阴肾经相并,夹脐上行,散布于胸中,再向上行,经喉,环绕口唇,到目眶下。冲,有要冲的意思。冲脉上行至头,下至于足,贯串全身,或为气血的要冲,能调节十二经气血,故有"十二经脉之海"之称。冲脉又称"血海",同妇女的月经有密切关系。

任脉、督脉、冲脉三条奇经共同起自小腹胞中,出会阴后分为三支,故称为"一源三歧"。

4. 带脉

起于季胁,斜向下行到带脉穴,绕身一周,在腹面的带脉下垂到少腹。带脉犹如束带围腰一周,能约束纵行诸脉。带脉不和,多见女子带下诸病。

5. 阴跷脉、阳跷脉

跷脉左右成对。阴跷脉从内踝下照海穴分出,沿内踝后直上于下肢内侧,经前阴,沿腹、胸进入缺盆,出行于人迎穴之前,经鼻旁,到目内眦,与手足太阳经、阳跷脉会合。阳跷脉从外踝下申脉穴分出,沿外踝后上行,经腹部,沿胸部后外侧,经肩部、颈外侧,上挟口角,到达目内眦,与手足太阳经、阴跷脉会合,再上行进入发际,向下到达耳后,与足少阳胆经会于项后。跷脉有濡养眼目、司眼睑之开合和下肢运动的功能。

6. 阴维脉、阳维脉

阴维脉起于小腿内侧足三阴经交会之处,沿下肢内侧上行,至腹部,与足太阴脾经同行,到胁部,与足厥阴经相合,然后上行至咽喉,与任脉相会。阳维脉起于外踝下,与足少阳胆经并行,沿下肢外侧向上,经躯干部后外侧,从腋后上肩,经颈部、耳后,前行到额部,分布于头侧及项后,与督脉会合。阴维脉的功能是"维络诸阴",阳维脉的功能是"维络诸阳"。

六、腧穴

腧穴,俗称穴位,是脏腑经络气血输注出入于躯体外部的特殊部位,也是疾病的反应点和针灸、拔罐、推拿等治法的刺激点。

通过各种方法刺激腧穴可以防治疾病,同时某些腧穴也能反映脏腑器官的病证,因此腧穴具有防治和诊断疾病的双重作用。

（一）腧穴的分类

人体上的腧穴可分为十四经穴、经外奇穴和阿是穴三类。

1. 十四经穴

十二经脉和奇经中的任脉、督脉,合计十四条经,这些经脉的循行路线上均分布有固定的腧穴,称为十四经穴,简称经穴。十四经穴共有 361 个穴名,全身共计 670 个。

2. 经外奇穴

凡未归入十四经穴范围,而有具体的位置、名称和主治的腧穴,称为经外奇穴,简称奇穴。

奇穴有具体的穴名,可一名一穴,也可一名多穴,例如十宣、八邪等;有固定的位置,但分布较分散;有的在十四经循行路线上,有的不在十四经循行路线上,但与经络系统有密切联系;主治范围比较单一,但有特殊疗效。因此,在临床上奇穴被广泛应用。

3. 阿是穴

阿是穴是指既无具体名称,亦无固定位置,而是以压痛点或其他反应点作为针灸施术部位的腧穴。脏腑病变时,往往在体表有反应点,即阿是穴,通过一定的方法刺激该穴位,就能起到治疗脏腑疾病的功效。

（二）腧穴的作用

1. 近治作用

指腧穴均具有治疗其所在部位局部及邻近组织、器官病证的作用。这是一切腧穴主治作用所具有的共同的和最基本的特点,是"腧穴所在,主治所在"规律的体现。如胃脘部周围的中脘、建里、梁门等经穴均能治疗胃痛,头部的太阳、头维、风池等穴位均能够治疗头痛,阿是穴均能治疗所在部位的疼痛等。

2. 远治作用

指腧穴具有治疗与其距离较远部位的脏腑、器官、组织病证的作用,是"经脉所及,主治所及"的规律反映,这是十四经穴主治作用的基本规律。在四肢肘、膝以下的经穴,均具有治疗所在经脉循行所及的远隔部位脏腑、器官、组织的病证。例如合谷在手部,可以治疗头面、五官部位的疾病;委中在膝部,可以治疗腰痛。

3. 特殊作用

某些穴位具有相对的特异治疗作用,并且疗效显著,例如针刺大椎能退热,针刺合谷能镇痛,灸至阴可以矫正胎位。

某些腧穴具有双向的良性调整作用,即同一腧穴对机体不同的病理状态可以起到两种相反而有效的治疗作用。例如针刺天枢,既可以治疗腹泻,又可以治疗便秘;针刺内关既可以治疗心动过速,又可以治疗心动过缓。

（三）腧穴的定位方法

1. 体表标志定位法

该法以人体解剖学的体表标志为依据确定腧穴的具体位置,可分为固定标志和活动标志两种。

固定标志是指利用五官、毛发、爪甲、乳头、脐窝和骨节凸起、凹陷及肌肉隆起等固定标志取穴的方法。例如,两乳头连线中点定位膻中,拇指指甲角桡侧0.1寸定位少商穴。

活动标志定位是指利用关节、肌肉、皮肤随活动而出现的孔隙、凹陷、皱褶等活动标志来取穴的方法。例如屈肘时,肘横纹上肱二头肌腱尺侧取曲泽,桡侧取尺泽;耳屏前张口凹陷处取听宫。

2. 骨度折量定位法

是指以体表骨节为主要标志测量周身各部的大小、长短,并依其尺寸按比例折算作为定位的标准,用以确定腧穴位置的方法。将设定的骨节两端之间的长度折成一定的等份,每一等份为1寸,10等份为一尺。不论高矮胖瘦、男女老幼,均以此标准为依据在自身上定位取穴(表6-2,图6-4)。

表 6-2 骨度折量分寸表

部位	起止点	折量寸	度量法
头面部	前发际至后发际	12寸	直
	前后发际不明,从眉心至大椎	18寸	直
	眉心(印堂)至前发际	3寸	直
	后发际正中至第七颈椎棘突下(大椎)	3寸	直
	前额两发角(头维)之间	9寸	横
	耳后两乳突(完骨)之间	9寸	横
胸腹胁部	胸骨上窝至胸剑联合中点(歧骨)	9寸	直
	胸剑联合中点(歧骨)至脐中	8寸	直
	脐中至耻骨联合上缘(曲骨)	5寸	直
	两乳头之间	8寸	横
	腋窝顶点至第11肋尖(章门)	12寸	直
背腰部	肩胛骨内侧缘至后正中线	3寸	横
	肩峰缘至后正中线	8寸	横
	第11肋尖至股骨大转子	9寸	直
上肢部	腋前、后纹头至肘横纹	9寸	直
	肘横纹至腕横纹	12寸	直
下肢部	耻骨联合上缘至股骨内侧髁上缘	18寸	直
	股骨大转子至腘横纹	19寸	直
	胫骨内侧髁下缘至内踝尖	13寸	直
	腘横纹至外踝尖	16寸	直
	外踝尖至足底	3寸	直

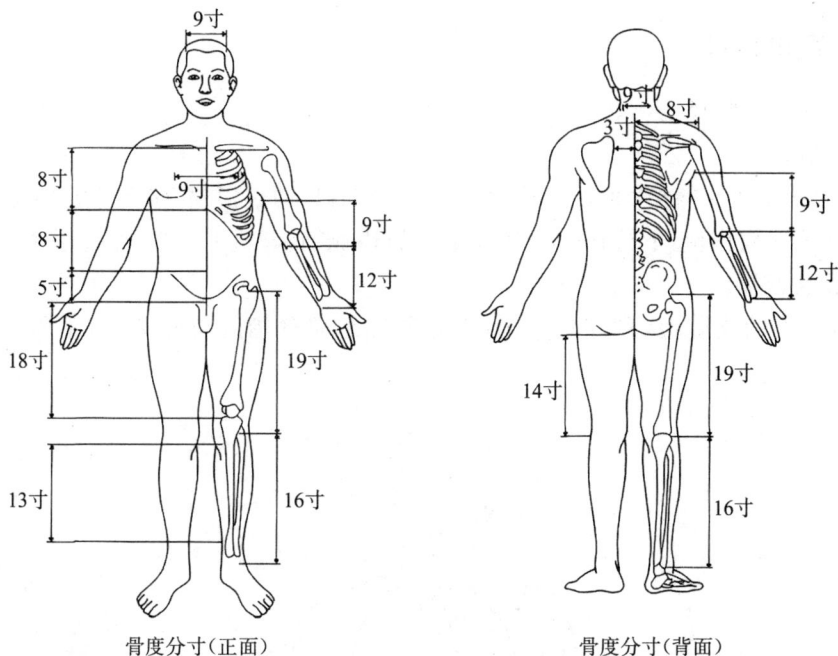

骨度分寸(正面)　　　　骨度分寸(背面)

图 6-4　常用骨度折量分寸示意图

3. 指寸定位法

是以患者本人手指的某些部位所规定的尺寸来量取腧穴的方法,也称同身寸,有中指同身寸、拇指同身寸和一夫法等(图 6-5)。

中指同身寸是以患者中指屈曲时中节内侧两端纹头之间的距离为 1 寸。

拇指同身寸是以患者拇指指间关节横纹处的宽度为 1 寸。

一夫法(横指同身寸)是以患者第 2～5 指并拢时,中指近侧指间关节横纹水平的 4 指宽度为 3 寸。

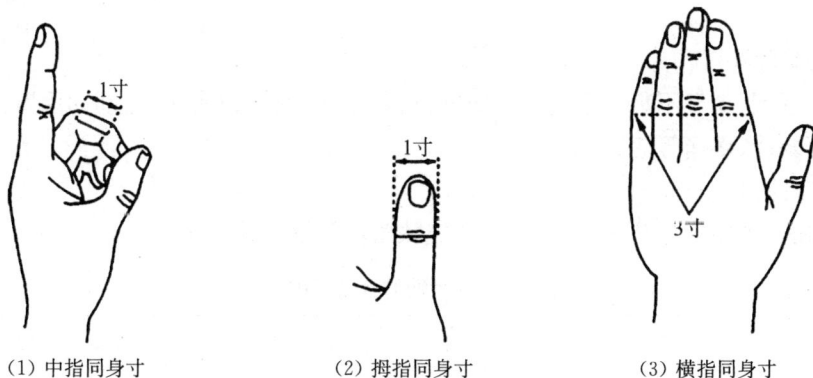

(1) 中指同身寸　　　　(2) 拇指同身寸　　　　(3) 横指同身寸

图 6-5　同身寸示意图

4. 简便取穴法

是从临床实践中总结出来的简便易行的取穴法。例如两手虎口相对交叉,一手食指指腹按到另一手腕部桡骨茎突上,食指尖下取列缺;站立时双手自然下垂,中指尖处取风市。

七、常用腧穴

（一）手太阴肺经

1. 经脉循行

起于中焦,向下联络大肠,回绕过来沿着胃的上口,通过横膈,属于肺脏,从肺系横行出来,向下沿上臂内侧,下行到肘窝中,沿着前臂内侧前缘,进入寸口,经过手掌大鱼际边缘,出拇指桡侧端。

手腕后方的支脉,从列缺处分出,沿着臂侧走向食指的桡侧端,与手阳明大肠经相接。

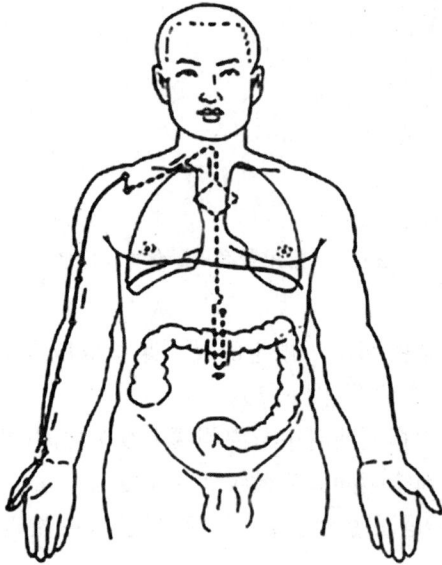

图 6-6　手太阴肺经

手太阴肺经腧穴

2. 主要病候

咳嗽、气喘、少气不足以息、咳血、伤风、胸部胀满、咽喉肿痛、缺盆部和手臂内侧前缘痛、肩背部寒冷、疼痛等症。

3. 主治概要

本经腧穴主要治疗肺、胸、喉、头面和经脉循行部位的其他病证。

表 6-3　手太阴肺经常用腧穴

穴位	定位	主治	刺灸法
中府穴	在胸外侧部,云门下 1 寸,平第一肋间隙处,距前正中线 6 寸	咳嗽,气喘,肺胀满,胸痛,肩背痛	向外斜刺或平刺 0.5～0.8 寸,不可向内深刺,以免伤及肺脏

续表

穴位	定位	主治	刺灸法
云门穴	在胸外侧部,肩胛骨喙突上方,锁骨下窝凹陷处,距前正中线6寸	咳嗽,气喘,胸痛,肩背痛,胸中烦痛	向外斜刺0.5~0.8寸,可灸
尺泽穴	在肘横纹中,肱二头肌腱桡侧凹陷处	咳嗽,气喘,咳血,潮热,胸部胀满,咽喉肿痛,小儿惊风,吐泻,肘臂挛痛	直刺0.8~1.2寸,或点刺出血
列缺穴	在前臂桡侧缘,桡骨茎突上方,腕横纹上1.5寸,当肱桡肌与拇长展肌腱之间	伤风,头痛,项强,咳嗽,气喘,咽喉肿痛,口眼㖞斜,齿痛	向上斜刺0.3~0.5寸
少商穴	在手拇指末节桡侧,距指甲角0.1寸	咽喉肿痛,咳嗽,鼻衄,发热,昏迷,癫狂	浅刺0.1寸,或点刺出血

（二）手阳明大肠经

1. 经脉循行

起于食指末端,沿着食指桡侧缘向上,通过第一、第二掌骨之间,进入两筋(拇长伸肌腱和拇短伸肌腱)之间,沿前臂桡侧,进入肘外侧,再沿上臂外侧前缘,上走肩端,沿肩峰前缘,向上交会到第七颈椎棘突下,再向前下行到锁骨上窝,络于肺,通过膈肌,属于大肠。

颈部支脉,从锁骨上窝分出,上行颈部,通过面颊,进入下齿中,回绕至上唇,交叉于人中,左脉向右,右脉向左,上行挟鼻孔到鼻翼两旁,与足阳明胃经相接。

2. 主要病候

腹痛、肠鸣、泄泻、便秘、痢疾、咽喉肿痛、齿痛、鼻流清涕或出血和本经循行部位疼痛、热肿或寒冷等症。

3. 主治概要

本经腧穴主治头面、五官、咽喉、热病、神志病和经脉循行部位的其他病证。

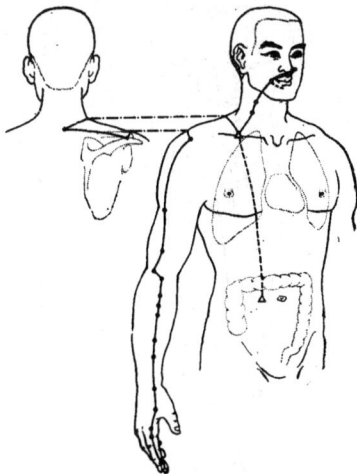

图6-7　手阳明大肠经

手阳明大肠经腧穴

表 6-4 手阳明大肠经常用腧穴

穴位	定位	主治	刺灸法
商阳穴	在手食指末节桡侧,距指甲角0.1寸	耳聋,齿痛,咽喉肿痛,颌肿,青盲,手指麻木,热病,昏迷	浅刺0.1寸,或点刺出血
合谷穴	在手背,第1、2掌骨间,当第2掌骨桡侧的中点处	头痛,目赤肿痛,鼻衄,齿痛,牙关紧闭,口眼㖞斜,耳聋,痄腮,咽喉肿痛,热病无汗,多汗,腹痛,便秘,经闭,滞产	直刺0.5~1寸
曲池穴	在肘横纹外侧端,屈肘,当尺泽与肱骨外上髁连线中点	咽喉肿痛,齿痛,目赤痛,瘰疬,瘾疹,热病上肢不遂,手臂肿痛,腹痛吐泻,高血压,癫狂	直刺1~1.5寸
肩髃穴	在臂外侧,三角肌上,臂外展,或向前平伸时,当肩峰前下方向凹陷处	肩臂挛痛不遂,瘾疹,瘰病	直刺或向下斜刺0.8~1.5寸
迎香穴	在鼻翼外缘中点旁,当鼻唇沟中间	鼻塞,鼽衄,口歪,面痒,胆道蛔虫症	斜刺或平刺0.3~0.5寸

（三）足阳明胃经

1. 经脉循行

起于鼻翼旁,上行到鼻根部,与旁侧足太阳经交会,向下沿着鼻柱外侧,进入上齿龈内,回出环绕口唇,向下交会于颏唇沟处,再向后沿着口腮后下方,出于下颌大迎处,沿着下颌角上行耳前,经过颧弓,沿着发际到达前额。

颈部支脉,从大迎前下走人迎,沿着喉咙,进入锁骨上窝部,向下通过横膈,属于胃,络于脾。

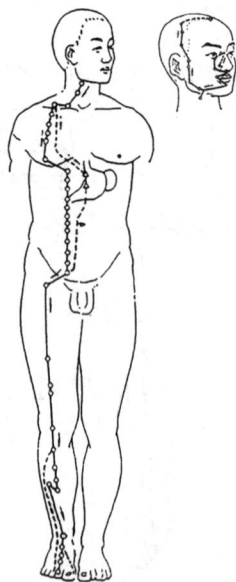

图 6-8 足阳明胃经

足阳明胃经腧穴

胸腹部直行的脉,从锁骨上窝向下,经乳头向下挟脐旁,进入少腹两侧气冲;胃下口的支脉,沿着腹里向下到气冲会合,再由此下行经大腿前侧直抵伏兔部,下至膝盖,沿胫骨外侧前缘,下经足跗,进入第二足趾外侧端。

小腿部的支脉,从膝下三寸处分出,进入足中趾外侧;足部支脉,从跗上分出,进入足大趾内侧端,与足太阴脾经相接。

2. 主要病候

肠鸣腹胀、水肿、胃痛、呕吐或消谷善饥、口渴、咽喉肿痛,鼻衄、胸及膝髌等本经循行部位疼痛、热病、发狂等症。

3. 主治概要

本经腧穴主治胃肠病和头面、目、鼻、口齿病和神志病,以及经脉循行部位的其他病证。

表6-5　足阳明胃经常用腧穴

穴位	定位	主治	刺灸法
承泣穴	在面部,瞳孔直下,当眼球与眶下缘之间	目赤肿痛,流泪,夜盲,眼睑𥆧动,口眼㖞斜	以左手拇指向上轻推眼球,紧靠眶缘缓慢直刺0.5～1.5寸,不宜提插,以防刺破血管引起血肿
地仓穴	在面部,口角外侧,上直对瞳孔	口歪,流涎,眼睑𥆧动	斜刺或平刺0.5～0.8寸
缺盆穴	在锁骨上窝中央,距前正中线4寸	咳嗽,气喘,咽喉肿痛,缺盆中痛,瘰疬	直刺或斜刺0.3～0.5寸
足三里穴	在小腿前外侧,当犊鼻下3寸,距胫骨前缘一横指(中指)	胃痛,呕吐,噎膈,腹胀,泄泻,痢疾、便秘,乳痈,肠痈,下肢痹痛,水肿,癫狂,脚气,虚劳羸瘦	直刺1～2寸
厉兑穴	在足第2趾末节外侧,距趾甲角0.1寸	鼻衄,齿痛,咽喉肿痛,腹胀,热病,多梦,癫狂	浅刺0.1寸

(四)足太阴脾经

1. 经脉循行

起于足大趾末端,沿着大趾内侧隐白穴,经过大趾本节后的第1跖趾关节后面,上行至内踝前边,再上小腿内侧,沿胫骨后交出足厥阴经的前面,经膝股部内侧前缘进入腹部,属于脾,络于胃,通过横膈上行,挟食管两旁,连系舌根,散布于舌下。

腹部支脉,从胃部分出,上过横膈,流注于心中,与手少阴心经相接。

2. 主要病候

胃脘痛、食则呕、嗳气、腹胀、便溏、黄疸、身重无力、舌根强痛、下肢内侧肿胀、厥冷等症。

3. 主治概要

本经腧穴主治脾胃病、妇科病、前阴病和经脉循行部位的其他病证。

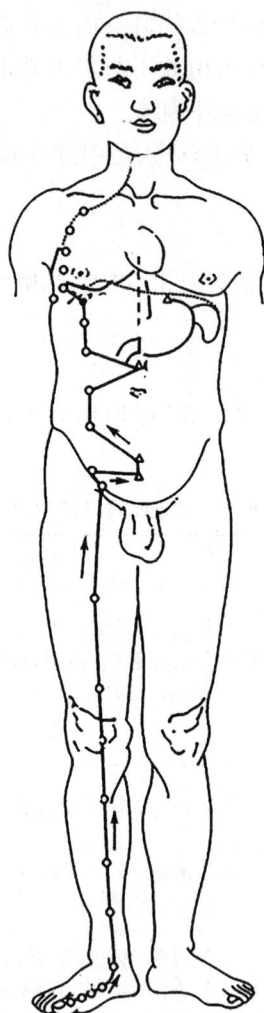

图 6-9　足太阴脾经

足太阴脾经腧穴

表 6-6　足太阴脾经常用腧穴

穴位	定位	主治	刺灸法
隐白穴	在足大趾末节内侧,距趾甲角0.1寸	腹胀,便血,尿血,月经过多,崩漏,癫狂,多梦,惊风	浅刺0.1寸
三阴交穴	在小腿内侧,当足内踝尖上3寸,胫骨内侧缘后方	肠鸣腹胀,泄泻,月经不调,带下,阴挺,不孕,滞产,遗精,阳痿,遗尿,疝气,失眠,下肢痿痹,脚气	直刺1~1.5寸
阴陵泉穴	在小腿内侧,当胫骨内侧踝后下方凹陷处	腹胀,泄泻,水肿,黄疸,小便不利或失禁,膝痛	直刺1~2寸
大包穴	在侧胸部,腋中线上,当第6肋间隙处	气喘,胸胁病,全身疼痛,四肢无力	斜刺或向后平刺0.5~0.8寸

（五）手少阴心经

1. 经脉循行

起于心中,出属心系,向下通过横膈,联络小肠。

上行支脉,从心系向上,沿咽喉至目系。

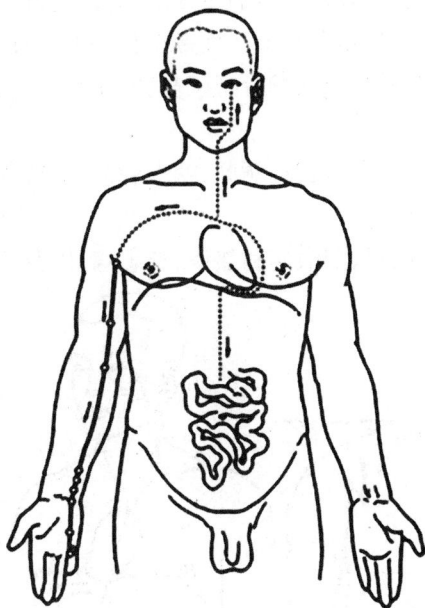

图 6-10　手少阴心经　　　　　　　　　　　手少阴心经腧穴

其直行主干,从心系上行至肺,再向下浅出腋下,沿上臂内侧后缘到达肘窝,沿前臂内侧后缘至掌后豌豆骨部,进入掌内,沿小指桡侧至末端,与手太阳小肠经相接。

2. 主要病候

心痛、咽干、口渴、目黄、胁痛、上臂内侧痛、手心发热等症。

3. 主治概要

本经腧穴主治心、胸、神志病和经脉循行部位的其他病证。

表 6-7　手少阴心经常用腧穴

穴位	定位	主治	刺灸法
极泉穴	在腋窝顶点,腋动脉搏动处	心痛,咽干烦渴,胁肋疼痛,瘰疬,肩臂疼痛	避开腋动脉,直刺或斜刺 0.3~0.5 寸
神门穴	在腕部,腕掌侧横纹尺侧端,尺侧腕屈肌腱的桡侧凹陷处	心病,心烦,惊悸,怔忡,健忘,失眠,癫狂痫,胸胁痛	直刺 0.3~0.5 寸
少府穴	在手掌面,第 4、5 掌骨之间,握拳时,当小指尖处	心悸,胸痛,小便不利,遗尿,阴痒痛,小指挛痛	直刺 0.3~0.5 寸
少冲穴	在小指末节桡侧,距指甲角 0.1 寸	心悸,心痛,胸胁痛,癫狂,热病,昏迷	浅刺 0.1 寸或点刺出血

（六）手太阳小肠经

1. 经脉循行

起于手小指外侧端，沿着手背尺侧至腕部，出于尺骨茎突，直上沿着前臂外侧后缘，经尺骨鹰嘴与肱骨内上髁之间，沿上臂外侧后缘，出于肩关节，绕行肩胛部，交会于肩上，向下进入锁骨上窝，联络心脏，沿着食管，通过横膈，到达胃部，属于小肠。

颈部支脉，从缺盆上行，沿着颈部，上经面颊至目外眦，弯向后进入耳中。

面颊部支脉，从面颊部分出，上向颧骨抵于鼻旁，至目内眦，与足太阳膀胱经相接。

2. 主要病候

少腹痛、腰脊痛引睾丸、耳聋、目黄、颊肿、咽喉肿痛、肩臂外侧后缘痛等症。

3. 主治概要

本经腧穴主治头、项、耳、目、咽喉病和热病、神志病，以及经脉循行部位的其他病证。

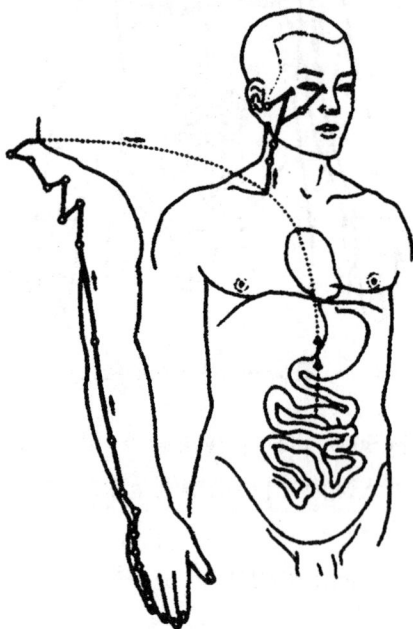

图 6-11　手太阳小肠经

手太阳小肠经腧穴

表 6-8　手太阳小肠经常用腧穴

穴位	定位	主治	刺灸法
少泽穴	在小指末节尺侧，距指甲角 0.1 寸	头痛，目翳，咽喉肿痛，乳痛，乳汁少，昏迷，热病	浅刺 0.1 寸或点刺出血
腕骨穴	在手掌尺侧，当第 5 掌骨基底与钩骨之间的凹陷处，赤白肉际	头项强痛，耳鸣，目翳，黄疸，热病，疟疾，指挛腕痛	直刺 0.3～0.5 寸
听宫穴	在面部，耳屏前，下颌骨髁状突的后方，张口时呈凹陷处	耳鸣，耳聋，聤耳，齿痛，癫狂痫	张口，直刺 1～1.5 寸

（七）足太阳膀胱经

1. 经脉循行

起于目内眦,上额交会于巅顶;头顶部的支脉,从头顶分出到耳上方。巅顶部直行的脉,从头顶入里联络于脑,回出项部分开下行。一支沿着肩胛部内侧,挟脊柱,到达腰部,从脊柱旁肌肉进入体腔,联络肾脏,属于膀胱;腰部的支脉,向下通过臀部,进入腘窝中。

后项的另一支脉,通过肩胛骨内缘直下,经过臀部下行,沿着大腿后外侧,与腰部下来的支脉会合于腘窝中,由此向下通过腓肠肌,出于外踝的后面,沿着第五跖骨粗隆,至小趾外侧端,与足少阴肾经相接。

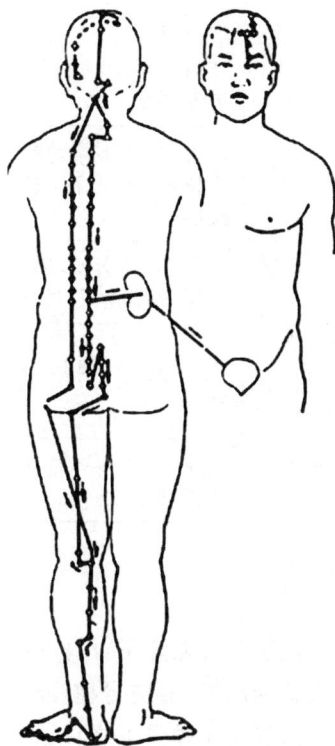

图 6-12　足太阳膀胱经

足太阳膀胱经腧穴

2. 主要病候

小便不通、遗尿、癫狂、疟疾、目痛、迎风流泪、鼻塞多涕、鼻衄、头痛,以及项、背、股、臀部和下肢后侧本经循行部位疼痛等症。

3. 主治概要

本经腧穴主治头、项、目、背、腰、下肢部病证,以及脏腑、神志病。

表 6-9 足太阳膀胱经常用腧穴

穴位	定位	主治	刺灸法
睛明穴	在面部,目内眦角稍上方凹陷处	目赤肿痛,流泪,视物不明,目眩,近视,夜盲,色盲	嘱患者闭目,医者左手轻推眼球向外侧固定,左手缓慢进针,紧靠眶缘直刺 0.5～1 寸。不捻转,不提插(或只轻微地捻转和提插)。出针后按压针孔片刻,以防出血。本穴禁灸
风门穴	在背部,当第 2 胸椎棘突下,旁开 1.5 寸	伤风,咳嗽,发热头痛,项强,胸背痛	斜刺 0.5～0.8 寸
肺俞穴	在背部,当第 3 胸椎棘突下,旁开 1.5 寸	咳嗽,气喘,吐血,骨蒸,潮热,盗汗,鼻塞	斜刺 0.5～0.8 寸
次髎穴	在骶部,当髂后上棘内下方,适对第 2 骶后孔处	疝气,月经不调,痛经,带下,小便不利,遗精,腰痛,下肢痿痹	直刺 1～1.5 寸
委中穴	在腘横纹中点,当股二头肌腱与半腱肌肌腱的中间	腰痛,下肢痿痹,腹痛,吐泻,小便不利,遗尿,丹毒	直刺 1～1.5 寸,或用三棱针点刺腘静脉出血
承山穴	在小腿后面正中,委中与昆仑之间,当伸直小腿或足跟上提时腓肠肌肌腹下出现尖角凹陷处	痔疾,脚气,便秘,腰腿拘急疼痛	直刺 1～2 寸
至阴穴	在足小趾末节外侧,距趾甲角 0.1 寸	头痛,目痛,鼻塞,鼻衄,胎位不正,难产	浅刺 0.1 寸。胎位不正用灸法

(八)足少阴肾经

1. 经脉循行

起于足小趾之下,斜向足心,出于舟骨粗隆下,沿内踝后,分支进入足跟,再向上行于小腿内侧,出腘窝内侧,向上行大腿内后缘,通向脊柱,属于肾脏,联络膀胱(经脉通路:还出于前,浅出腹前,上行经腹、胸部,终止于锁骨下缘)。

肾脏部直行的经脉,从肾向上,通过肝和横膈,进入肺中,沿喉咙挟舌根旁;肺部支脉,从肺部出来,连络心脏,流注于胸中,与手厥阴心包经相接。

2. 主要病候

咳血、气喘、舌干、咽痛、水肿、便秘、泄泻、腰痛、下肢内后侧痛、痿弱无力、足心热等症。

3. 主治概要

本经腧穴主治妇科、前阴病和肾、咽喉病,以及经脉循行部位的其他病证。

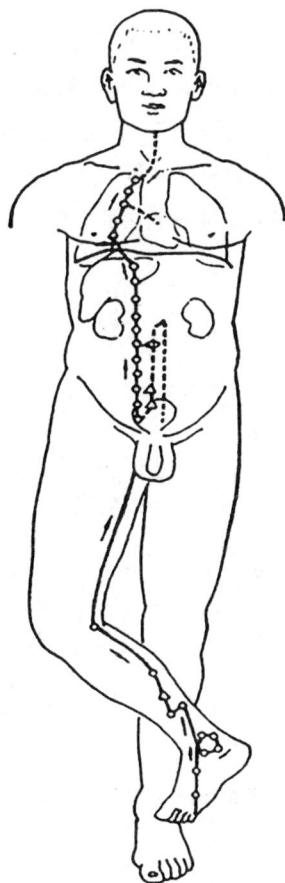

图 6-13 足少阴肾经

足少阴肾经腧穴

表 6-10 足少阴肾经常用腧穴

穴位	定位	主治	刺灸法
涌泉穴	在足底部,卷足时足前部凹陷处,约当第 2、3 趾趾缝纹头端与足跟连线的前 1/3 与后 2/3 交点上	头顶痛,头晕,眼花,咽喉痛,舌干,失音,小便不利,大便难,小儿惊风,足心热,癫疾,霍乱转筋,昏厥	直刺 0.5～0.8 寸;可灸
照海穴	在足内侧,内踝尖下方凹陷处	咽喉干燥,痫证,失眠,嗜卧,惊恐不宁,目赤肿痛,月经不调,痛经,赤白带下,阴挺,阴痒,疝气,小便频数,不寐,脚气	直刺 0.5～0.8 寸;可灸
俞府穴	在胸部,当锁骨下缘,前正中线旁开 2 寸	咳嗽,气喘,胸痛,呕吐,不嗜食	斜刺或平刺 0.5～0.8 寸;可灸

（九）手厥阴心包经

1. 经脉循行

起于胸中，出属心包络，向下通过横膈，从胸至腹依次联络上、中、下三焦。

胸中支脉，沿着胸内出于胁部，当腋下 3 寸处向上到腋下，沿上臂内侧，行于手太阴和手少阴之间，进入肘窝中，向下行于前臂两筋之间，进入掌中，沿着中指到指端。

掌中支脉，从掌中分出，沿无名指到指端，与手少阳三焦经相接。

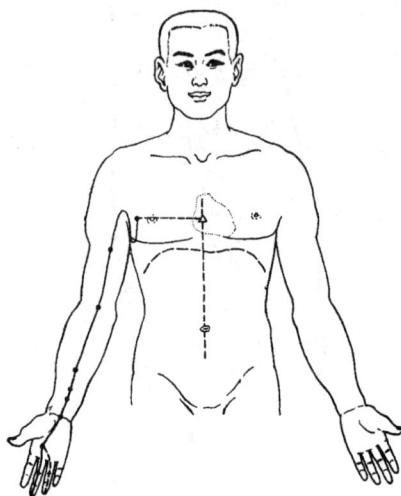

图 6-14　手厥阴心包经　　　　　　　　手厥阴心包经腧穴

2. 主要病候

心痛、胸闷、心悸、心烦、癫狂、腋肿、肘臂挛急、掌心发热等症。

3. 主治概要

本经腧穴主治心、胸、胃、神志病，以及经脉循行部位的其他病证。

表 6-11　手厥阴心包经常用腧穴

穴位	定位	主治	刺灸法
天池穴	在胸部，当第 4 肋间隙，乳头外 1 寸，前正中线旁开 5 寸	胸闷，心烦，咳嗽，痰多，气喘，胸痛，腋下肿痛，瘰疬，疟疾，乳痈	斜刺或平刺 0.5～0.8 寸；可灸。本穴正当胸腔，内纳心、肺，不宜深刺
曲泽穴	在肘横纹中，当肱二头肌腱的尺侧缘	心痛，善惊，心悸，胃痛，呕吐，转筋，热病，烦躁，肘臂痛，上肢颤动，咳嗽	直刺 0.8～1 寸，或者用三棱针刺血；可灸
内关穴	在前臂掌侧，当曲泽与大陵的连线上，腕横纹上 2 寸，掌长肌腱与桡侧腕屈肌腱之间	心痛，心悸，胸痛，胃痛，呕吐，呃逆，失眠，癫狂，痫证，郁证，眩晕，中风，偏瘫，哮喘，偏头痛，热病，产后血晕，肘臂挛痛	直刺 0.5～1 寸；可灸

穴位	定位	主治	刺灸法
中冲穴	在手中指末节尖端中央	中风昏迷,舌强不语,中暑,昏厥,小儿惊风,热病,舌下肿痛	浅刺0.1寸;或用三棱针点刺出血

（十）手少阳三焦经

1. 经脉循行

起于无名指末端,向上出于第4、5掌骨间,沿着腕臂上行前臂外侧桡骨尺骨之间,通过肘肩,沿上臂外侧上达颈部,交出足少阳胆经的后面,向前进入锁骨上窝,分布于膻中,联络心包,向下通过横膈,从胸至腹,属于上、中、下三焦。

胸中的支脉,从膻中向上,出于锁骨上窝,上走颈外侧,沿耳后直上,出于耳上方,再屈曲向下至面颊,到达眶下部。

耳部支脉,从耳后进入耳中,出走耳前,经过上关交叉于面颊部,到达目外眦,与足少阳胆经相接。

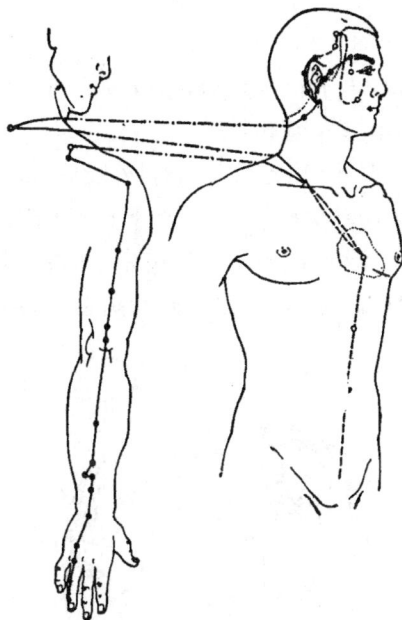

图 6-15　手少阳三焦经

手少阳三焦经腧穴

2. 主要病候

腹胀、水肿、遗尿、小便不利、耳聋、耳鸣、咽喉肿痛、目部肿痛、颊肿,以及耳后、肩臂、肘部外侧疼痛等症。

3. 主治概要

本经腧穴主治侧头、耳、胸胁、咽喉病和热病,以及经脉循行部位的其他病证。

表 6-12　手少阳三焦经常用腧穴

穴位	定位	主治	刺灸法
关冲穴	在手环指末节尺侧,距指甲角0.1寸(指寸)	头痛,目赤,耳聋,耳鸣,喉痹,舌强,热病,心烦	浅刺0.1寸,或用三棱针点刺出血;可灸
外关穴	在前臂背侧,当阳池与肘尖的连线上,腕背横纹上2寸,尺骨与桡骨之间	热病,头痛,颊痛,耳聋,耳鸣,目赤肿痛,胁痛,肩背痛,肘臂屈伸不利,手指疼痛,手颤	直刺0.5~1寸;可灸
肩髎穴	在肩部,肩髃后方,当臂外展时,于肩峰后下方呈现凹陷处	臂痛,肩重不能举	直刺0.5~1寸;可灸
翳风穴	在耳垂后方,当乳突与下颌角之间的凹陷处	耳鸣,耳聋,口眼㖞斜,牙关紧闭,颊肿,瘰疬	直刺0.8~1寸;可灸,勿直接灸
丝竹空穴	在面部,当眉梢凹陷处	头痛,目眩,目赤痛,眼睑跳动,齿痛,癫痫	平刺0.5~1寸;不宜灸

(十一)足少阳胆经

1. 经脉循行

起于目外眦,向上到头角,再下行到耳后,沿着颈旁行于手少阳经的前面,到肩上退后,交出手少阳经的后面,向下进入锁骨上窝。

耳部的支脉,从耳后进入耳中,出走耳前,到目外眦后方。

目部的支脉,从目外眦处分出,下走大迎,会合于手少阳经到达目眶下,下行经颊车到颈部,与前脉会合于锁骨上窝,然后向下进入胸中,通过横膈,络于肝,属于胆,沿着胁里,出于少腹两侧腹股沟动脉部,经过外阴部毛际,横向进入髋关节部。

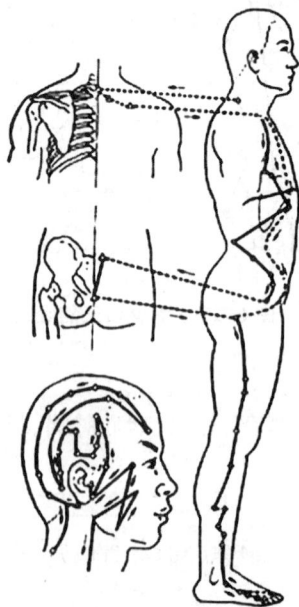

图 6-16　足少阳胆经

足少阳胆经腧穴

缺盆部直行的支脉,从锁骨上窝下行腋部,沿着侧胸部,经过季肋,向下会合前脉于髋关节部,再向下沿着大腿的外侧,出于膝外侧,行腓骨之前,直下到达腓骨下端,浅出外踝前,沿足背部,进入足第四趾外侧端。

足背部的支脉,从足背上分出,沿着第一、二跖骨之间,出于大趾端,返回贯爪甲,出于足大趾背上毫毛部,与足厥阴肝经相接。

2. 主要病候

口苦、目疾、疟疾、头痛、目外眦痛、缺盆部肿痛、腋下肿、胸胁股及下肢外侧痛、足外侧痛、足外侧发热等症。

3. 主治概要

侧头、目、耳、咽喉病,肝胆病,神志病,热病,以及经脉循行部位的其他病证。

表 6-13　足少阳胆经常用腧穴

穴位	定位	主治	刺灸法
瞳子髎穴	在面部,目外眦旁,当眶外侧缘处	头痛,目赤,目痛,怕光羞明,迎风流泪,远视不明,内障,目翳	向后刺或斜刺 0.3～0.5 寸,或用三棱针点刺出血
风池穴	在项部,当枕骨之下,与风府相平,胸锁乳突肌与斜方肌上端之间的凹陷处	头痛,眩晕,颈项强痛,目赤痛,目泪出,鼻渊,鼻衄,耳聋,气闭,中风,口眼㖞斜,疟疾,热病,感冒,瘿气	针尖微下,向鼻尖方向斜刺 0.5～0.8 寸,或平刺透风府穴;可灸
环跳穴	在股外侧部,侧卧屈股,当股骨大转子最凸点与骶管裂孔连线的外 1/3 与中 1/3 交点处	腰胯疼痛,半身不遂,下肢痿痹,遍身风疹,挫闪腰痛,膝踝肿痛不能转侧	直刺 2～2.5 寸;可灸
风市穴	在大腿外侧部的中线上,当腘横纹上 7 寸;或直立垂手时,中指尖处	中风半身不遂,下肢痿痹、麻木,遍身瘙痒,脚气	直刺 1～1.5 寸;可灸
阳陵泉穴	在小腿外侧,当腓骨小头前下方凹陷处	半身不遂,下肢痿痹、麻木,膝肿痛,脚气,胁肋痛,口苦,呕吐,黄疸,小儿惊风,破伤风	直刺或斜向下刺 1～1.5 寸;可灸
足窍阴穴	在第 4 趾末节外侧,距趾甲角 0.1 寸	偏头痛,目眩,目赤肿痛,耳聋,耳鸣,喉痹,胸胁痛,足跗肿痛,多梦,热病	直刺 0.1～0.2 寸;可灸

（十二）足厥阴肝经

1. 经脉循行

起于足大趾上的毫毛部,沿着足背到内踝前,上行小腿内侧,至内踝上 8 寸处,交足太阴经的后面,上行膝内侧,沿着大腿内侧,进入阴毛中,环绕阴部,上达小腹,挟着胃旁,属于肝,络于胆,向上通过横膈,分布于胁肋,沿气管之后,向上进入鼻咽部,连接于目系,向上出于前额,与督脉会合于巅顶。

目部的支脉,从目系下行颊里,环绕唇内;肝部的支脉,从肝分出,通过横膈,向上流注于肺,与手太阴肺经相接。

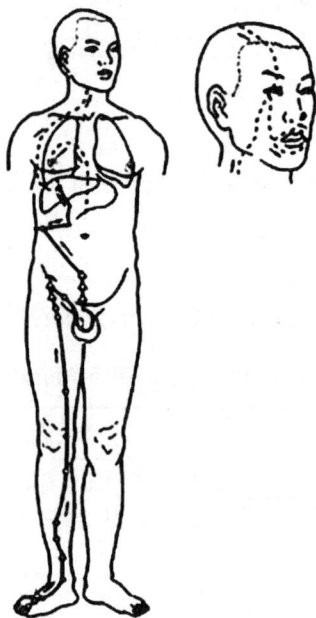

图 6-17 足厥阴肝经

足厥阴肝经腧穴

2. 主要病候

腰痛,胸满,呃逆,遗尿,小便不利,月经不调,崩漏,带下,疝气,少腹肿等。

3. 主治概要

本经腧穴主治肝病、妇科、前阴病,以及经脉循行部位的其他病证。

表 6-14 足厥阴肝经常用腧穴

穴位	定位	主治	刺灸法
大敦穴	在足大指末节外侧,距趾甲角0.1寸	疝气,缩阴,阴中痛,月经不调,血崩,尿血,癃闭,遗尿,淋疾,癫狂,痫证,少腹痛	斜刺0.1~0.2寸,或用三棱针点刺出血;可灸
太冲穴	在足背侧,当第1跖骨间隙的后方凹陷处	头痛,眩晕,疝气,月经不调,癃闭,遗尿,小儿惊风,癫狂,痫证,胁痛,腹胀,黄疸,呕逆,咽痛嗌干,目赤肿痛,膝股内侧痛,足跗肿,下肢痿痹	直刺0.5~0.8寸;可灸
期门穴	在胸部,当乳头直下,第6肋间隙,前正中线旁开4寸	胸胁胀满疼痛,呕吐,呃逆,吞酸,腹胀,泄泻,饥不欲食,胸中热,咳喘,奔豚,疟疾,伤寒热入血室	斜刺0.5~0.8寸;可灸

（十三）任脉

1. 经脉循行

起于小腹内，下出会阴部，向上行于阴毛部，沿着腹内，向上经过关元等穴，到达咽喉部，再上行环绕口唇，经过面部，进入目眶下。

分支：由胞中贯脊，向上循行于背部。

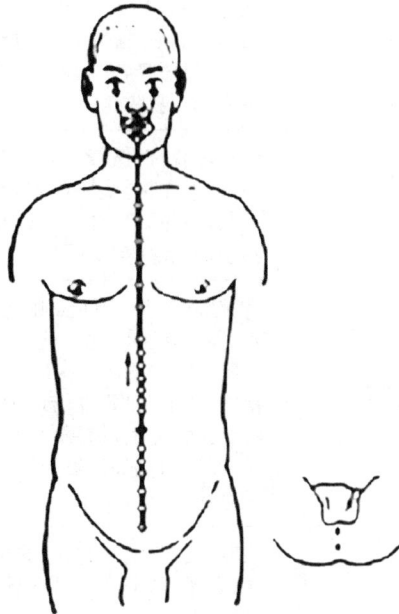

图 6-18　任脉　　　　　　　　　　　　任脉腧穴

2. 主要病候

月经不调，带下，不孕，阳痿，遗精，早泄，遗尿，疝气，盆腔肿块，腹胀，腹痛，腹泻，胃脘痛，胸闷，气喘，咳嗽，失语，口眼㖞斜，齿痛等。

3. 主治概要

主治腹、胸、颈、头面的局部病症相应的内脏器官疾病。部分腧穴具有保健作用，如气海、关元。少数腧穴可治疗神志病，如会阴、巨阙、鸠尾。

表 6-15　任脉常用腧穴

穴位	定位	主治	刺灸法
会阴穴	在会阴部，男性当阴囊根部与肛门连线的中点，女性当大阴唇后联合与肛门连线的中点	溺水窒息，昏迷，癫狂，惊痫，小便难，遗尿，阴痛，阴痒，阴部汗湿，脱肛，阴挺，疝气，痔疾，遗精，月经不调	直刺 0.5～1 寸，孕妇慎用；可灸

穴位	定位	主治	刺灸法
关元穴	在下腹部,前正中线上,当脐中下3寸	中风脱证,虚劳冷惫,羸瘦无力,少腹疼痛,霍乱吐泻,痢疾,脱肛,疝气,便血,溺血,小便不利,尿频,尿闭,遗精,白浊,阳痿,早泄,月经不调,经闭,经痛,赤白带下,阴挺,崩漏,阴门瘙痒,恶露不止,胞衣不下,消渴,眩晕	直刺0.5~1寸;可灸
神阙穴	在腹中部,脐中央	中风虚脱,四肢厥冷,尸厥,风痫,形惫体乏,绕脐腹痛,水肿鼓胀,脱肛,泻痢,便秘,小便不禁,五淋,妇女不孕	禁刺;可灸
中脘穴	在上腹部,前正中线上,当脐中上4寸	胃脘痛,腹胀,呕吐,呃逆,翻胃,吞酸,纳呆,食不化,疳积,鼓胀,黄疸,肠鸣,泻痢,便秘,便血,胁下坚痛,虚劳吐血,哮喘,头痛,失眠,惊悸,怔忡,脏躁,癫狂,痫证,尸厥,惊风,产后血晕	直刺0.5~1寸;可灸
膻中穴	在胸部,当前正中线上,平第4肋间,两乳头连线的中点	咳嗽,气喘,咳唾脓血,胸痹心痛,心悸,心烦,产妇少乳,噎膈,鼓胀	平刺0.3~0.5寸;可灸
承浆穴	在面部,当颏唇沟的正中凹陷处	口眼㖞斜,唇紧,面肿,齿痛,齿衄,龈肿,流涎,口舌生疮,暴喑不言,消渴嗜饮,小便不禁,癫痫	斜刺0.3~0.5寸;可灸

（十四）督脉

1. 经脉循行

起于小腹中,下出会阴,沿脊柱里面上行,至项后风府穴处进入颅内,络脑,并由项沿头部正中线,经头顶、额部、鼻部、上唇,到上唇系带处。

2. 主要病候

头风,头痛,项强,头重,脑转,耳鸣,眩晕,眼花,嗜睡,癫、狂、痫病,肢体痿软,脊柱强痛,角弓反张等。

3. 主治概要

本经腧穴主治神志病,热病,腰、骶、背、头、项局部病证,以及相应的内脏疾病。

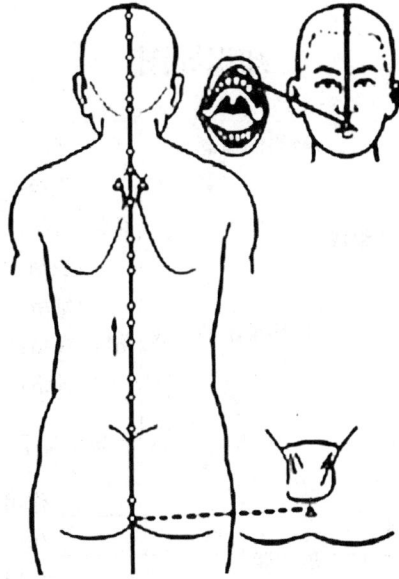

图 6-19 督脉　　　　　　　　　　督脉腧穴

表 6-16　督脉常用腧穴

穴位	定位	主治	刺灸法
长强穴	在尾骨端下,当尾骨端与肛门连线的中点处	泄泻,痢疾,便秘,便血,痔疾,癫狂,脊强反折,癃闭,阴部湿痒,腰脊、尾骶部疼痛	斜刺,针尖向上与骶骨平行刺入 0.5～1 寸,不得刺穿直肠,以防感染;不灸
命门穴	在腰部,当后正中线上,第2 腰椎棘突下凹陷中	虚损腰痛,脊强反折,遗尿,尿频,泄泻,遗精,白浊,阳痿,早泄,赤白带下,胎屡坠,五劳七伤,头晕耳鸣,癫痫,惊恐,手足逆冷	直刺 0.5～1 寸;可灸
大椎穴	在后正中线上,第 7 颈椎棘突下凹陷中	热病,疟疾,咳嗽,喘逆,骨蒸潮热,项强,肩背痛,腰脊强,角弓反张,小儿惊风,癫狂痫证,五劳虚损,七伤乏力,中暑,霍乱,呕吐,黄疸,风疹	斜刺 0.5～1 寸;可灸
百会穴	在头部,当前发际正中直上5 寸,或两耳尖连线中点处	头痛,眩晕,惊悸,健忘,尸厥,中风不语,癫狂,痫证,瘛病,耳鸣,鼻塞,脱肛,痔疾,阴挺,泄泻	平刺 0.5～0.8 寸;可灸
龈交穴	在上唇内,唇系带与上齿龈的相接处	齿龈肿痛,口臭,齿衄,鼻渊,面赤颊肿,唇吻强急,面部疮癣,两腮生疮,癫狂,项强	向上斜刺 0.2～0.3 寸;不灸

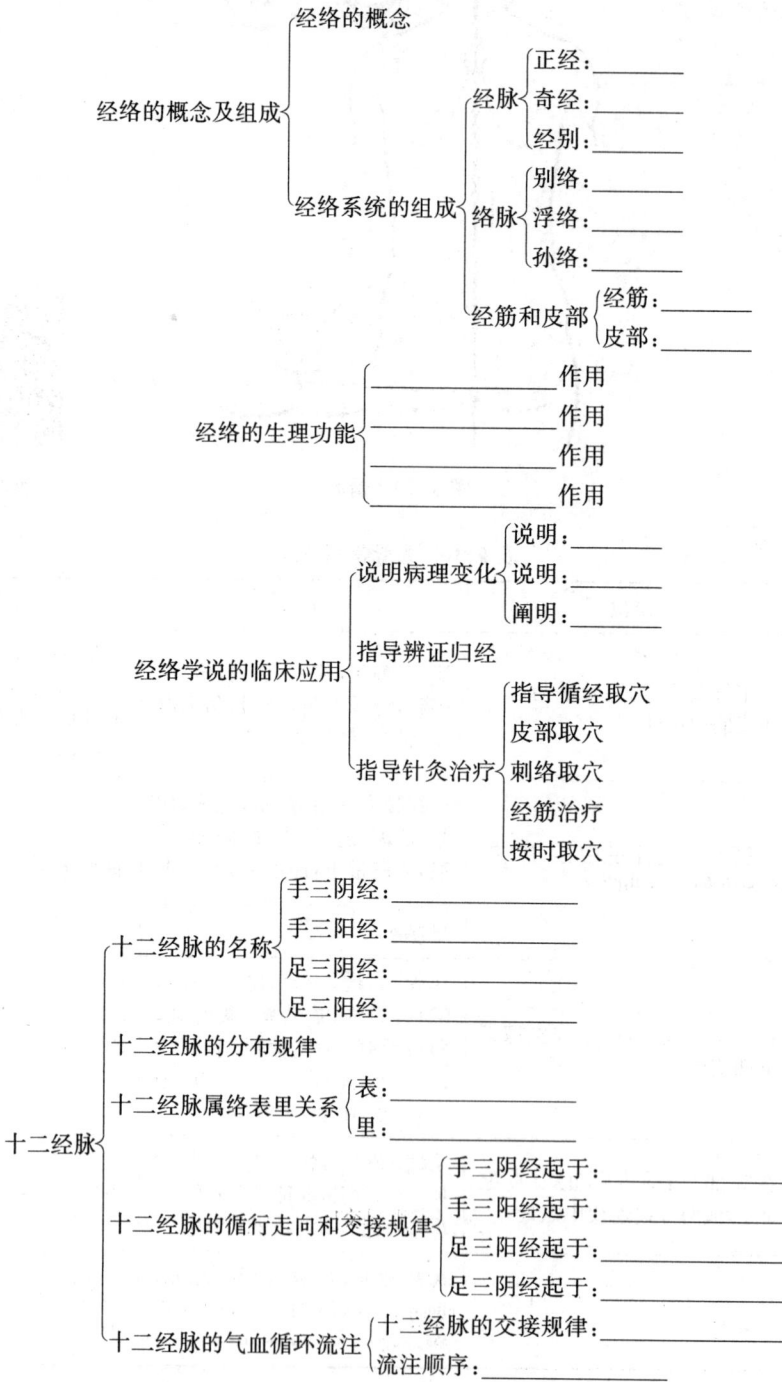

知识导图

经络的概念及组成
- 经络的概念
- 经络系统的组成
  - 经脉
    - 正经：_____
    - 奇经：_____
    - 经别：_____
  - 络脉
    - 别络：_____
    - 浮络：_____
    - 孙络：_____
  - 经筋和皮部
    - 经筋：_____
    - 皮部：_____

经络的生理功能
- _____作用
- _____作用
- _____作用
- _____作用

经络学说的临床应用
- 说明病理变化
  - 说明：_____
  - 说明：_____
  - 阐明：_____
- 指导辨证归经
- 指导针灸治疗
  - 指导循经取穴
  - 皮部取穴
  - 刺络取穴
  - 经筋治疗
  - 按时取穴

十二经脉
- 十二经脉的名称
  - 手三阴经：_____
  - 手三阳经：_____
  - 足三阴经：_____
  - 足三阳经：_____
- 十二经脉的分布规律
- 十二经脉属络表里关系
  - 表：_____
  - 里：_____
- 十二经脉的循行走向和交接规律
  - 手三阴经起于：_____
  - 手三阳经起于：_____
  - 足三阳经起于：_____
  - 足三阴经起于：_____
- 十二经脉的气血循环流注
  - 十二经脉的交接规律：_____
  - 流注顺序：_____

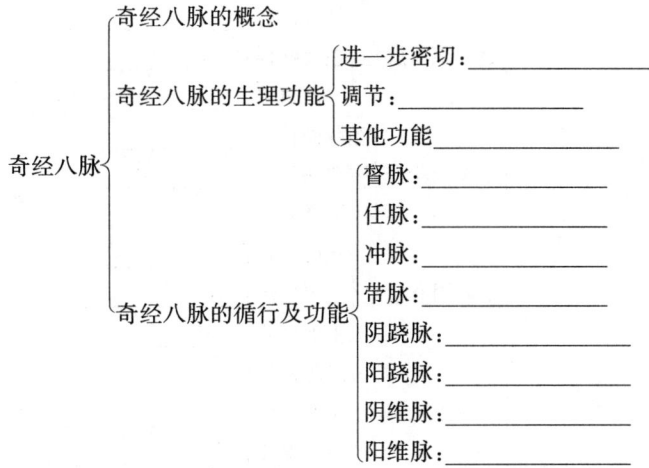

奇经八脉 ─┬─ 奇经八脉的概念
　　　　　├─ 奇经八脉的生理功能 ─┬─ 进一步密切：＿＿＿＿＿＿＿＿
　　　　　│　　　　　　　　　　　├─ 调节：＿＿＿＿＿＿＿＿
　　　　　│　　　　　　　　　　　└─ 其他功能＿＿＿＿＿＿＿＿
　　　　　└─ 奇经八脉的循行及功能 ─┬─ 督脉：＿＿＿＿＿＿＿＿
　　　　　　　　　　　　　　　　　　├─ 任脉：＿＿＿＿＿＿＿＿
　　　　　　　　　　　　　　　　　　├─ 冲脉：＿＿＿＿＿＿＿＿
　　　　　　　　　　　　　　　　　　├─ 带脉：＿＿＿＿＿＿＿＿
　　　　　　　　　　　　　　　　　　├─ 阴跷脉：＿＿＿＿＿＿＿＿
　　　　　　　　　　　　　　　　　　├─ 阳跷脉：＿＿＿＿＿＿＿＿
　　　　　　　　　　　　　　　　　　├─ 阴维脉：＿＿＿＿＿＿＿＿
　　　　　　　　　　　　　　　　　　└─ 阳维脉：＿＿＿＿＿＿＿＿

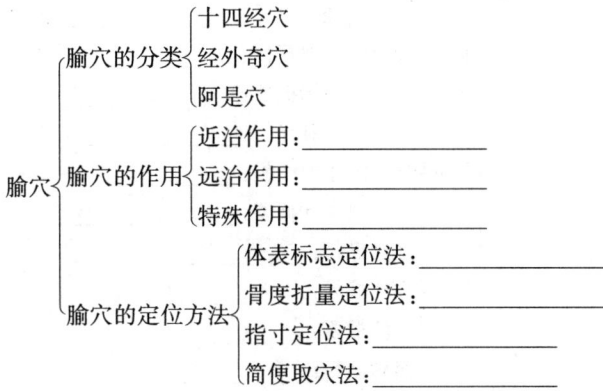

腧穴 ─┬─ 腧穴的分类 ─┬─ 十四经穴
　　　│　　　　　　　├─ 经外奇穴
　　　│　　　　　　　└─ 阿是穴
　　　├─ 腧穴的作用 ─┬─ 近治作用：＿＿＿＿＿＿＿＿
　　　│　　　　　　　├─ 远治作用：＿＿＿＿＿＿＿＿
　　　│　　　　　　　└─ 特殊作用：＿＿＿＿＿＿＿＿
　　　└─ 腧穴的定位方法 ─┬─ 体表标志定位法：＿＿＿＿＿＿＿＿
　　　　　　　　　　　　　├─ 骨度折量定位法：＿＿＿＿＿＿＿＿
　　　　　　　　　　　　　├─ 指寸定位法：＿＿＿＿＿＿＿＿
　　　　　　　　　　　　　└─ 简便取穴法：＿＿＿＿＿＿＿＿

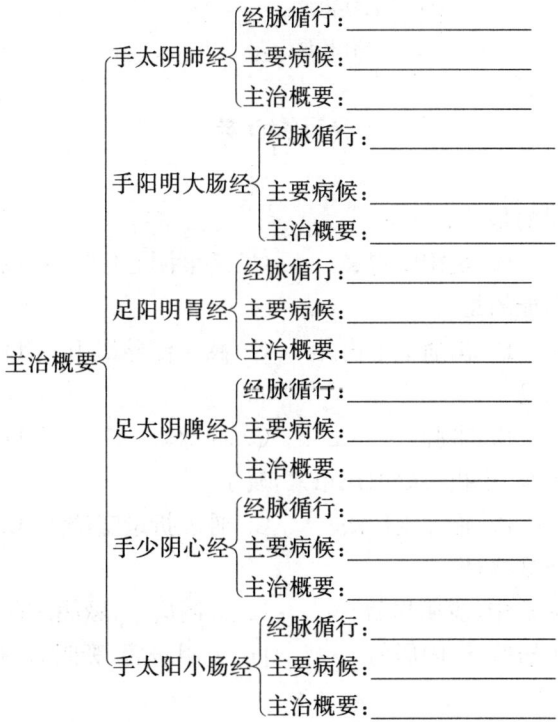

主治概要 ─┬─ 手太阴肺经 ─┬─ 经脉循行：＿＿＿＿＿＿＿＿
　　　　　│　　　　　　　├─ 主要病候：＿＿＿＿＿＿＿＿
　　　　　│　　　　　　　└─ 主治概要：＿＿＿＿＿＿＿＿
　　　　　├─ 手阳明大肠经 ─┬─ 经脉循行：＿＿＿＿＿＿＿＿
　　　　　│　　　　　　　　├─ 主要病候：＿＿＿＿＿＿＿＿
　　　　　│　　　　　　　　└─ 主治概要：＿＿＿＿＿＿＿＿
　　　　　├─ 足阳明胃经 ─┬─ 经脉循行：＿＿＿＿＿＿＿＿
　　　　　│　　　　　　　├─ 主要病候：＿＿＿＿＿＿＿＿
　　　　　│　　　　　　　└─ 主治概要：＿＿＿＿＿＿＿＿
　　　　　├─ 足太阴脾经 ─┬─ 经脉循行：＿＿＿＿＿＿＿＿
　　　　　│　　　　　　　├─ 主要病候：＿＿＿＿＿＿＿＿
　　　　　│　　　　　　　└─ 主治概要：＿＿＿＿＿＿＿＿
　　　　　├─ 手少阴心经 ─┬─ 经脉循行：＿＿＿＿＿＿＿＿
　　　　　│　　　　　　　├─ 主要病候：＿＿＿＿＿＿＿＿
　　　　　│　　　　　　　└─ 主治概要：＿＿＿＿＿＿＿＿
　　　　　└─ 手太阳小肠经 ─┬─ 经脉循行：＿＿＿＿＿＿＿＿
　　　　　　　　　　　　　　├─ 主要病候：＿＿＿＿＿＿＿＿
　　　　　　　　　　　　　　└─ 主治概要：＿＿＿＿＿＿＿＿

$$
主治概要
\begin{cases}
足太阳膀胱经 \begin{cases} 经脉循行:\underline{\qquad} \\ 主要病候:\underline{\qquad} \\ 主治概要:\underline{\qquad} \end{cases} \\
足少阴肾经 \begin{cases} 经脉循行:\underline{\qquad} \\ 主要病候:\underline{\qquad} \\ 主治概要:\underline{\qquad} \end{cases} \\
手厥阴心包经 \begin{cases} 经脉循行:\underline{\qquad} \\ 主要病候:\underline{\qquad} \\ 主治概要:\underline{\qquad} \end{cases} \\
手少阳三焦经 \begin{cases} 经脉循行:\underline{\qquad} \\ 主要病候:\underline{\qquad} \\ 主治概要:\underline{\qquad} \end{cases} \\
足少阳胆经 \begin{cases} 经脉循行:\underline{\qquad} \\ 主要病候:\underline{\qquad} \\ 主治概要:\underline{\qquad} \end{cases} \\
足厥阴肝经 \begin{cases} 经脉循行:\underline{\qquad} \\ 主要病候:\underline{\qquad} \\ 主治概要:\underline{\qquad} \end{cases} \\
任脉 \begin{cases} 经脉循行:\underline{\qquad} \\ 主要病候:\underline{\qquad} \\ 主治概要:\underline{\qquad} \end{cases} \\
督脉 \begin{cases} 经脉循行:\underline{\qquad} \\ 主要病候:\underline{\qquad} \\ 主治概要:\underline{\qquad} \end{cases}
\end{cases}
$$

对接护考

1. 下列经脉命名错误的是　　　　　　　　　　　　　　　　　　　　（　　）

　　A. 手太阴肺经　　　B. 足阳明胃经　　　C. 手厥阴心经　　　D. 手太阳小肠经

2. 不是经络的生理功能的是　　　　　　　　　　　　　　　　　　　（　　）

　　A. 运行全身气血　　B. 沟通上下内外　　C. 感应传导作用　　D. 运行水液

3. 被称为阳脉之海的是　　　　　　　　　　　　　　　　　　　　　（　　）

　　A. 督脉　　　　　　B. 带脉　　　　　　C. 冲脉　　　　　　D. 任脉

4. 站立时双手自然下垂,中指尖处取风市穴,属于　　　　　　　　　（　　）

　　A. 体表标志定位法　B. 指寸定位法　　　C. 骨度折量定位法　D. 简便取穴法

5. 阴经在上肢的分布规律是　　　　　　　　　　　　　　　　　　　（　　）

　　A. 太阴居前,厥阴居中,少阴居后　　　　B. 太阴居中,厥阴居前,少阴居后

　　C. 太阴居中,厥阴居后,少阴居前　　　　D. 太阴居后,厥阴居中,少阴居前

任务七 病因病机防治与护理原则

学习目标

知识目标：

1. 能说出病因的概念、分类及基本内容。

2. 能说出六淫、疠气、七情的概念及致病特点。

3. 能说出病机的概念及基本内容。

能力目标：

1. 会根据病情进行病因病机分析疾病。

2. 会根据七情、饮食、劳逸致病特点进行健康宣教。

素质目标：

了解中华民族优秀的传统文化，增强文化自信，培养深厚的爱国情感和中华民族自豪感，热爱护理事业。

案例

李某，女，63岁。2天前受凉后出现头痛，连及项背，恶风畏寒，遇风尤甚，口不渴，舌红苔薄白，脉浮紧。如何分析该患者的病机？

病因病机是指疾病发生、发展的原因与机制。病因病机学说以阴阳、五行学说为指导，以脏腑经络理论为基础，探讨致病因素的特性与致病特点，以临床实践观察为依据，阐明疾病发展的内在病理状态及相互联系，从而揭示疾病的发生、形成、演变、转归的机理所在，为辨证施护提供理论依据。

一、病因

病因是指能影响和破坏人体阴阳相对平衡协调状态，导致疾病发生的各种原因，主要有六淫、疠气、七情内伤、饮食失宜、劳逸不当、外伤和虫兽伤等。

（一）六淫

六淫，即风、寒、暑、湿、燥、火六种外感病邪的统称。风、寒、暑、湿、燥、火是自然界中存在的六种不同的气候变化，称为六气，即春风、夏暑（火）、长夏湿、秋燥、冬寒，人类对它们具有一定的适应能力。当气候变化异常、六气发生太过或不及，或非其时而有其气，以及气候变化过于急骤，超过了人体的适应能力，或人体抵抗能力下降，不能适应气候变化，六气就成为致病因素，侵犯人体使人发病，此时的六气便称为六淫。因此，六淫就是指风、寒、暑、湿、燥、火六种对人体有害的异常气候。

六淫致病有显著的共同特点：

季节性：六淫致病常有明显的季节性，因此六淫致病与季节气候有关。如春季多风病，夏季多暑(热)病，秋季多燥病，冬季多寒病。

地区性：六淫致病常与居处地区及环境有关。如久居潮湿地区易感湿邪之病，高温环境作业易患燥热之病；西北高原地区多寒病、燥病，东南沿海地区多湿病、温病。

相兼性：六淫之邪既可单独伤人致病，又可两种以上同时侵犯人体致病。如风寒、风热之邪兼夹致人感冒，风寒湿邪兼夹致人痹痛等。

转化性：六淫之邪侵犯人体后，在一定条件下证候可以发生转化。如感寒邪可随人体的体质出现化热现象。

外感性：六淫邪气多从肌表、口鼻侵犯人体而发病，故有"外感六淫"之称。六淫导致的疾病，称为外感病。

1. 风

风为春季之主气，但四季皆有，故风邪引起的疾病一年四季均可发生，以春季居多。风邪多从皮毛肌腠侵犯人体而产生外风病证，是外感病因中致病广泛、较为重要的致病因素。风邪的性质及致病特点如下：

(1) 风为阳邪，其性开泄，易袭阳位

风邪具有轻扬、向上、升发、向外的特性，故属阳邪；开泄是指风邪侵犯人体易使腠理疏泄而开张；阳位，包括机体的上部、肌表和阳经。由于风向上向外，故风邪侵袭，常伤及人体的头面、肌表等属于阳的部位，从而出现发热、恶风、汗出、头痛、流涕、脉浮等症状。

(2) 风善行而数变

善行，是指风邪致病有病位游移、行无定处的特性；数变，指风变幻无常。由于风邪的这一特性，其致病后就有病位游移无定处、发病急、变化快、症状变化多端、病情变化迅速莫测的特点。如痹证风气偏盛，则出现游走性关节疼痛，痛无定处；风疹则有皮肤瘙痒、发无定处、此起彼伏的特点。

(3) 风性主动

动，指动摇不定。风邪为患，其症状体征具有动摇不定的特性，临床主要表现为眩晕、震颤、四肢抽搐，甚至角弓反张、口眼㖞斜、猝然昏倒等。

(4) 风为百病之长

长，即首领的意思。风邪致病极为广泛，并为外感病的先导，其他五邪多依附于风侵犯人体致病，表现为风寒、风暑、风湿、风燥、风热等兼挟致病的特点。

2. 寒

寒为冬季之主气，故冬季多寒病，也可见于其他季节气温骤然下降时。此外，淋雨涉水、贪凉饮冷或汗出当风，也是感受寒邪的重要因素。寒邪致病可根据侵犯人体部位的浅深不同而有伤寒与中寒之别：寒邪伤于肌表，郁遏卫阳，称为伤寒，可见恶寒发热，流清涕等症；寒邪直中脏腑，伤及脏腑阳气，称为中寒，如寒邪直中胃脘，可见脘腹冷痛。寒邪的性质和致病特点如下：

（1）寒为阴邪，易伤阳气

寒为阴气盛的表现，其性属阴，故为阴邪。阴寒偏盛，则阳气不足以驱除阴寒之邪，反为阴寒遏伤，出现局部或全身的寒或冷的症状，如恶寒、肢冷、腹痛、下利清谷等症。

（2）寒性凝滞，主痛

凝滞，即凝结、阻滞不通的意思。人体气血津液的运行全赖阳气推动，当寒邪侵袭，可导致阳气不振，气血凝结阻滞，运行不畅，脉络不通，不通则痛，因此有寒主疼痛之说。如寒邪客于经络关节，导致关节疼痛剧烈，称为痛痹。

（3）寒性收引

收引，即收缩牵引的意思。寒邪侵袭人体，可致气机收敛，皮肤、肌腠、筋脉收缩挛急。如寒客血脉，则脉紧；寒邪客表，则腠理闭，卫阳郁而不宣，恶寒、发热、无汗；寒邪客于经络关节，则四肢拘急，屈伸不利。

3. 暑

暑为夏季之主气，暑邪致病具有明显的季节性，主要发生于夏至以后、立秋之前。暑邪纯从外来，没有内暑之说。暑邪的性质和致病特点如下：

（1）暑为阳邪，其性炎热

暑乃夏季火热之气所化，火热属阳，故为阳邪。暑邪致病多表现出明显的阳热症状，常见高热、面红、目赤、烦渴、脉洪大等。

（2）暑性升散，易伤津耗气

暑为阳邪，有上升、发散的性质，如腠理开泄多汗，扰动心神，出现心烦不宁。暑邪侵犯人体而汗出，若汗出过多，则易伤津，气随津泄，则又耗气。临床可出现口渴喜饮，尿赤短少，气短乏力等症。

（3）暑多夹湿

夏季除气候炎热外，且常多雨而潮湿，热蒸湿动，使空气中湿度增加，故暑邪为病，常兼挟湿邪而侵犯人体。临床除见发热烦渴以外，常兼见周身困倦、胸闷呕恶、不思饮食、大便溏泄不爽、舌苔黄腻等。

4. 湿

湿为长夏主气，在中原一带为夏秋之交，此时雨水较多，湿热熏蒸，气候潮湿，为一年之中湿气最盛之时，故长夏多湿病。外湿伤人，除与季节气候有关外，还与涉水淋雨、居处潮湿、水中作业等有关。湿邪的性质和致病特点如下：

（1）湿为阴邪，易阻遏气机，损伤阳气

湿性类水，乃水气所化，水属阴，故湿为阴邪。湿为有形之邪，易于留滞脏腑经络，阻遏气机运行，可致胸脘痞闷、大便不爽、小便短涩等症。由于湿为阴邪，阴胜则阳病，故湿邪易损伤阳气，尤其是脾阳，导致脾运化无权，而水湿内停，出现腹泻、水肿、小便短少等。

（2）湿性重浊

重，沉重、重着之意，指湿邪致病后，多会头身关节困重难举；浊，秽浊、垢腻之意，指分泌物、排泄物的色泽不明净，秽浊不清。湿邪留滞于经络关节，可见头重如裹、周身困重、四肢酸楚。湿邪在上,则面部油垢,眼屎填塞。湿浊下注,则小便浑浊不清,大便下痢黏液脓血,妇女带下。湿邪浸淫肌肤,则出现湿疹、疮疡脓水秽浊等。

（3）湿性黏滞

黏,即黏腻;滞,即停滞、不易除去。湿性黏滞是指湿邪具有黏腻、滞着不畅之性质。主要表现在两个方面:一是症状黏滞不爽,如小便滞涩不利,大便黏腻滞涩不畅,舌苔黏腻等;二是病程缠绵,如湿温、湿疹、湿痹等病,均有反复发作、病程较长、缠绵难愈的特点。

（4）湿性趋下,易袭阴位

因湿性类水,水性下行,故湿邪具有趋下的特性,因此湿邪为病多见人体下部症状,如水肿多以下肢为甚,淋浊带下等多见下部症状。

5. 燥

燥为秋季之主气,故又名秋燥。秋燥有温、凉两类:初秋,有夏热之余气,燥与温热相合侵犯人体,热象明显,称为温燥;深秋渐冷,燥与寒凉相合侵犯人体,称为凉燥。燥邪的性质和致病特点如下:

（1）燥性干涩,易伤津液

燥邪具有干燥、滞涩、不滑润的性质。燥邪致病,最易损伤津液,使皮肤、孔窍失于滋养而出现各种干燥、涩滞不畅症状,如口干唇燥、鼻咽干燥、两目干涩,皮肤干燥皲裂、毛发干枯不荣,小便短少、大便干结、舌干少津等。

（2）燥易伤肺

肺为娇脏,喜润恶燥;肺又开窍于鼻,外合皮毛。燥邪伤人,常自口鼻肌肤而入,最易伤肺。燥邪犯肺,肺阴受损,肺失清肃,出现干咳少痰或无痰,或痰中带血、喘息胸痛、无汗或少汗等症。

6. 火

火邪与季节变化无特殊联系,一年四季都可见火热之病。热为温之甚,火为热之极,三者都是热邪一类,故常统称为火热之邪。火邪的性质和致病特点如下:

（1）火为阳邪,其性炎上

阳盛则热,火为热之极,故火为阳邪。火邪致病常见阳胜则热的临床症状,如高热、烦躁、面赤、脉洪数、舌红苔黄等。火热之邪燔灼升腾上炎,故曰火性炎上,侵犯人体多表现为上部症状,如心火上扰,可见口舌生疮;肝火上炎,可见头痛、口苦、目赤、眩晕等。

（2）火易伤津耗气

火热之邪最易迫津外泄,或直接煎灼阴津,津液枯竭而干,常见汗出、口渴喜饮、咽干唇焦、尿短赤、舌红绛少苔等症。同时,热迫津泄,津能载气,则气亦随津泄而耗,出现体倦乏力、少气等气虚症状。

（3）火易生风动血

火热之邪耗灼阴津,使筋脉失养,加之阳热亢盛,阳升无制,亢而动风,称为热极生风,出现高热、四肢抽搐、目睛上视、角弓反张、颈项强直等症。火热之邪为病,易灼伤血络,迫血妄行,引起各种出血,如吐血、咯血、便血、尿血等。

（4）易扰乱心神

心在五行中属火，火热躁动，与心相应，故火热易影响心神，出现心烦失眠、烦躁不安甚至神昏谵语等症。

（5）易致肿疡

火热入于血分，聚于局部，腐蚀血肉而发为痈肿疮疡，临床表现为局部红、肿、热、痛，甚至化脓溃烂，常见于疖、疔、痈、疽等疮疡。

（二）疠气

1. 疠气的概念

疠气，又称疫气、疫毒，是一类具有强烈传染性的致病因素。因疠气而引起的疾病则称为疫病、瘟病或瘟疫。因瘟疫之来，不分老幼强弱互相传染，因此疠气有别于六淫之邪。

疠气的致病途径，主要是从口鼻而入，也可由空气、饮食传染、蚊叮虫咬或其他途径而致病，因其从外感受，故属外感致病因素。

2. 疠气的致病特点

（1）传染性强，易于流行

疠气可通过空气、食物、接触等途径在人群中传播，疠气致病多传染性强，易于流行，患病相似。它可以散在发生，也可以形成瘟疫流行，导致大面积的人群发病。

（2）发病急骤，病情严重

《诸病源候论》记载："人感乖戾之气而生病，则病气转相染易，乃至灭门。"说明疠气病邪具有强烈的传染性，同时也指出了疫疠对人类的严重危害。

（3）一气一病，症状相似

疠气种类繁多，每一种疠气所引发的疫病均有各自的临床特点和转变规律，即一气致一病。每种疠气都有一种特异的亲和力，可专门侵犯某脏腑、经络或某一部位而发病，故当某一疠气流行时，其临床症状基本相同。

（4）传染方式各异

疠气的传染，有从呼吸道感受，有从饮食而入，有从肌表而袭，因此不同的疠气，具有不同的传染途径。

（5）有一定的发生与流行条件

疫病的发生与流行，与自然界气候的特殊变化有关，如久旱、酷热、洪水等；或与环境卫生有关，如动物尸体未及时掩埋、污秽杂物处理不善等。

3. 疠气的形成与流行因素

（1）气候因素

自然气候严重或持久反常，如久旱酷热、洪涝、湿雾瘴气等，都可以助长疠气滋生传播而导致疫疠的流行。

（2）环境污染，饮食不洁

环境卫生不良，如水源、空气污染容易滋生疠气，食物污染、饮食不当也易引起疫疠的发生与流行。

（3）预防隔离措施不力

疠气具有较强烈的传染性，预防隔离是防止疫疠发生、控制其流行蔓延的有效措施。若预防隔离工作不力，会导致疫疠的发生与流行。

（4）社会因素

社会因素对疠气形成与流行也有一定的影响。如战乱不停、社会动荡不安、百姓生活极度贫困，易造成疫疠流行。若卫生防疫工作得力，疫病就能得到有效的预防和控制。

（三）七情

七情是指人的喜、怒、忧、思、悲、恐、惊七种正常情志变化，是人体生理和心理活动对外在环境各种刺激所引起的不同反应，属于正常的精神活动，一般不会致病。强烈而突然或持久的精神刺激，情志过度兴奋或抑郁，超越了人体生理调节活动的范围，引起气机紊乱，脏腑阴阳气血失调，便可导致疾病的发生。七情致病是直接影响有关的内脏而发病，病自内生，故称内伤七情。

七情致病有如下特点：

1. 直接伤及内脏

由于五脏与情志活动有相对应的密切关系，故不同的情志刺激，可损伤相应的脏腑，即怒伤肝、喜伤心、思伤脾、忧伤肺、恐伤肾。

2. 影响脏腑气机

七情致病常常影响脏腑气机，导致气血运行紊乱。不同的情志变化，对人体活动的影响是不同的，出现的证候也不同。

喜则气缓，包括缓和紧张情绪、心气涣散两个方面。一般来说，喜悦适度，能使营卫通利、气血和调，缓和紧张情绪。但若狂喜、暴喜，又可涣散心气，致神不守舍，从而出现心悸失眠，甚则狂乱。

怒则气上，指遇事不遂意而产生的一时性激怒，一般不会致病。但过度愤怒或经常恼怒导致肝气上逆，血随气逆，并走于上，临床常见面红目赤、头痛、头胀、胸胁胀痛，甚则呕血或晕厥。

悲则气消，指悲哀过度，导致肺气抑郁、意志消沉，从而耗伤肺气，出现声低息微气短、声嘶哑、神疲乏力。

思则气结，是指思虑过度，可使脾气郁结，导致脾失健运，出现纳呆、腹胀、便溏等。中医认为，思发于脾，而成于心，故思虑过度不但影响脾气，也会耗伤心神，心神失养而出现心悸、健忘、失眠、多梦等。

恐则气下，指恐惧过度，致使肾气不固，气泄于下，临床可见二便失禁、遗精。

惊则气乱，指突然大惊，损伤心气，导致心气紊乱、气血失调，以致心无所依，神无所归，虑无所定，惊慌失措，出现心悸、失眠、心烦，甚则精神错乱、语无伦次、狂言叫骂等。

七情不仅可以引起许多疾病的发生，而且对疾病的演变也有重要的影响。乐观开朗，心态愉悦，积极同疾病作斗争，可使五脏安和，气机调畅，症状常可较快减轻，甚至可因精神刺激的解除而获得痊愈;而忧思郁怒,损伤五脏,影响气机,可使病情恶化。在临床护理中,应重视患者的精神因素,采取多种措施调理情志,促使疾病好转。

(四)饮食

饮食是人体摄取营养、维持生命活动的必要条件,但若饥饱失宜,又常成为导致疾病发生的原因。胃主受纳腐熟水谷,脾主运化水谷精微,故饮食所伤,主要病及脾胃,后累及其他脏腑。饮食失宜是内伤病的主要致病因素之一,主要包括饮食不节、饮食不洁和饮食偏嗜三个方面。

1. 饮食不节

饮食以适量和有节律为宜,由于年龄、性别、体质、工作种类的不同,每个人的食量也不同,但每日进食的次数与时间则应相对稳定。若饮食过饥、过饱或进食不规律,均可导致疾病的发生。

(1)过饥

不能按时进食或长期饥饿、摄食不足,精气血津液化生不足,可导致脏腑失养,功能活动减退。因进食减少,营养不良,可致气虚血亏,形体日渐消瘦,正气虚弱,卫外无力,而易感外邪或早衰。

(2)过饱

长期饮食过饱,或暴饮暴食,摄食过量,超过脾胃受纳运化与六腑传化的能力,可导致饮食停滞,脾胃损伤,升降失司,出现脘腹胀满、嗳腐泛酸、厌食、呕吐、腹泻等症。若小儿食滞日久,郁而化热,可致小儿疳积,出现面黄肌瘦、脘腹胀满、手足心热、心烦易哭等症。此外,经常饮食过量,阻滞脾胃经脉的气血运行,或郁久化热,伤及气血,可发生痔疮、痢疾。

(3)食无定时

食无定时主要影响到脾胃气机升降以及六腑传化虚实更替的正常秩序,日久则导致气机逆乱,纳运失常,脾胃功能失调。护理人员在临床护理中要注意提醒患者,在大病初愈阶段不要过早进补,亦不要暴饮暴食或过食肥甘厚腻之品,否则会引起疾病复发。

2. 饮食不洁

指食用了被污染、生冷不洁,或腐败变质及有毒的食物。饮食不洁是重要的致病因素之一,可引起多种肠胃疾病、食物中毒及消化道传染病。饮食不清洁、不卫生可引起胃肠道疾病,出现脘腹疼痛、恶心呕吐、肠鸣腹泻,或腹痛、里急后重、下痢脓血等症;若进食被虫卵污染之饮食物,可导致肠道寄生虫病,表现为腹痛、面黄肌瘦、嗜食异物等;若进食腐败变质及有毒的食物,可导致食物中毒,出现剧烈腹痛、呕吐、腹泻,甚则昏迷死亡。

3. 饮食偏嗜

饮食要适当调节,品种应多样化,冷热程度也要适宜,才能满足人体对各种营养成分的需要且不会损伤脾胃。若饮食寒过热,或过分地爱吃或不吃某些食物,都会造成机体阴阳的偏盛偏衰或某些营养的缺乏,以及脾胃功能的损伤而发病。

(1)五味偏嗜

人体的精神、气血、津液都是由饮食五味滋生。五味与五脏,各有其亲和性,《素问·

至真要大论》指出，"夫五味入胃，各归所喜，故酸先入肝，苦先入心，甘先入脾，辛先入肺，咸先入肾"。若长期嗜好某种食物就会造成与之相应的内脏功能偏盛，久则损伤他脏，破坏五脏的平衡协调，导致疾病发生。如过食酸味食物，会使皮肉坚厚皱缩，口唇干薄而掀起；如过食甘味食物，则骨骼疼痛而头发脱落；如过食苦味食物，会使皮肤干燥而毫毛脱落；如过食辣味食物，会使筋脉拘急而爪甲枯槁；如过食咸味食物，会使血脉凝滞，面色失去光泽。

（2）寒热偏嗜

中医认为许多食物是有偏寒偏热之不同的，如饮食偏嗜寒或热，可导致脏腑阴阳偏胜或偏衰而发病。若过食生冷或偏寒的食品，寒邪直中脏腑，损伤脾胃阳气，导致脾胃虚寒，运化功能紊乱，出现腹痛、腹泻、呕吐清水、手足不温等症；若偏嗜辛温燥辣或烫热的食品，则易灼伤胃阴，引发胃热，出现口干、口臭、便秘、消谷易饥等症。

（3）过食肥甘厚腻之品

过食肥甘厚腻之品，可损伤脾胃，易于积湿生痰、化热化火或酿成疔疮痈疽，甚则动风，发为半身偏枯等。此外，过食肥甘厚腻之品也是加速衰老进程的重要因素，因过食肥甘厚腻之品有碍脾胃运化，导致化源不足。

（4）嗜酒无度

酒是以果实谷类为原料经发酵而成的，适量饮用能促进血液循环、通经活络、祛风除湿。但若长期饮酒、嗜酒无度，则可损伤脾胃，酿成湿热痰浊，从而引发多种疾患，甚至导致昏迷或死亡。

（五）劳逸

正常的劳动有助于气血流通，增强体质；必要的休息可以消除疲劳，恢复体力和脑力，均有利于人体正常的生理活动，是保证人体健康的要素。但长时间地过劳或过逸，则会成为致病因素而使人发病。

1. 过劳

过劳即过度劳累，包括劳力过度、劳神过度和房劳过度3个方面。

（1）劳力过度

指长期过度劳累而积劳成疾。劳力过度则伤气，久之则气少力衰，可见少气懒言、体倦神疲、喘息汗出等症；长时间用力过度，则易致形体组织损伤，久之积劳成疾。

（2）劳神过度

是指思虑过度，劳伤心脾。心主血而藏神，脾在志为思，思虑太过，既可暗耗心血而致心神失养，又可损伤脾气而致健运失司，从而出现心悸、健忘失眠、多梦、倦怠、纳呆、腹胀、便溏等症。

（3）房劳过度

是指性生活不节制，房事过度。肾藏精，主封藏，若房事过于频繁，则过度耗伤肾精，导致出现腰膝酸软、眩晕耳鸣、精神萎靡、性功能减退，或遗精、早泄、阳痿，女子则见月经不调、痛经、闭经等症。

2. 过逸

过逸即过度安逸，包括体力过逸和脑力过逸两个方面。人体需要适当的活动，气血才能流畅。过度安逸导致人体气血运行不畅，脾胃功能减弱，出现精神不振、纳呆、肢体软弱或形体臃肿，动则心悸、气喘汗出等。

（六）痰饮

痰饮是脏腑功能失调、水液代谢障碍所形成的病理产物，但又能作为一种致病邪气，直接或间接作用于某些脏腑组织而引起疾病。

一般认为，较稠浊者称为痰，较清稀者称为饮。由于痰与饮均为津液在体内停滞而成，因而许多情况下，痰与饮并不能截然分开，故常常统称为痰饮。

1. 痰饮的形成

痰饮多由外感六淫、饮食或内伤七情等使脏腑气化功能失常、水液代谢障碍，以致水液停滞而成。肺主通调水道，脾主运化水液，肾主水，三焦是水液运行的通道，肝调畅气机助水行。所以，凡是肺、脾、肾、三焦及肝功能失调，都可导致津液停滞而形成痰饮，有"脾为生痰之源，肺为贮痰之器"和"肾虚水泛为痰"之说。

2. 痰饮的致病特点

痰饮形成之后，饮多停留于肠胃、胸胁及肌肤，而痰则随着气的升降流行，内而脏腑，外至筋骨皮肉，形成多种病证。其致病特点主要有以下几个方面：

（1）阻滞气机

痰饮为有形的病理产物，一旦形成，既可以阻滞气机，影响脏腑气机的升降，又可以流注经络，阻碍气血的运行。如痰饮阻于肺，使肺失宣降，可出现胸闷、咳嗽、喘促；水湿困阻中焦，可出现脘腹胀满、恶心呕吐、大便溏泄等。痰若流注经络，易使经络阻滞，气血运行不畅，出现肢体麻木、屈伸不利，甚至半身不遂等。痰饮结聚于局部，则形成痰核、瘰疬、阴疽、流注等。

（2）致病广泛，变化多端

痰饮可随气而行，全身内外上下无所不至，既可阻遏气血运行，又可影响脏腑经络功能。痰饮在肺，则多咳喘、咯痰，甚则哮喘；痰阻于心，可见心悸、胸闷，甚至神昏、癫狂等；痰气凝结咽喉，可致咽中哽噎，如有异物；痰在胃脘，多见恶心呕吐、胸脘痞闷；痰在四肢，可见四肢麻木疼痛。故古代医家说，"百病多由痰作祟""凡有怪症，莫不由兹"。

（3）病势缠绵，病程较长

痰饮乃水湿积聚而成，同湿邪一样，有黏滞重浊之性，其致病多有沉重、秽浊或黏滞不爽的症状，而且病势缠绵难愈，病程较长，如哮病、癫痫、瘰疬等等。

（七）瘀血

瘀血是指血液滞留或凝结于体内，包括血溢出于经脉外引起的瘀积和血脉运行受阻而滞留在经脉内。瘀血既是病理性产物，又可成为继发性致病因素。

1. 瘀血的形成

主要有两个方面：一是因气虚、气滞、血寒、血热等原因，血行不畅而凝滞。气为血帅，气行则血行，气虚则血行无力，甚则停滞，从而形成瘀血；气滞则血行受阻，血液瘀滞而形成瘀血；血得温则行，遇寒则凝，若外感寒邪或阳虚内寒，血液凝聚，血行不利、运行不畅而成瘀；若热入营血，血热搏结，灼伤阴津，使血液黏滞。二是由于出血之后，离经之血未能及时排出体外而成瘀,即所谓"离经之血为瘀血"。

2. 瘀血的病证特点

瘀血一旦形成之后,不仅失去血液的濡养作用,反而会阻滞气机,阻碍血脉运行,导致脉管瘀塞,气血不通,从而成为引发多种新的疾病的因素。瘀血所致的病证一般具有以下特点:

(1) 疼痛

瘀血疼痛的特点是刺痛、痛处固定不移、拒按、夜间痛甚。

(2) 肿块

瘀血阻滞,凝聚不散,可形成肿块。积于体表可见青紫肿胀,积于体内则成症块,触之痞硬,伴有压痛,固定不移。

(3) 出血

血色紫暗夹有血块。《血证论》曰:"血初离经,清血也,鲜血也……离经既久,则其血变作紫血。"

(4) 肌肤爪甲失荣

面部、口唇、爪甲青紫,舌紫暗或有瘀点、瘀斑,久瘀面色黧黑,肌肤甲错。

(5) 舌象

舌质暗紫,或有瘀点、瘀斑,舌下脉络曲张等。

(6) 脉象

脉细涩、沉弦或结代。

(八) 外伤

外伤指因受外力如扑击、跌仆、利器等击撞,以及虫兽咬伤、烫伤、烧伤、冻伤等致病因素而导致皮肉筋骨及内脏受伤。外伤致病,多有明显的外伤史,其损伤的性质和程度各有不同,轻者伤及肌肤筋骨,重者可伤及内脏,甚则危及生命。

1. 外力损伤

人体遭受打击、跌仆、金刃、利器、枪弹等外力撞击,轻者可引起皮肤肌肉瘀血肿痛、出血,或骨折、筋伤、脱臼,如伤处复感邪毒,可致伤口化脓、破伤风等;重者损伤内脏,或出血过多,而致神志昏迷,甚至死亡。

2. 烧烫伤

多由烈火、沸水、热油、蒸汽、火焰等高温物品直接作用于人体而引起。轻者肌肤受伤,创面红、肿、热、痛,皮肤干燥或起水泡,剧痛;重者可导致肌肉筋骨痛觉消失,创面呈皮革样,或蜡白,或焦黄,或炭化;严重烧烫伤,火毒内攻脏腑,体液蒸发外渗,常出现剧烈疼痛、烦躁不安、高热口渴、尿少尿闭,甚至导致死亡。

3. 冻伤

是指人体长时间遭受低温侵袭引起的局部或全身损伤。一般情况下,温度越低,受冻时间越长,则冻伤的程度越重。冻伤分为局部冻伤和全身冻伤,局部冻伤多发生在手、足、耳廓、鼻尖和面颊部。寒主收引,发病初期,经脉拘挛,气血凝滞不畅,影响受冻局部的温煦和营养,可见局部皮肤苍白、冷麻,继则肿胀青紫、痒痛灼热,或出现大小不等的水泡,溃破后常易感染,故又称冻疮。全身性冻伤,多因阴寒过盛,阳气受损,失于温煦和推动血行,出现寒战、体温逐渐下降、面色苍白、唇舌指甲青紫、感觉麻木等,逐渐昏迷,呼吸减弱,如不及时救治,可致死亡。

（九）虫兽伤

虫兽伤包括毒蛇、猛兽、狂犬咬伤,或蝎、蜂螫伤等。一般多见肌肤损害,轻者局部皮破、出血、肿痛等;重者如被毒蛇、疯狗咬伤者,损伤内脏,或出血过多,或邪毒内陷而死亡。

二、病机

病机,即是疾病发生、发展变化及其转归的机理。任何疾病的发生、发展变化及其转归,皆与患病机体的正气强弱和致病因素的性质、受邪的轻重等相关。病邪作用于人体,正气奋起抗邪,引起正邪斗争,因此,正邪相争就成为疾病全过程的基本矛盾。邪气的侵害,破坏了人体的阴阳相对平衡,导致脏腑气机升降失常,气血功能紊乱,机体的各种生理功能活动不能正常进行,人体处于疾病状态,从而表现出局部或全身的病症。

（一）邪正盛衰

正气,是指人体的机能活动（包括脏腑、经络、气血等功能）和抗病、康复能力,简称为正。邪气,泛指各种致病因素,简称为邪。在正常的情况下,人体脏腑经络的生理功能正常,气血阴阳协调平衡,即所谓阴平阳秘。在致病因素的作用下,人体的脏腑、经络的生理功能失常,气血阴阳协调平衡关系被破坏,导致阴阳失调,出现种种临床症状,也就导致了疾病的发生。

1. 邪正斗争与发病

疾病的发生、发展和变化,是在一定条件下邪正斗争的结果。在疾病发生发展过程中,病邪侵害和正气虚弱都是必不可少的因素。邪气与正气的斗争贯穿于疾病过程的始终,两者互相联系又相互斗争,是推动疾病发展的动力。邪气与正气的斗争以及它们之间力量的对比常常影响着疾病的发展方向和转归。

（1）正气不足

正气不足是发病的内在根据。在一般情况下,若人体脏腑功能正常,气血充盈,卫外固密,常足以抗御邪气的侵袭,病邪便难以侵入,即使邪气侵入,亦能驱邪外出。当正气不足时,或邪气的致病能力超过正气的抗病能力的限度时,邪正之间的力量对比表现为邪盛正衰,正气无力抗邪,感邪后不能及时驱邪外出,更无力修复病邪对机体造成的损伤,于是发生疾病。

（2）邪气侵袭

邪气侵袭是发病的重要条件。强调正气在发病中的主导地位,并不排除邪气对疾病发生的重要作用。邪气是发病的必要条件,在一定的条件下甚至起主导作用。如高温、高压电流、化学毒剂、枪弹杀伤、毒蛇咬伤等,即使正气强盛,也难免不被伤害。疫疠在特殊情况下,常常成为疾病发生的决定性因素,因而导致了疾病的大流行。

（3）正邪相争

正邪相争的胜负决定发病与否。邪气侵袭人体，正气即起抗邪。若正气旺盛，抗邪力强，则病邪难于侵入，疾病便无从发生；若正气不足，卫外不固，抗邪无力，则邪气乘虚侵入而发病。此外，若感邪猛烈，致病作用强，正气相对不足，亦可导致疾病的发生。

2. 正邪盛衰与病邪出入

在疾病发展变化过程中，正邪双方的力量，必然出现此消彼长的变化，这种变化可导致疾病发展过程中出现表邪入里或里邪出表的趋势。正气充盛，邪气衰减，则在内之病邪可由里出表；邪气亢盛，正气虚衰可由表入里。

3. 正邪斗争与虚实变化

正邪双方在斗争过程中是互为消长的，不仅直接影响着疾病的发生与发展趋势，而且对虚实证候的形成及其之间的变化起着决定性的作用。

（1）实

主要指邪气亢盛，是以邪气盛为矛盾主要方面的一种病理反应。邪气亢盛而正气未衰，正气足以与邪气抗争，故正邪斗争激烈，临床表现为反应剧烈的实证。常见于外感病的初、中期以及痰饮、食积、气滞血瘀等所引起的病证，如临床所见壮热、狂躁、声高气粗、腹痛拒按、二便不通、脉实有力等，都属于实证。

（2）虚

主要指正气不足，是以正气虚为矛盾主要方面的一种病理反应。正气已虚，无力与邪气抗争，病理反应不剧烈，临床可出现一系列虚弱、衰退、不足的证候。虚证多见于疾病后期、慢性病症或素体虚弱的患者，临床常见神疲体倦、面容憔悴、心悸、气短、自汗、盗汗，或五心烦热、畏寒肢冷、脉虚无力等病证。

（3）虚实错杂

是指在疾病发展过程中，同时出现正虚与邪实两方面的病理状态。实中夹虚，是以邪实为主，又兼有正气虚损不足；虚中夹实，是以正虚为主，兼夹实邪结滞于内的病理状态。

（4）虚实转化

是指在疾病发展过程中，由于实邪久留而伤正气，或正气不足而致实邪积聚所导致的虚实病理转化过程。由实转虚，多由实证失治或治疗不当，或邪气过盛损耗正气，而转化为虚证。如高热患者，口渴烦躁、脉洪大、舌红苔黄等实证，因失治或误治，迁延日久，精气亏损，出现食欲不振、精神萎靡、肢冷、脉沉细无力等症状时，即转为虚证。因虚致实，则是由于脏腑功能虚衰，痰饮、水湿、瘀血等实邪滞留于体内，转化为以实邪为主的病理过程。

（5）虚实真假

是指在疾病发展过程中，出现疾病的现象与本质不完全一致的假象，临床上有"至虚有盛候"的真虚假实证和"大实有羸状"的真实假虚证。

4. 邪正盛衰与疾病转归

在疾病过程中，正气与邪气不断进行斗争的结果或为正胜邪退，疾病趋于好转而痊愈，或为邪胜正衰，疾病趋于恶化甚或死亡。若正邪斗争势均力敌，任何一方都不能即刻取得胜利，便会在一定的时间内出现正邪相持。

（1）正胜邪退

在正邪斗争中,若正气充实,抵抗力强,邪气难于发展进而促使病邪对机体的损害消失或终止,机体的脏腑、经络等组织的病理性损害逐渐得到修复,精、气、血、津液等的耗伤也逐渐得到恢复,机体阴阳两方面在新的基础上又获得新的动态平稳,疾病即可痊愈。例如由六淫所致的外感病,邪气经皮毛或口鼻侵入人体,若正气充足,抗邪有力,不仅可使病变局限在肌表或经络,且可在正气的抵御下,迅速驱邪外出,一经发汗解表,则邪祛表解,营卫和调,疾病痊愈。

（2）邪胜正衰

在正邪斗争中,若邪气强盛,正气虚衰,机体抗病能力日趋低下,不能制止邪气的发展,机体受到病理性损害日趋加剧,病情就会趋向恶化。若正气衰竭,邪气独盛,气血、脏腑、经络等生理功能衰惫,阴阳离决,生命活动亦告终止而死亡。例如,在外感热病过程中,亡阴、亡阳等证候的出现,即是正不敌邪、邪胜正衰的表现。

此外,在正邪斗争过程中,若正邪双方力量对比势均力敌,出现正邪相持或正虚邪恋,邪去而正气不复的情况,则常常是许多疾病由急性转为慢性,或留下某些后遗症,或慢性病经久不愈的主要原因之一。

（二）阴阳失调

阴阳失调,是指机体在疾病的发生发展过程中,由于各种致病因素的影响,导致机体阴阳双方失去相对平衡,从而形成阴阳偏胜、偏衰,或阴不制阳、阳不制阴的病理状态。

1.阴阳失调与发病

在正常情况下,人体阴阳维持着相对的、动态的平衡与协调。当人体在某种致病因素的作用下,脏腑、经络、气血、津液等的生理活动发生异常改变,导致整体或局部的阴阳平衡失调,则会发生疾病。

2.阴阳失调的基本形式

（1）阴阳偏胜

病邪侵入人体,必从其类,即阳邪侵入人体,可形成阳偏胜;阴邪侵入人体,会形成阴偏胜。

①阳偏胜:是指机体在疾病过程中所出现的阳气偏胜、机能亢奋、热量过剩的病理状态。多由于感受温热阳邪,或虽感受阴邪,但从阳化热;也可由于情志内伤,五志过极化火;或因气滞、血瘀、食积等郁而化热所致。阳胜则热,由于阳主热主动,表现为壮热、汗出、面红、目赤、烦躁不安、舌红、苔黄燥,或腹部胀满、腹痛拒按、潮热、谵语等实热证。由于阳热偏胜的同时存在着不同程度的阴液耗伤,故还可兼见口渴、喜冷饮、大便秘结、小便短少等阴伤症状。

②阴偏胜:是指机体在疾病过程中所出现的阴气偏胜、机能减退或障碍、产热不足,以及病理性代谢产物积聚的病理状态。多由感受寒湿阴邪,或过食生冷之物,寒滞中阻,阳不制阴而致阴寒内盛。阴胜则寒,由于阴主寒、主静,多表现为形寒、肢冷、脘腹冷痛、大便溏泄、舌淡等实寒证。由于阴寒偏胜的同时存在着不同程度的阳气损伤,故还可兼见畏寒、神疲倦卧等阳虚症状。

（2）阴阳偏衰

由于某些原因，出现阴或阳的某一方面物质减少或功能减退时，必然不能制约对方而引起对方的相对亢奋，形成阳虚则阴盛、阳虚则寒（虚寒），阴虚则阳盛、阴虚则热（虚热）的病理现象。

①阳偏衰：是指机体在疾病过程中所出现的阳气虚损、机能减退或衰弱、温煦不足的病理状态。多由于先天禀赋不足，或后天饮食失养和劳倦内伤，或久病损伤阳气所致。阳虚则寒，阳气虚衰，推动温煦不足，阳不制阴，阴寒作用相对增强，故临床多表现为畏寒肢冷、神疲倦卧、大便稀溏、小便清长、脉迟无力等虚寒证。

②阴偏衰：是指机体在疾病过程中所出现的精、血、津液等物质亏耗，以及阴不制阳，导致阳相对亢盛的病理状态。多由于阳邪伤阴，或因五志过极，化火伤阴，或因久病耗伤阴液所致。阴虚则热，阴液亏虚，阴不制阳，阳相对偏盛，故临床表现为五心烦热、骨蒸潮热、面红升火、消瘦、盗汗、咽干口燥、舌红少苔、脉细数无力等虚热证。

（3）阴阳互损

阴阳互损，是指在阴或阳任何一方虚损的前提下，病变发展影响到相对的另一方，形成阴阳两虚的病理状态。

①阴损及阳：是指由于阴液亏损，累及阳气，使阳气生化不足或无所依附而耗散，从而在阴虚的基础上又导致了阳虚，形成了以阴虚为主的阴阳两虚的病理变化。临床常见的遗精、盗汗、失血等慢性消耗性病证，严重地耗伤了人体阴精，因而化生阳气的物质基础不足，发展到一定阶段就会出现自汗、畏冷、下利清谷等阳虚之候。由阴虚而导致阳虚，病理上称为阴损及阳。

②阳损及阴：是指由于阳气虚损，无阳则阴无以生，累及阴液的生化不足，从而在阳虚的基础上又导致了阴虚，形成了以阳虚为主的阴阳两虚的病理变化。临床上常见的水肿，是因为阳气不足，气化失司，水液代谢障碍，津液停聚而水湿内生，溢于肌肤所致，但其病变发展则又可因阴无阳生使阴阳日益亏耗，而见形体消瘦、烦躁等阴虚症状，转化为阳损及阴的阴阳两虚证。由阳虚而导致阴虚，病理上称为阳损及阴。

（4）阴阳格拒

阴阳格拒是某些原因引起阴或阳的一方偏盛至极，因而壅遏于内，将另一方排斥格拒于外，使阴阳之间不相维系，出现真寒假热或真热假寒等复杂的病理现象。

①阴盛格阳（真寒假热）：是指阴寒过盛，阳气被格拒于外，出现内真寒外假热的一种病理变化。如虚寒性疾病发展到严重阶段，其证除有四肢厥逆、下利清谷、脉微细欲绝等阴寒过盛症状外，又见身反不恶寒（但欲盖衣被）、面颊泛红等假热之象。

②阳盛格阴（真热假寒）：是指阳盛已极，阻拒阴气于外，出现内真热外假寒的一种病理变化。阳盛格阴是由于热极邪气深伏于里，阳气被遏，闭郁于内，不能透达于外所致。如热性病发展到极期有心胸烦热、胸腹扪之灼热、口干舌燥、舌红等阳热极盛症状，又有阳极似阴的四肢厥冷或微畏寒等症，四肢厥冷是假象，系阳盛于内、格阴于外所致。

（5）阴阳亡失

是指机体的阴液或阳气突然大量亡失，导致生命垂危的一种病理变化，包括亡阴和亡阳。

①亡阳:是指机体的阳气发生突然脱失,而致全身机能突然严重衰竭的一种病理变化。亡阳多由于邪盛,正不敌邪,阳气突然脱失所致,也可由于素体阳虚,正气不足,疲劳过度等,或过用汗法,汗出过多,阳随阴泄,阳气外脱所致。慢性消耗性疾病的亡阳,多由于阳气的严重耗散,虚阳外越所致,其临床表现多见大汗淋漓、手足逆冷、精神疲惫、神情淡漠,甚则昏迷、脉微欲绝等一派阳气欲脱之象。

②亡阴:是指由于机体阴液发生突然性的大量消耗或丢失,而致全身机能严重衰竭的一种病理变化。亡阴多由于热邪炽盛,或邪热久留,大量煎灼阴液所致,也可由于其他因素大量耗损阴液而致,其临床表现多见汗出不止、汗热而黏、四肢温和、渴喜冷饮、身体干瘪、皮肤皱褶、眼眶深陷、精神烦躁或昏迷谵妄、脉细数疾无力或洪大按之无力。

亡阴和亡阳,在病机和临床征象等方面虽然有所不同,但由于机体的阴和阳存在着互根互用的关系,阴亡则阳无所依附而浮越,阳亡则阴无以化生而耗竭,故亡阴可以迅速导致亡阳,亡阳也可继而出现亡阴,最终导致阴阳离决、精气乃绝,生命活动终止而死亡。

三、治疗与护理原则

治疗原则是在整体观念和辨证论治理论指导下制定的治疗疾病的最基本法则,对中医临床具有普遍指导意义。治疗原则与治疗方法不同,治则是用以指导治法的总则,治法则是治则的具体体现。

护理原则是中医治疗原则在护理方面的延伸。临床上,根据不同的证候制定出护理原则,进而提出相应的护理措施,因此护理原则与治疗原则是一致的。

(一)治病求本

治病求本就是寻找出疾病的根本原因,并针对根本原因进行治疗和护理,这是辨证论治的一个基本原则。

标和本相对应,具有多种含义。以正邪而言,正气为本,邪气为标。以病因和症状而论,病因为本,症状为标。以病变部位来分,内脏为本,体表为标。以发病先后来说,旧病、原发病为本,新病、继发病为标。分清标本,辨别病证的主次、本末、轻重、缓急,从复杂的疾病矛盾中找出主要矛盾或矛盾的主要方面,从而能抓住疾病治疗的关键。

1. 标本缓急

(1)急则治标

是在标病危急时所采取的一种暂时的治疗措施。在某些情况下,标病太急,如不及时解决,可危及患者生命,或影响疾病的治疗。如遇大出血应先止血以治其标,而后针对病因以治其本。

(2)缓则治本

是在病情不急的情况下,针对疾病本质进行治疗的一种方法,是一般情况下的常规治疗原则。对于标病不急的病证,均应治本,本既除,则标自愈。如脾虚泄泻,采用健脾益气的方法,使脾气健运后,泄泻自然停止。

（3）标本同治

是在标本俱重时,标本兼治的方法。如身热、腹硬满痛、大便燥结、口干渴、舌燥苔焦黄,用增液承气汤标本兼顾治之,泻其实热可以存阴,滋阴润燥有利于通下,而达到标本同治的目的。

2. 正治与反治

（1）正治

又称逆治,是指在疾病临床表现的性质与疾病本质相一致的情况下,逆其证候性质而治的一种治疗法则,是临床上最常用的治则。

①寒者热之:指寒性病证表现出寒象,用温热性质的方药治疗,如表寒证用辛温解表的药物麻黄、桂枝等药物来治疗。

②热者寒之:指热性病证表现出热象,用寒凉性质的方药治疗,如表热证用辛凉解表的药物桑叶、菊花等药物来治疗。

③虚则补之:指虚损病证表现出虚象,用补益扶正的方药治疗,如气虚证用补益气血的药物人参、黄芪等药物来治疗。

④实则泻之:指邪实病证表现出实象,用攻邪泻实的方药治疗,如食滞证用消食导滞的药物山楂、神曲等药物来治疗。

（2）反治

又称从治,是指在疾病临床表现的性质与疾病本质相反的情况下,顺从疾病的假象而施治的一种治疗方法。所谓从,是指采用的药物性质与疾病临床表现的性质相顺从。

①热因热用:指用热性药物治疗假热症状的病证,适用于真寒假热证的治疗,如阴盛格阳证可见面颊浮红、烦躁、头汗出等热性假象,顺从这种假象,用热性药治疗。

②寒因寒用:指寒性药物治疗假寒症状的病证,适用于真热假寒证的治疗,如热厥证,因阳盛于内,格阴于外,出现四肢厥冷、脉沉等寒性假象,顺从这种假象,用寒性药治疗。

③塞因塞用:用补益的药物治疗闭塞不通的病证,适用于因虚而闭阻的真实假虚证的治疗,如脾虚失运所致的腹胀满闷等症状,需用补益脾气的药物来治疗。

④通因通用:用通利的药物治疗有通泄症状的实证,如食积腹泻采用消导泻下的药物治疗。

3. 病治异同

（1）同病异治

就是对同一种疾病发生发展过程中所表现出的不同证候,采用不同的治疗方法。如感冒有风寒和风热之别,治法就有辛温解表和辛凉解表的不同。

（2）异病同治

就是对不同疾病发生发展过程中所表现出的相同证候,采取同样的方法进行治疗。如脱肛、子宫下垂等病虽不同,但病机均为气虚下陷,故均可采用补中益气汤治疗。

（二）扶正祛邪

扶正，即扶助正气，增强体质，提高机体抗病能力，适用于正虚为主的病证。根据患者的具体情况，分别运用益气、养血、滋阴、壮阳等治法。

祛邪，即祛除邪气，使邪去正安，适用于邪实为主的病证。根据患者的具体情况，分别运用发汗、攻下、清热、散寒、消导等治法。

疾病的演变过程，是正气与邪气矛盾双方相互斗争的过程。邪正斗争的胜负，决定着疾病的转归和预后。邪正之间的盛衰，决定着疾病的虚实变化。"邪气盛则实，精气夺则虚"，邪胜则病进，正胜则病退。通过扶正祛邪，可以改变邪正双方的力量对比，使疾病向有利于痊愈的方向发展。所以扶正祛邪是临床治疗的一个重要法则。

（三）三因制宜

三因制宜，包括因时、因地、因人制宜，是指治疗和护理时，要根据天时气候、地域环境及患者的性别、年龄、体质等因素，采用适宜的治法。

1. 因时制宜

因时制宜是指根据不同的季节气候特点来决定治疗原则。四时气候变化，对人体的生理功能、病理变化均有一定影响。春夏季节，气候由温渐热，阳气升发，人体腠理疏泄，即使患外感风寒，也不宜过用辛温发散药物，以免开泄太过，耗伤气阴；而秋冬季节，气候由凉变寒，阴盛阳衰，人体腠理致密，阳气内敛，此时若非大热之证，当慎用寒凉药物，以防伤阳。

2. 因地制宜

因地制宜是指根据不同的地理环境来确定治疗原则。不同的地理环境与生活习惯，可以直接影响到人体的生理与病理变化。西北地高气寒，病多风寒，温热药的用量就有侧重，而寒凉之剂就必须慎用；东南地区地气候潮湿温暖，病多温热、湿热，在治疗和护理上，清凉与化湿就应侧重，温热与助湿之剂必须慎用。如外感风寒，在西北地区，辛温解表药量较重，常用麻黄、桂枝；在东南地区，辛温解表药量较轻，多用荆芥、防风。

3. 因人制宜

因人制宜是指根据患者年龄、性别、体质、生活习惯等来确定治疗原则。在药量上，成人用量大于儿童；在同一条件下，不同体质的人患同样疾病，男、女、老、少用量不尽相同；强壮的人药量宜稍大，虚弱之体药量宜稍轻。每一个人的身体素质有阴、阳、虚、实之别，对阴虚之体者慎用温燥药，阳虚之体者慎用苦寒药，脾虚之体者慎用滋腻药，而妇女又应有经、产、胎、带的生理与病理变化，在护理中都应注意。

（四）调整阴阳

疾病的发生，其本质是机体阴阳的相对平衡遭到破坏。调整阴阳，是针对机体阴阳偏盛偏衰的病理状态，采取损其有余、补气不足的方法，使阴阳恢复于相对平衡的状态，是治疗疾病的根本原则之一。

1. 损其有余

对于阴阳偏盛的病证，临床常用损其有余的方法治之。如阴寒内盛的实寒证，用寒者热之的方法，以温散其阴寒；阳热亢盛的实热证，用热者寒之的方法，以清泻其阳热。

2. 补其不足

对于阴阳偏衰的病证,临床常用补其不足的方法治之。如阴虚不能制阳,常表现为阴虚阳亢的虚热证,则应滋阴以制阳;如阳虚不能制阴而致阴寒偏盛者,应补阳以制阴;若阴阳两虚,则应阴阳双补。

知识导图

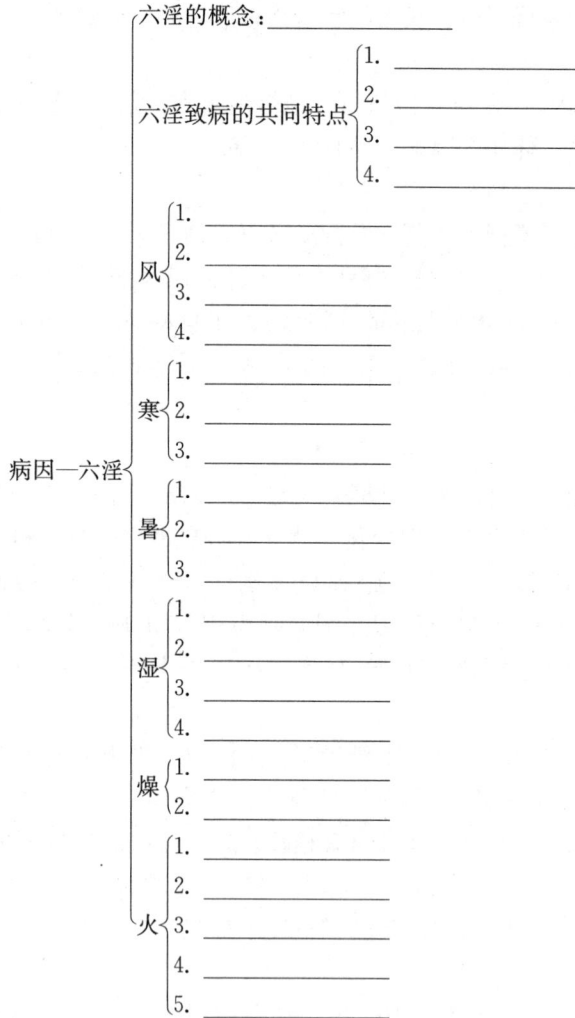

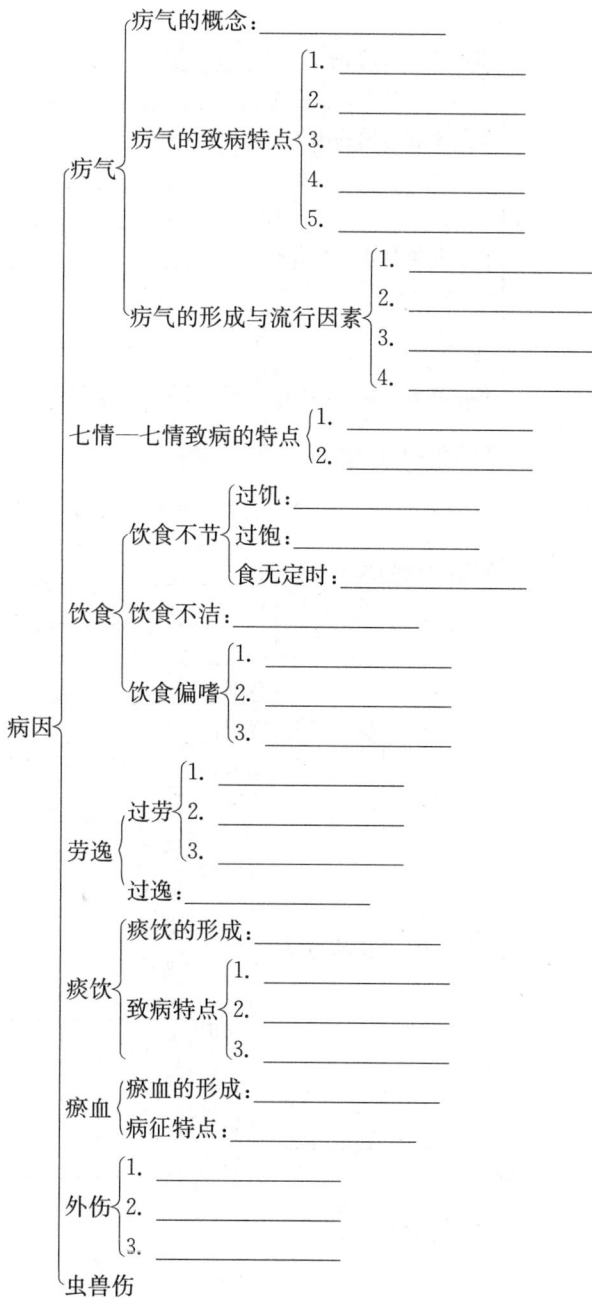

病因
├─ 疠气
│   ├─ 疠气的概念：＿＿＿＿＿＿＿＿
│   ├─ 疠气的致病特点
│   │   ├─ 1. ＿＿＿＿＿＿＿＿
│   │   ├─ 2. ＿＿＿＿＿＿＿＿
│   │   ├─ 3. ＿＿＿＿＿＿＿＿
│   │   ├─ 4. ＿＿＿＿＿＿＿＿
│   │   └─ 5. ＿＿＿＿＿＿＿＿
│   └─ 疠气的形成与流行因素
│   ├─ 1. ＿＿＿＿＿＿＿＿
│   ├─ 2. ＿＿＿＿＿＿＿＿
│   ├─ 3. ＿＿＿＿＿＿＿＿
│   └─ 4. ＿＿＿＿＿＿＿＿
├─ 七情—七情致病的特点
│   ├─ 1. ＿＿＿＿＿＿＿＿
│   └─ 2. ＿＿＿＿＿＿＿＿
├─ 饮食
│   ├─ 饮食不节
│   │   ├─ 过饥：＿＿＿＿＿＿＿＿
│   │   ├─ 过饱：＿＿＿＿＿＿＿＿
│   │   └─ 食无定时：＿＿＿＿＿＿＿＿
│   ├─ 饮食不洁：＿＿＿＿＿＿＿＿
│   └─ 饮食偏嗜
│   ├─ 1. ＿＿＿＿＿＿＿＿
│   ├─ 2. ＿＿＿＿＿＿＿＿
│   └─ 3. ＿＿＿＿＿＿＿＿
├─ 劳逸
│   ├─ 过劳
│   │   ├─ 1. ＿＿＿＿＿＿＿＿
│   │   ├─ 2. ＿＿＿＿＿＿＿＿
│   │   └─ 3. ＿＿＿＿＿＿＿＿
│   └─ 过逸：＿＿＿＿＿＿＿＿
├─ 痰饮
│   ├─ 痰饮的形成：＿＿＿＿＿＿＿＿
│   └─ 致病特点
│   ├─ 1. ＿＿＿＿＿＿＿＿
│   ├─ 2. ＿＿＿＿＿＿＿＿
│   └─ 3. ＿＿＿＿＿＿＿＿
├─ 瘀血
│   ├─ 瘀血的形成：＿＿＿＿＿＿＿＿
│   └─ 病征特点：＿＿＿＿＿＿＿＿
├─ 外伤
│   ├─ 1. ＿＿＿＿＿＿＿＿
│   ├─ 2. ＿＿＿＿＿＿＿＿
│   └─ 3. ＿＿＿＿＿＿＿＿
└─ 虫兽伤

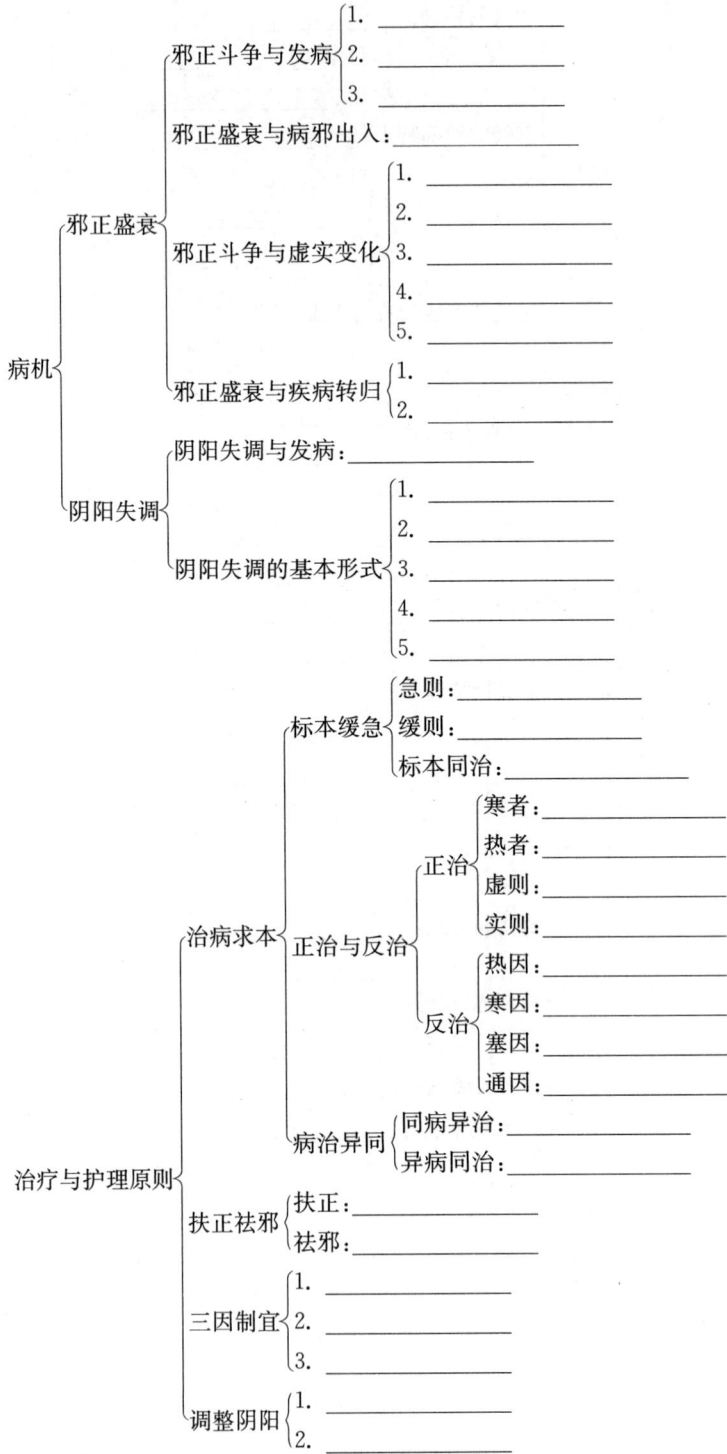

病机
- 邪正盛衰
  - 邪正斗争与发病
    1. _____
    2. _____
    3. _____
  - 邪正盛衰与病邪出入：_____
  - 邪正斗争与虚实变化
    1. _____
    2. _____
    3. _____
    4. _____
    5. _____
  - 邪正盛衰与疾病转归
    1. _____
    2. _____
- 阴阳失调
  - 阴阳失调与发病：_____
  - 阴阳失调的基本形式
    1. _____
    2. _____
    3. _____
    4. _____
    5. _____

治疗与护理原则
- 治病求本
  - 标本缓急
    - 急则：_____
    - 缓则：_____
    - 标本同治：_____
  - 正治与反治
    - 正治
      - 寒者：_____
      - 热者：_____
      - 虚则：_____
      - 实则：_____
    - 反治
      - 热因：_____
      - 寒因：_____
      - 塞因：_____
      - 通因：_____
  - 病治异同
    - 同病异治：_____
    - 异病同治：_____
- 扶正祛邪
  - 扶正：_____
  - 祛邪：_____
- 三因制宜
  1. _____
  2. _____
  3. _____
- 调整阴阳
  1. _____
  2. _____

对接护考

1. 六淫中被称为"百病之长"的邪气是　　　　　　　　　　　　　　　　　　（　　）
   A. 风邪　　　　　　B. 湿邪　　　　　　C. 燥邪　　　　　　D. 火邪
2. 六淫中具有病情缠绵难愈特点的是　　　　　　　　　　　　　　　　　　（　　）
   A. 风邪　　　　　　B. 湿邪　　　　　　C. 燥邪　　　　　　D. 火邪
3. 六淫中最易伤肺的是　　　　　　　　　　　　　　　　　　　　　　　　（　　）
   A. 风邪　　　　　　B. 湿邪　　　　　　C. 燥邪　　　　　　D. 火邪
4. 下列不是疫病性质和致病特点的是　　　　　　　　　　　　　　　　　　（　　）
   A. 发病急骤,病情严重　　　　　　　B. 症状相似
   C. 一气一病　　　　　　　　　　　　D. 不易流行
5. 瘀血的特点不包括　　　　　　　　　　　　　　　　　　　　　　　　　（　　）
   A. 疼痛　　　　　　B. 肿块　　　　　　C. 出血　　　　　　D. 舌红苔黄

任务八　四　诊

学习目标

知识目标：

1. 能说出望神、望色、望舌的意义和方法。

2. 能说出听声音、嗅气味的方法。

3. 能说出问寒热、问汗、问疼痛、问饮食口味、问二便和睡眠的主要内容及其注意事项。

4. 能说出脉诊的部位、方法及注意事项。

能力目标：

1. 会运用四诊采集病史、评估病情。

2. 会运用脉诊初步判断病情。

3. 会依据四诊内容进行健康宣教。

素质目标：

了解中华民族优秀的传统文化，增强文化自信，培养深厚的爱国情感和中华民族自豪感，热爱护理事业。

案例

王某，男，23岁。冷饮后突发胃脘部疼痛，恶寒喜暖，得温痛减，遇寒加重，口淡不渴，舌淡红苔薄白，脉弦紧。如何收集患者的病情资料？

诊法，是指中医收集临床资料、诊察疾病的基本方法，包括望诊、闻诊、问诊、切诊四个方面，简称四诊。

人体是一个有机的整体，人体皮肉筋骨脉、经络与脏腑息息相关，因此局部的病变可以影响到全身，内脏的病变也可以从神色、形态、四肢、体表等各个方面反映出来。所以，通过目察、耳闻、鼻嗅、询问和触摸按压等以外测内的诊察方法，收集疾病显现在各个方面的症状和体征，可以了解到疾病的成因、性质、部位及其内在联系，从而为辨证施护提供依据。

四诊合参是指望、闻、问、切四诊各有其独特的作用，不能相互取代，因此在临床运用时，必须将它们有机地结合起来，对所获得的资料进行全面分析综合，为准确辨证提供依据。

一、望诊

望诊是指运用视觉对患者的神、色、形态、舌象以及排出物等方面的异常变化进行观察，以测知内脏变化、了解疾病情况的一种诊察方法。望诊应在充足的自然光线下进行，同时注意保护患者的隐私。

（一）望神

神，有广义和狭义之分，广义的神是指人体生命活动的外在表现；狭义的神是指人的神志、意识、思维活动。神以精气为物质基础，一般精气充盛则神旺，精气虚衰则神疲。望神是通过观察人体表现于外的精神状态即意识思维活动，判断其精气的盛衰、病情的轻重和疾病预后的好坏。

1. 有神

又称得神，是神充气足神旺的表现。可见两目灵活明亮，神志清楚，语言明晰，反应灵敏，面色明润，体态自如等。有神提示精气充足，脏腑功能正常，或虽病亦较轻浅，正气未伤，脏腑未衰，预后良好。

2. 少神

可见神气不足，精神不振，少气懒言，动作迟缓，反应迟钝，面色少华等，提示正气不足，精气轻度受损，脏腑功能减弱，多见于虚证或恢复期患者。

3. 无神

又称失神，是神损气亏之象。可见瞳神呆滞，精神萎靡，表情淡滞，呼吸气微，反应迟钝，甚则神识不清。重证可出现烦躁狂乱，目闭口开，手撒尿遗，或撮空理线，循衣摸床等症。无神提示精亏神衰，元气大伤，脏腑功能衰败，病情笃重，预后不良。

4. 假神

指垂危患者出现精神暂时好转的假象。如原本神昏不清、目无光彩、不欲语言者，突然神志清醒，精神转佳，目光明亮，语声清亮，言语不休，想见亲人；或原本面色晦暗，突然面赤如妆；或原本不欲饮食，突然食欲增加，甚至暴食等。假神提示精神衰竭已极，阴不敛阳，虚阳无所依附而外越，阴阳即将离决，是临终前的预兆。

（二）望色

望色是指通过观察患者皮肤的颜色和光泽以了解病情的方法。皮肤的光泽能反映脏腑精气的盛衰。面部气血充盛，又为脏腑气血所荣，因此望面部的色泽是望色的重点。我国健康人的面色微黄透红，明润光泽，也称为常色。疾病状态时面部的色泽称为病色，病色分为青、赤、黄、白、黑五种。不同的颜色反映着不同的病证，而光泽主要反映机体精气盛衰。

1. 青色

主寒证、痛证、瘀血、惊风。青色属木，由寒凝气滞、经脉阻滞而成。寒气伤阳，气血运行不畅，凝滞作痛。如风寒疼痛，里寒腹痛，疼痛剧烈时，可见面色苍白而青。心、肝慢性疾病有气血瘀滞者，常见面色青暗，口唇青紫。重症患者面色青黑，痰涎壅盛，腹胀呃逆，为脾胃气绝。小儿高热，面部青紫，眉间、鼻柱、唇周见青色，常为惊风先兆。

2. 赤色

主热证。赤色属火,气血得热则行,热盛则血脉充盈,血色上荣,故面色红赤。满面通红,伴有高热、口渴、便秘等,多为外感发热或脏腑实热,属实热证;颧部潮红娇嫩,伴有盗汗、五心烦热等,属阴虚内热证。

3. 黄色

主虚证、湿证。黄色属土,为脾虚、湿蕴之征象。脾失健运,水湿不化,气血不充,肌肤失养而见面色发黄。面色淡黄而晦暗,枯槁无泽者为萎黄,属脾胃气虚。面、目、身俱黄者为黄疸,黄色鲜明如橘色者为阳黄,为湿热熏蒸;黄而晦暗如烟熏者为阴黄,多属寒湿。小儿生后遍体皆黄,多属胎黄。

4. 白色

主寒证、虚证、失血证。白色属金,为气血不荣之候。阳气不足,气血运行无力,脉络空虚,或寒凝血涩,经脉收缩,或耗气失血,气血不充,气血不能上荣于面,皆可导致面呈白色。面色淡白且形体消瘦者,多属血虚;面色㿠白而虚浮者,多属阳虚;里寒证者剧烈腹痛时,常见面色苍白;急性疾病突然面色苍白,冷汗淋漓,多属阳气暴脱的证候。

5. 黑色

主肾虚、水饮、瘀血。黑色属水,多为阴寒水盛、气血凝滞之象。肾阳虚衰,阴寒内盛,则水饮内泛,血行不畅,气血凝滞,经脉肌肤失养,故面见黑色。肾阳衰微者,可见面色黧黑,唇甲紫暗;肾阴虚者,面黑干焦;面色淡黑,多为阴寒内盛的水气证;色黑而肌肤甲错,为内有瘀血。

(三)望形态

望形态主要是通过观察患者的形体与动态来诊断疾病的一种方法。

1. 望形体

主要是观察患者形体的强弱胖瘦以及活动状态等情况。形体强壮者,骨骼粗大,肌肉充实,胸廓宽厚,皮肤润泽,食欲旺盛等,说明内脏坚实,气血旺盛,抗病能力强,虽病预后也较好。身体衰弱者,骨骼细小,肌肉瘦削,胸廓狭窄,皮肤枯槁,食少乏力,说明内脏功能脆弱,气血不足,抗病力弱,容易患病,生病亦难治愈,预后较差。形体肥胖,气少力乏,是形盛气虚之征,多属脾虚痰湿内盛,故有肥人多痰之说;形瘦食少,皮肤干燥者,多属阴虚有火之征,故有瘦人多火之说;若骨瘦如柴,肌肉干瘪,即所谓"大骨枯槁,大肉陷下",是脏腑精气衰竭之象。

2. 望姿态

主要是观察患者的行、坐、卧、立等体态。喜动者多为阳证、热证、实证,喜静者多为阴证、寒证、虚证。卧时面常向外,身轻能自转侧,喜仰卧伸足,揭衣弃被,多为阳证、热证、实证;卧时面常向内,蜷缩成团,身重不能转侧,喜加衣被,多为阴证、寒证、虚证。从坐形来看,坐而喜伏,多为肺虚少气;坐而喜仰,多属肺实气逆;但坐不得卧,卧则气逆,多为咳喘肺胀,或为水饮停于胸腹。

（四）望头颈五官

1. 望头面

（1）望头

小儿头形过大或过小，伴智力发育不全，多属肾精不足、先天发育不良所致。小儿囟门下陷，多属虚证，或为先天不足、发育不良，或为吐泻失水伤津，或为后天失养、气血不充；囟门凸起，多属实热证或颅内水液停聚；囟门迟闭，多属肾精不足。

（2）望面部

口眼㖞斜，或为风邪中络，或为中风。腮部突然肿起，面赤咽痛，此为痄腮，是温毒证。

（3）望头发

肾其华在发，发为血之余。望毛发应注意观察毛发的色泽、分布及有无脱落等情况。正常的头发色黑、浓密润泽且分布均匀，为肾气充盛之象。毛发稀疏易落，或干枯不荣，多因精血不足；青少年脱发，多因肾虚或血热；突然出现片状脱发，属血虚受风；小儿发结如穗，多见于疳积。

2. 望五官

（1）望目

肝开窍于目，五脏六腑之精气均上注于目，因此目的异常变化可反映五脏的情况。望目应注意观察眼神、外形、颜色及动态等变化。

全目肿赤，迎风流泪，多属肝火旺盛或肝经风热。目眦红赤则为心火亢盛；目眦颜色淡白多为气血亏虚；白睛黄染，是黄疸之征，为肝胆湿热或寒湿；目眶周黑为肾虚水泛之水饮证，或寒湿下注的带下病。目眶凹陷，为津液损耗或精气衰竭；目胞浮肿，为水肿之证；两目上视、斜视，可见于肝风内动或精气衰竭。

（2）望耳

肾开窍于耳，手足少阳经之脉布于耳，因此耳的异常变化主要反映肾与肝胆的情况。望耳应注重观察耳的色泽、形态及分泌物的变化。正常耳轮应丰满，色泽红润。耳轮瘦薄，色淡白为正气虚；耳轮干枯，则肾精亏虚；耳背有红络，耳根发凉，多为麻疹先兆。耳轮红肿或耳中疼痛、耳道流脓为肝胆湿热。

（3）望鼻

肺开窍于鼻，因此鼻的异常主要反映肺的情况。望鼻要注意鼻内分泌物和鼻的外形。鼻流清涕，为外感风寒；鼻流浊涕，为外感风热；鼻流浊涕日久且有腥臭者，多为鼻渊。鼻翼扇动，呼吸喘促，多见于肺热或肺肾精气衰竭而出现的喘息。

（4）望口唇

脾开窍于口，其华在唇，因此口唇主要反映脾胃的情况。望口唇主要是观察口唇的颜色、润燥和形态的变化。正常唇色应红润，有光泽。唇色淡白，多属血虚；唇色青紫，多属血瘀；唇色深红而干，多为实热；唇色呈现樱红色，则为煤气中毒。小儿口腔颊黏膜有带红晕的白点，为麻疹将出之兆；口角流涎，多因胃中有热或脾虚湿盛；口唇糜烂，为脾胃湿热；口舌生疮，多为心脾积热。

（5）望齿龈

齿为骨之余,骨为肾所主,龈为胃之络,因此齿、龈主要反映肾与胃的情况。齿、龈的望诊主要是观察其色泽、形态及润枯的情况。正常牙齿应洁白润泽。若牙齿干燥不泽,则阴液已伤;齿若枯骨则意味着肾阴枯竭;睡中咬牙切齿,多为胃热或虫积;牙齿松动稀疏,齿龈外露,多为肾虚或虚火上炎。齿龈淡白多为血虚,齿龈红肿热痛则是胃火上炎。

（6）望咽喉

咽喉为肺、胃之门户,咽喉的异常变化主要反映肺胃的情况。咽喉的望诊主要是观察其色泽、形态的情况。咽部红赤肿痛,则肺胃有热;若咽部淡红,疼痛不甚,则阴虚火旺;咽喉有灰白色腐点成片,迅速扩大,不易剥脱,或重剥出血,可见于白喉,系肺胃热毒伤阴所致。

（五）望皮肤

皮肤居一身之表,机体御邪之屏障,内合于肺,为气血所荣。脏腑病变,可通过经络反映于肌表。望皮肤主要是观察皮肤的色泽、形态及相关病症。

1. 望色泽形态

正常人皮肤柔软光滑,润泽而无肿胀。皮肤面目俱黄,为黄疸;大片皮肤呈红色,如染脂涂丹,称为丹毒,多为实热火毒之气所致;皮肤粗糙如鱼鳞,抚之涩手者,为肌肤甲错,常见于血瘀证;皮肤干瘪枯槁,为津液耗伤;皮肤虚浮肿胀,按之凹陷不起,多属水湿泛滥。

2. 望斑疹

斑和疹都是全身性疾病反映于皮肤的一类证候。点大成片,或红或紫,压之不褪色,摸之不碍手者为斑;点小如粟,色红,稍高于皮肤,摸之碍手者,为疹。望斑疹主要是观察其色泽与形态变化。斑疹的色泽,以红活润泽为顺,淡滞晦暗为逆。红色不深,是热毒轻浅;色深红如鸡冠色,为热毒炽盛;色紫黑,为热毒至极。斑疹的形态,分布均匀稀疏者为邪浅病轻;若斑疹分布不均匀,稠密成团,压之不褪色,紧束有根,则为热毒深重,均为逆证,预后不良。

（六）望舌

望舌又称为舌诊,是望诊的重要内容。望舌,主要是观察舌质和舌苔。舌质又称为舌体,是舌的肌肉脉络组织。舌苔,是舌面上附着的一层苔状物,由胃气上蒸所生。正常人的舌体柔软,活动自如,颜色淡红,舌面铺有薄薄的、颗粒均匀的、干湿适中的白苔,可概括为淡红舌、薄白苔。

舌的一定部位与某一脏腑相对应:舌尖反映心肺的病变,舌边反映肝胆病变,舌中反映脾胃病变,舌根反映肾的病变。

望舌时以充足自然光线为佳;嘱患者将舌自然伸出口外,充分暴露舌体,舌尖略向下,舌面展平,不能蜷缩,以免影响舌质的颜色。观察时,要求医护人员动作迅速,先看舌苔,再看舌质,依次查看舌尖、舌中、舌根、舌边,然后再沿舌尖及两旁观察舌质;注意辨别染苔假象,如橄榄、乌梅等能使舌苔染黑,黄连素、维生素 B_2 及胡萝卜等可将舌苔染黄。

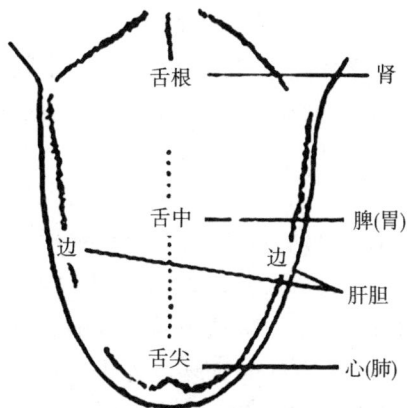

图 8-1　舌诊脏腑分部

1. 望舌质

望舌质主要是观察舌质的颜色、舌形和舌态等方面的异常变化,通过这些可以反映人体脏腑的虚实和气血的盛衰。

（1）望舌色

淡白舌:舌色较正常舌色浅淡,主虚证或寒证,多阳气虚衰、气血不足之象。淡白湿润,舌体胖嫩,或有齿痕,多为阳气虚衰;淡白不泽,或舌体瘦小,多为气血两虚。

红舌:舌体颜色鲜红,较正常舌为深,甚至呈鲜红色,主热证。舌鲜红,质粗而舌苔黄厚,甚至有芒刺者多为实热证;舌质鲜红,无苔或少苔,或有裂纹,多为虚热证。

绛舌:舌色深红者,称为绛舌,主热盛,有外感和内伤之分。外感热病见绛舌,为邪热入于营血;内伤杂病见绛舌,为阴虚火旺;舌绛少苔或无苔多为阴虚火旺,见于久病、重病之人。

紫舌:舌质青紫者,称为紫舌,主寒证、热证和瘀血。舌色淡紫带青,嫩滑湿润,多为阴寒内盛;舌色紫绛,干燥苔黄,多为热毒炽盛;舌面或舌边见紫色斑点者,多为气滞血瘀。

（2）望舌形

老嫩舌:舌体纹理粗糙,形色坚敛苍老者,为老舌,主实证、热证;舌体纹理细腻,形色浮胖娇嫩或边有齿痕者,为嫩舌,主虚证、寒证。

胖大舌:舌体肥大肿胀,较正常舌大,称胖大舌。舌淡白而胖,多为脾肾阳虚、痰湿内盛;舌体胖大而深红,属心脾热盛;舌红而胖大,为脾胃热盛。

瘦薄舌:舌体瘦小而薄瘪者,称瘦薄舌,为阴血不足、舌体不充。舌瘦薄色淡,属气血两虚;舌瘦薄色红绛而干燥者,属阴虚火旺、津液耗伤。

芒刺舌:舌面上有软刺(即舌乳头),是正常状态;若舌乳头高突如刺,扪之碍手,为芒刺舌,主热盛。舌尖生芒刺,属心火亢盛;舌中生芒刺,属胃火炽盛;舌体两边有芒刺,系肝胆热盛。

裂纹舌:舌面有各种形状的裂沟者,称裂纹舌,主阴血亏虚。舌质红绛,少苔燥裂为热盛伤阴或阴虚火旺;舌浅淡而有裂纹者多为血虚。

齿痕舌:舌边有齿痕称为齿痕舌,常与胖大舌并见,多因脾虚、水湿内停所致。舌质淡红而嫩,边有齿痕,常为脾虚;舌质淡白,苔白湿润而有齿痕,多为寒湿困脾或阳虚水湿内停。

（3）望舌态

强硬:舌体板硬强直,活动不灵活,言语不清,称为强硬舌,或称舌强。舌质深红而强硬,神志不清者,多为热入心包;舌强语謇,口眼㖞斜,半身不遂者,多为中风或中风先兆。

痿软:指舌体软弱,屈伸不利,多为病情较重。久病舌体痿软,舌色淡白,属气血两虚;色红绛而痿者为热灼津液;新病舌干红而痿者为热灼津伤。

震颤:舌体颤动抖动,不能自主,称震颤舌。舌色红绛而颤动,多为热极生风;舌色淡白而震颤,多为血虚生风。

歪斜:伸舌时,舌尖歪向一侧,多为中风或中风先兆。

吐弄:舌伸口外,久不回缩为吐舌;舌体反复伸出舐唇,旋即缩回为弄舌。吐弄多因心脾二经有热所致,或是动风先兆,或是小儿智能发育不全。

2. 望舌苔

主要是观察苔色和苔质的异常变化,通过这些可以反映病邪的深浅、疾病的轻重及病情的发展变化。舌苔的观察应先观察苔色的变化,然后注意苔质的厚薄、润燥、腐腻。

（1）苔色

白苔:多主表证、寒证。苔薄白,多为表证;苔白而厚,多为寒证;苔白滑腻,多主痰湿;苔白如积粉,主暑湿秽浊之邪内蕴。

黄苔:多主里证、热证。黄色越深,热邪越重。苔薄黄为热证;苔黄厚为热甚;焦黄干裂或有芒刺,为里热盛极;黄而厚腻,为湿热或痰热。

灰苔:主里热、寒湿证。灰苔可由白苔转化而来,也可与黄苔同时并见。苔灰而干燥,为热盛伤津;苔灰而润,为痰饮内停,或寒湿内阻。

黑苔:主热极、寒盛,常见于疾病的严重阶段,多由灰苔或焦黄苔发展而来。苔黑而燥裂,甚则生芒刺,为热极津枯;苔黑而润滑,为阳虚寒盛。

（2）苔质

薄厚:反映邪气的盛衰。透过舌苔能隐约见到舌质者为薄,不见舌质者为厚。苔薄者多邪气在表,病轻邪浅;苔厚者多邪入脏腑,病较深重。舌苔由薄增厚,提示病进;舌苔由厚变薄,表示病退;舌苔由无渐有,说明胃气恢复;舌苔突然消失,为胃气已伤。

润燥:反映津液盈亏和输布情况。苔面水分过多,为滑苔,多为阳虚阴盛;苔面干燥少津,为燥苔,多为热盛伤津。舌苔由润转燥,表示热势加重,津液耗伤,病情在发展;舌苔由燥转润,表示热邪渐退,津液渐复,病情好转。

腐腻:主要反映中焦湿浊情况。颗粒粗大,苔厚疏松,状如豆腐渣,易于刮脱者,称为腐苔,主食积胃肠、痰浊内蕴;颗粒细小,致密而黏,中厚边薄,刮之不脱者,称为腻苔,主湿浊、痰饮、湿温。

剥落：患者舌本有苔，忽然全部或部分剥脱，剥处见底，称剥落苔。舌苔全部剥脱，舌面光洁如镜，称镜面舌、光滑舌，因胃阴枯竭、胃气大伤所致。若舌苔剥脱不全，剥处光滑，余处斑斑驳驳地残存舌苔，称花剥苔，是胃之气阴两伤所致。不规则的大面积脱落，界限清楚，形似地图，又称地图舌，为胃之气阴两伤。

（七）望分泌物和排泄物

望分泌物和排泄物，即通过观察痰涎、呕吐物、二便、涕等排出物的色、质、量等情况，以了解患者相关脏腑的病变和邪气的性质。一般而言，分泌物和排出物色白清稀，多为寒证、虚证；若色黄、质稠，多为实证、热证。

1. 望痰涎

痰色清稀而量多，有泡沫者，多属风痰；痰色清，无泡沫而黏者，为寒痰；痰色白，易于咳出者为湿痰；痰色黄、黏稠成块者，为热痰；痰少而黏，难于咯出者，多属燥痰。致痰中带血，色鲜红者，称为咯血，常见于肺痨、肺癌等。咯吐脓血痰，气腥臭者，为肺痈。

2. 望呕吐物

呕吐物清稀无酸臭味，或呕吐清水痰涎，多为胃寒。呕吐秽浊有酸臭味或夹有未消化食物，多属胃热或胃内宿食；呕吐黄绿苦水，多属肝胆郁热或湿热。

3. 望涕

新病鼻塞流清涕，属外感风寒；鼻流浊涕，属外感风热。阵发性清涕量多如注，伴喷嚏频作者，多属鼻鼽，是风寒束于肺卫所致。久流浊涕，质稠、量多、气腥臭者，多为鼻渊，是湿热蕴阻所致。

4. 望大便

大便溏薄多属虚寒；燥硬如羊粪为实热；便黄如糜状，且溏粘恶臭，多属胃肠湿热；便下脓血或如黏冻状，伴里急后重，多属痢疾；便下有血色鲜红，且先血后便者，是近血，多见于痔疮、肛裂等；便下色黑褐，且先便后血者，是远血，病多在脾胃。

5. 望小便

小便清长者，属虚寒；小便短少黄赤，为实热或下焦湿热；小便黄赤混浊或偶见沙粒，为石淋；混浊如米泔、淋漓而痛，是膏淋；尿中带血、热涩刺痛，为血淋。

（八）望小儿指纹

望小儿指纹，是通过观察小儿两手食指掌侧前缘浅表浮露可见的络脉的形色变化来诊断病情的方法，适用于 3 岁以内的小儿。小儿食指内侧的血络，是手太阴肺经的分支所在，易于观察，故望指纹与诊成人寸口脉具有相似的原理和临床意义。

1. 指纹三关分布

小儿食指络脉分风、气、命三关，食指第一节为风关，第二节为气关，第三节为命关。

2. 望指纹的方法

望指纹时，医生用左手拇指、食指固定小儿的食指，用右手拇指从命关向气关、风关轻推数次，用力要适度，使其脉纹显现，边推边诊察指纹的色泽、浮沉和出现的部位，以明确疾病的性质、病势轻重和邪正盛衰情况。正常指纹颜色浅红，红黄相间，隐现于风关之内。

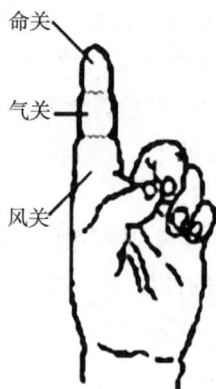

图 8-2　指纹三关分布

3. 望指纹的内容及意义

（1）浮沉

浮沉分表里。指纹浮露明显，主表证；沉隐不显，主里证。

（2）色泽

色泽辨寒热。指纹色泽鲜红，多为外感风寒证；色紫红，多为热证；色淡白，多为脾虚；色青主惊风及疼痛；色紫黑为邪热深重或气滞血瘀。

（3）淡滞

淡滞定虚实。纹细而色浅淡者主虚证，多为气血不足；纹粗而色暗滞者主实证，常见于痰湿、食滞、邪热郁结等。

（4）长短

三关测轻重。指纹显现于风关之内，表示病邪轻浅；指纹显至气关，表示病情较重；指纹延伸至命关者，表示严重，可能危及生命；若指纹直达指端，即所谓透关射甲，说明病情危重，多预后不良。

望小儿指纹是中医诊断特色之一，为儿科独特的诊断方法。但在临床运用时，还必须与其他方法相结合，才能作出全面正确的诊断。

二、闻诊

闻诊，是指通过听声音和嗅气味来诊察疾病的方法。人体的各种声音和气味，均由脏腑生理活动所产生，也可反映脏腑的病理变化，为诊病、辨证提供依据。

（一）听声音

声音的发出，与肺、心、肾等脏腑虚实盛衰有着密切的关系，听声音可以推断相关脏腑的功能状态和整体的变化。正常声音有自然、声调和畅、柔和圆润、言语清楚、应答自如、意言相符等特点。

1. 语声强弱

语声高亢洪亮有力、多言而躁动的，多属实证、热证；语声低微细弱、少气懒言者，多属虚证、寒证；语声重浊者，称为声重，多属外感风寒，或湿浊阻滞。音哑或失音，有虚实之分:新病多外感,多为肺失清肃,属实证;久病多属内伤,多为肺肾阴虚、津不上承所致,属虚证。

2. 语言错乱

语言错乱多属心之病变。神识不清、语无伦次、声音有力为谵语,常见于热扰心神的实证。神识不清、语言重复、精神疲惫、时断时续、语音低弱的为郑声,是心气大伤、神无所依的虚证。自言自语、喃喃不休、见人语止、首尾不续为独语,常见于痰气郁闭之癫证。言语粗暴、狂躁妄言、语无伦次为狂言,多见于痰火扰心之狂证。

3. 呼吸

(1) 喘

呼吸困难,短促急迫,甚则鼻翼扇动,张口抬肩,不能平卧者为喘。发病急、气粗声高、以呼为快者,多为风寒袭肺或痰热壅肺所致,属实证;久病病缓、气怯声低、以吸为快、动则加剧者,多为肺肾亏虚所致,属虚证。

(2) 哮

呼吸急促似喘,且喉中有痰鸣声,为哮。哮症往往时发时止,缠绵难遇,多属虚实夹杂证。哮必兼喘,而喘未必兼哮。

(3) 少气与短气

呼吸微弱,少气不足以息的,称为少气,多因气虚所致。呼吸较常人急而短促,息快而不相接续,似喘而不抬肩,虽急并无痰鸣声者,称为短气,多由于痰、食等实邪内阻,影响气机升降,或因元气大虚,气不足以息之故。

4. 咳嗽

咳嗽是肺失肃降、肺气上逆所致。有声无痰为咳,有痰无声为嗽,有痰有声为咳嗽。一般说来,外感咳嗽,起病较急,病程较短,必兼表证,多属实证;内伤咳嗽,起病缓慢,病程较长或反复发作,以虚证居多。痰白而清稀,多为外感风寒;痰黄而黏稠,多属肺热;咳而声低,痰多易出,为寒湿或痰饮;干咳无痰或少痰,多属燥邪犯肺或阴虚肺燥。

5. 呃逆

呃逆指胃气上逆,从咽喉部发出一种不自主的冲击声音,声短而频,呃呃作响,俗称打呃。呃声高亢而短、音响有力者,多属实热证;呃声低沉、气弱无力者,多属虚寒证。

6. 嗳气

俗称打饱嗝,是胃中气体上出咽喉所发出的声响,其声多长而缓。嗳气酸腐,多为食滞内停;嗳气响亮,随情志变化而增减,且嗳气之后腹胀得减,为肝气犯胃之证;嗳气低沉断续,无酸腐气味,兼见纳呆食少者,多为胃虚气逆,常见于老年人或久病气虚之人。

7. 太息

又称叹息,指情志抑郁、胸闷不畅时发出的长吁或短叹声。叹息之后自觉舒畅,为情志不遂、肝气郁结之象。

(二)嗅气味

1. 口气

指从口中散发出来的异常气味。口臭多与口腔不洁、龋齿或消化不良有关。口气臭秽者,多属胃热。口气酸臭,伴食欲不振、脘腹胀满者,多为食积胃肠。口气臭秽难闻、牙龈腐烂者,为牙疳。

2. 二便之气

小便黄赤混浊、有臊臭味者,多属膀胱湿热。小便清长色白而无臭,为虚寒;尿甜并散发烂苹果样气味者,为消渴。大便溏泄而腥者,多属脾胃虚寒。大便酸臭难闻者,多属肠有郁热。大便泄泻臭如败卵,或夹有未消化食物,是饮食停滞。

3. 呕吐物之气

气味酸腐臭秽者,多属胃热;呕吐物清稀无臭味者,多属胃寒;呕吐未消化食物,气味酸腐者为食积。

三、问诊

问诊,是医者通过询问患者或家属,了解疾病的发生、发展、治疗经过、现在的症状及其他与疾病有关的情况,以诊察疾病的方法。

问诊首先要抓住主诉,围绕主要症状,深入细致地询问病情,既要突出重点,又要全面了解。问诊范围广泛,内容极其丰富。问诊时语言要通俗易懂,尽量不使用医学术语,必要时启发患者回答,但要避免暗示性语言。

（一）问寒热

患者感觉怕冷,虽添衣加被、近火取暖,仍觉寒冷者,称为恶寒,多由外感引起,发病急骤,轻重不一。虽身寒怕冷,但加衣取暖后即可缓解者,称为畏寒,多由体内阳虚所致。发热除指体温高于正常者外,还包括患者体温正常而自觉全身或局部发热的主观感觉。

1. 恶寒发热

恶寒与发热并见,多为外感病的初期,是外感表证的主要症状之一。恶寒重发热轻,为外感风寒;发热重恶寒轻,为外感风热;发热轻而恶风,多为外感伤风。

2. 但寒不热

仅有怕冷而无发热者,为但寒不热。可见于寒邪直中脏腑经络,以及内伤虚证等。久病体弱畏寒、脉沉迟无力者,为虚寒证;新病脘腹或其他局部冷痛剧烈、脉沉迟有力者,属实寒证。

3. 但热不寒

患者只发热而不恶寒或反恶热,为但热不寒,多属里热证。

（1）壮热

患者高热不退,不恶寒反恶热,属里实热证,多由表邪入里化热或风热内传所致,常伴有多汗、烦渴等。

（2）潮热

指患者定时发热或定时热甚。临床上又有以下三种情况:

①阳明潮热:热势较高,多在日晡时(下午3时至5时)热势加剧,因此又称日晡潮热。常见于阳明腑实证,多由邪热蕴结胃肠、燥屎内结而致。

②湿温潮热:自觉热甚,但初按肌肤多不甚热,扪之稍久才觉灼手,临床上称之为身热

不扬,多在午后热势加剧,退后热不净。常见于湿温病,多因湿遏热伏、热难透达所致。

③阴虚潮热:午后或夜间发热加重,热势较低,以五心烦热为特征,多见于阴虚证。

(3) 低热

热势较轻微(体温一般不超过 38℃),发热时间较长,多见于温病后期、内伤气虚、阴虚、小儿夏季热等。

4. 寒热往来

恶寒与发热交替发作,其寒时自觉寒而不热,其热时自觉热而不寒。一日一发或一日数发,可见于少阳病、温病及疟疾。恶寒与发热交替发作,发无定时,兼见口苦、咽干、目眩、胸胁苦满、不欲饮食、脉弦等症,属少阳病,邪在半表半里。寒战与壮热交替发作,发有定时,每日一次,或二三日发作一次,伴头痛剧烈、口渴、多汗等症,多为疟疾。

(二) 问汗

汗为心液,是阳气蒸化津液、出于体表而成。问汗时,要着重了解有汗无汗、汗量多少、出汗的时间、出汗部位及其兼症等。

1. 表证出汗

外感表证无汗,兼见恶寒发热、头项强痛、脉浮紧者,为表实证;外感表证有汗,兼见发热恶风、脉浮缓者,为表虚证。

2. 里证出汗

(1) 自汗

白天经常汗出,活动后尤甚,称为自汗。常常伴有畏寒、神疲乏力等症状,多见于气虚或阳虚证。

(2) 盗汗

入睡汗出,醒来则汗止,称为盗汗。多伴有潮热、颧红、五心烦热、舌红脉细数等症,属阴虚。

(3) 战汗

先恶寒战栗,表情痛苦,几经挣扎,而后汗出,称为战汗,为邪正相争,是疾病发展变化的转折点。

3. 局部出汗

(1) 头汗

出汗仅限于头部,或头颈部出汗较多,多因上焦邪热或中焦湿热上蒸,或病危虚阳上越所致。

(2) 半身汗

仅半侧身体有汗,或为左侧,或为右侧,或为下半身,可见于中风、痿证、截瘫等患者。

(3) 手足心汗

手足心出汗过多,兼口干、便秘尿黄等,多因阴经郁热熏蒸所致。

(三) 问疼痛

1. 问疼痛的原因

导致疼痛的原因很多,外感、内伤均可引起疼痛。其病机有虚有实,不通则痛者属实证,不荣则痛者属虚证。

2. 问疼痛的性质

由于引起疼痛的病因病机不同,其疼痛的性质亦不同。

(1)刺痛

疼痛如针刺,疼痛部位固定不移、拒按,多因瘀血所致。

(2)胀痛

痛且有胀感,多因气机郁滞所致。

(3)隐痛

疼痛不剧烈,绵绵不休,多因气血不足或阳气虚弱。

(4)冷痛

痛处有冷感而喜热,多为寒凝筋脉或阳气不足。

(5)灼痛

痛处有烧灼感而喜凉,多因火邪窜络或阴虚阳亢所致。

(6)重痛

疼痛伴有沉重感,多因湿邪困阻气机所致。

3. 问疼痛部位

(1)头痛

由于经脉在头部的循行部位不同,根据头部不同部位的疼痛,可以判别病在何经。一般来说,巅顶头痛,牵引头角,为厥阴经病;头痛连项背,为病在太阳经;前额痛,为病在阳明经;头两侧疼痛或太阳穴附近,为病在少阳经。

(2)胸痛

胸为心肺所居,所以胸痛以心肺病变居多。胸痛憋闷、痛引肩臂者,为胸痹,可见于心阳不振、气虚血瘀等证。胸背彻痛剧烈、面色青灰、手足青至节者,为真心痛,是因心脉急骤闭塞不通所致。胸痛身热、喘促、鼻翼扇动者,为肺有实热;胸痛身热、咳吐脓血臭痰者,多为肺痈。

(3)胁痛

胁为肝胆所居,故胁痛多属肝胆及其经脉的病变。胁肋疼痛、身目发黄者,为肝胆湿热;胁肋胀痛、喜太息易怒者,为肝气郁结;胁部刺痛,多属瘀血。

(4)胃脘痛

胃脘冷痛剧烈、得热痛减者,属寒邪犯胃;胃脘灼痛、消谷善饥、口臭便秘者,属胃火炽盛;胃脘胀痛、嗳气、郁怒则痛甚者,属胃腑气滞;胃脘隐痛、喜暖喜按、呕吐清水者,属胃阳虚。

(5)腹痛

腹部可分为大腹、小腹、少腹三部分。脐以上称大腹,属脾胃。脐以下为小腹,属膀胱、胞宫、大小肠。小腹两侧为少腹,是肝经经脉所过之处。大腹隐痛、喜暖喜按、便溏者,为脾胃虚寒;小腹胀满、小便不利者,为癃闭;少腹冷痛、牵引阴部,为寒凝肝脉、肝脉拘急收缩所致。腹痛隐隐、遇冷加重,多属寒证;腹痛拒按、喜冷便秘者,多为实证、热证;

腹痛喜暖喜按,多为虚证;上腹胀满疼痛、嗳腐吞酸,多为食滞;绕脐痛时作时止者,多为虫积。

（6）腰痛

腰为肾之府,腰痛可由肾的病变所致。腰部绵绵作痛、酸软无力者,属肾虚;兼见小便清长者,为肾阳虚;兼见便秘尿赤者,为肾阴虚。腰部冷痛、阴雨天加重者,为寒湿。腰部痛如针刺、痛处固定不移拒按者,属瘀血。

（7）四肢痛

多由风寒湿邪侵犯经络、肌肉、关节,阻碍经脉所致。四肢关节痛、疼痛部位不定,多为风痹;四肢关节疼痛剧烈,得热痛减、得寒加重,则为寒痹;四肢关节疼痛、沉重不移者,多为着痹;四肢关节红肿灼痛、喜冷,多为热痹。

（四）问饮食和口味

1. 问食欲与食量

询问患者的食欲状况、进食多少,可以判断患者脾胃的功能强弱、疾病的轻重及预后。

食欲减退或不欲食属脾失健运;饥而不欲食,为胃阴不足;厌食油腻厚味,多因肝胆、脾胃湿热内蕴所致。妇女妊娠初期厌食呕吐,为妊娠恶阻。消谷善饥,多为胃火亢盛,或见于消渴病。在疾病过程中,食量渐增,提示胃气渐复;食量渐减,多为脾胃功能逐渐衰减之象。

2. 问口渴与饮水

在疾病过程中,口不渴,提示津液未伤,见于寒证、无明显热邪之证;口渴,多提示津液已伤,或输布障碍。患者虽觉口渴,但又不想喝水或饮水不多,为湿热内蕴或热入营血。患者口渴多饮且欲冷饮,饮水量多,多见于实热证。大渴引饮,小便量多,多为消渴。

3. 问口味

口淡无味,多为脾胃气虚或寒证。口甜而黏腻,常见于脾胃湿热。口苦,可见于肝胆郁热。口中泛酸,多为肝胃蕴热。口中咸味,多为肾虚。

（五）问二便

1. 问大便

正常大便一日一次或两日一次,为黄色成形软便,便内无脓血、黏液及未消化食物,排便顺利通畅。

（1）便秘

指排便间隔时间延长,便次减少,粪便在肠内滞留过久。新病腹胀满闷、大便燥结,或发热口渴者,多为实证、热证;久病、年老体弱、孕中产后便秘,多为气虚推动无力或阴血亏虚肠燥所致。

（2）泄泻

指大便次数增多,一日数次,便质稀溏或如水状。泄泻爆发,大便臭秽,腹痛肠鸣,肛门灼痛,多为湿热泄泻;泻如稀水,色淡黄而味腥臭,多为寒湿泄泻;大便酸臭多沫,泻后痛减,多为食积;长期黎明前腹痛腹泻,称五更泻,为脾肾阳虚所致。

（3）排便感觉异常

腹痛、肛门灼热、里急后重，多因大肠湿热。肛门部有下坠感，甚则肛欲脱出，多因脾虚中气下陷。

2. 问小便

健康人在一般情况下，昼夜排尿量为 1 000～2 000 mL，尿次白天 3～5 次，夜间 0～1 次。排尿次数、尿量受饮水、气温、汗出、年龄等因素的影响而略有不同。

小便清长量多、畏寒喜暖者，属虚寒；小便短赤量少，属实热；小便涩痛、排尿不畅，为膀胱湿热；小便余沥不尽，或失禁或遗尿，为肾气不固；排尿不畅而痛，或伴尿意急迫、尿道灼热感，多属湿热下注的淋证。

（六）问睡眠

在正常情况下，卫气昼行于阳经，阳气盛，则人醒；夜行于阴经，阴气盛，则人睡。问睡眠，应了解患者有无失眠或嗜睡、睡眠时间的长短、入睡难易、有无早醒、是否多梦等。

1. 失眠

又称不寐，是指经常不易入睡，或睡而易醒、不易再睡，甚至彻夜不眠，常伴多梦。失眠兼见心悸健忘、食欲减退、倦怠乏力者，为心脾两虚；虚烦不眠、潮热盗汗、舌红少津、脉细数者，为阴虚内热；夜卧不安、嗳气腹胀者，为脾胃不和；夜眠不宁、口苦恶心者，属胆郁痰扰；心烦不宁、多梦易醒、口舌生疮者，为心火亢盛。

2. 嗜睡

又称多寐，指神疲困倦，睡意很浓，无论白天夜晚，经常不自主地入睡。嗜睡兼见肢体困重、苔腻脉滑者，多为湿盛；食后困倦易睡，多为脾气虚弱；昏睡谵语、身热、舌绛脉数者，多为邪入心包、热盛神昏。

（七）问经带

1. 问月经

正常女性一般在 13～15 岁初潮，月经周期为 28 天左右，持续时间为 3～5 天，经色暗红或紫红，在开始和结束时为淡红，经质不稀不稠，无瘀块，无特殊气味。妊娠期及哺乳期月经停止来潮，绝经期年龄约在 49 岁。

（1）经期

月经周期及量、色、质发生异常改变者称为月经不调。

①月经先期：月经周期提前 7 天以上并连续 3 个周期以上者，称为月经先期。先期而经色鲜红、质稠量多者属血热；先期而色淡、质稀量少者，属气虚。

②月经后期：月经周期错后 7 天以上并连续 3 个周期以上者，称月经后期。后期而色淡、质稀量少者，属血虚；后期而色暗、有块量少者，属血寒。

③经行不定期：经期错乱，或前或后，相差时间在 7 天以上并连续 3 个周期以上者，称为月经先后不定期。若经行无定期，腹痛拒按，或经前乳胀，多为肝郁气滞。经量少而色淡，兼神疲乏力者，属心脾气虚。

（2）经量

经量正常为 50～100 mL，因个人体质不同可略有差异。月经过多，多因血热妄行、瘀血内阻、气虚不摄而致。月经量少，多因寒凝、血虚、血瘀、痰湿而致。

（3）经质、经色

经色淡红质稀，多为血虚；经色深红质稠，属血热；经色紫黑有块，则多为血瘀。

（4）经行异常

①痛经：经前小腹胀痛、经期或经后痛减者，多为实证；小腹隐痛，兼见腰酸者，多为虚证；经行小腹冷痛、得热痛减者，属寒证。

②闭经：停经 3 个月以上，未受孕又不在哺乳期者，称为闭经，多由气虚血少、血海空虚、血瘀不通或寒凝经脉所致。

③崩漏：指不在行经期间，不规则的阴道出血。发病急骤、暴下如注、大量出血者为崩；病势缓、出血量少、淋漓不绝者为漏。崩漏血色深红有块、腹痛者，多属热证；无块无痛者，多因冲任虚损、中气下陷所致。

2. 问带下

白带是女性阴道内的分泌物，具有润泽阴道的作用。正常白带应为少量，乳白色或透明，无臭味。若分泌物过多或绵绵不绝，即为病理性带下。带下色黄或赤、黏稠臭秽，多属实证、热证。带下色白而清稀、无臭，多属虚证、寒证。带下色白量多、淋漓不绝、清稀如涕，多属寒湿下注。若白带中混有血液，为赤白带，多属湿热下注或肝经郁热。

（八）问小儿

小儿科，古称哑科，问诊困难，而且不一定准确。因此问诊时，可以询问其亲属或伴诊者。问小儿，除了一般的问诊内容外，还要根据小儿的生理特点，询问出生前后的情况。如是否患过麻疹、水痘，做过哪些预防接种，是否与传染病患者接触，是否足月出生，出生时情况，囟门闭合情况，采用的喂养方法，有无遗传病等等。

四、切诊

切诊，是医护人员运用指端触觉在患者体表一定的部位进行触、摸、按、压，以了解病情的一种诊察方法，包括脉诊和按诊。

（一）脉诊

脉诊，又称为切脉，指医者以手指指腹触按患者的脉搏，来了解病情、诊断疾病，是中医独特的诊断疾病的方法。

1. 脉诊的部位

目前临床最常用的脉诊部位是"寸口诊法"。寸口又称脉口、气口，其位置在腕后桡动脉搏动处。寸口分寸、关、尺三部，以高骨（桡骨茎突）为标志，其稍内方的部位为关，关前（腕端）为寸，关后（肘端）为尺。两手各分寸、关、尺三部，共称六脉。目前临床常用寸口分部所候脏腑配属为：左寸候心，左关候肝，左尺候肾；右寸候肺，右关候脾，右尺候肾（命门）（图 8-3）。

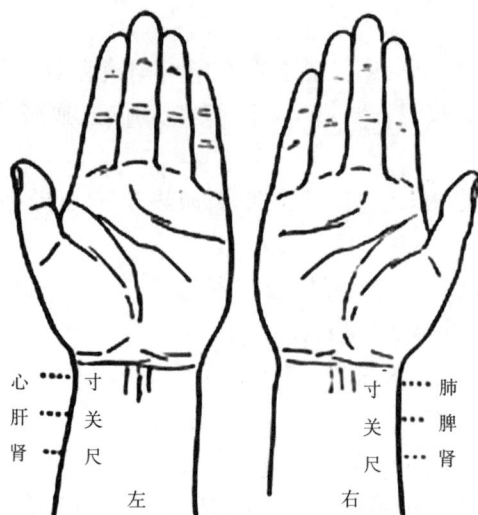

图 8-3　诊脉的部位

2. 诊脉的方法

（1）时间及环境

诊脉的时间最好是清晨。诊脉时需要一个安静的内外环境。诊脉之前，先让患者休息片刻，使气血平静，诊室也要保持安静，以避免外界环境的影响和患者情绪的波动，这样也有利于医护人员体会脉象。在特殊情况下应随时随地诊察患者，不必拘泥于这些条件。

（2）体位

要让患者取坐位或正卧位，手臂平放和心脏近于同一水平，直腕，掌心向上，在腕关节背垫脉枕。

（3）指法

医者和患者侧向坐，用左手按诊患者的右手，用右手按诊患者的左手。诊脉下指时，首先用中指按在掌后高骨内侧关脉，再用食指按在关前的寸脉，无名指按在关后尺脉。三指呈弓形，指头平齐，以指腹接触脉体。布指的疏密要和患者的身长相适应，身矮臂短者，布指宜密，身高臂长者，布指宜疏。三指平布同时用力按脉，称为总按；也可用一指单按其中一部脉象，可体会某一部脉象。临床上总按、单按常配合使用。

（4）举按寻

用轻指力按在皮肤上叫举，又叫浮取或轻取；用重指力按在筋骨间叫按，又称沉取或重取；指力不轻不重，还可亦轻亦重，以委曲求之叫寻。

（5）平息

一呼一吸称一息，诊脉时，医者的呼吸要自然均匀，用一呼一吸的时间去计算患者脉搏的至数。

（6）五十动

即每次切脉时间，每侧脉搏跳动应不少于 50 次，以了解有无促、结、代脉，防止漏诊。一般来说，每次诊脉时间不低于 1 分钟，以 2～3 分钟为宜。

3. 正常脉象

正常人体的脉象又称常脉或平脉。平脉是一息脉来四到五至（每分钟脉搏跳动 70～80 次），不浮不沉，不大不小，三部有脉，柔和有力，从容缓和，节律均匀，尺脉沉取有力。正常脉象因人体内外因素的影响而有相应的生理性变化。如春季脉稍弦，夏季脉稍洪，秋季脉稍浮，冬季脉稍沉。瘦人脉多浮，胖人脉多沉；妇女脉象较男子濡软而略数，妇女妊娠多见滑脉。当喝酒、运动、劳动以及情绪波动时，也能引起脉象的变化，但其变化是暂时的，属正常脉象。

4. 常见病脉

疾病反应于脉象的变化，称病脉。病与脉密切相关，不同的脉象提示不同的病证。临床常见的病脉及主病如下：

（1）浮脉

脉象：轻取即得，重按稍减而不空，举之泛泛而有余，脉搏显现部位表浅。

主病：表证。浮而有力为表实，浮而无力为表虚。

（2）沉脉

脉象：轻取不应，重按乃得，如石沉水底，脉搏显现部位深。

主病：里证。有力为里实，无力为里虚。

（3）迟脉

脉象：脉来迟慢，一息不足四至（相当于每分钟脉搏跳动 60 次以下）。

主病：寒证。有力为实寒证，无力为虚寒证。久经锻炼的运动员，脉迟有力，不属病脉。

（4）数脉

脉象：脉来急促，一息脉来五至以上（相当于每分钟脉搏跳动 90 次以上）。

主病：热证。有力为实热证，无力为虚热证。

（5）虚脉

脉象：三部脉举按均无力。为无力脉的总称。

主病：虚证。

（6）实脉

脉象：三部脉举按均有力。为有力脉的总称。

主病：实证。平人亦可见实脉，这是正气充足、脏腑功能良好的表现。

（7）滑脉

脉象：往来流利，应指圆滑，如珠走盘。

主病：痰饮、食积、实热。可为青壮年常脉；妇女妊娠见滑脉，是气血充盛而调和的表现。

（8）涩脉

脉象：往来艰涩，极不流利，如轻刀刮竹。

主病:精血亏少,气滞血瘀。

(9) 洪脉

脉象:脉形宽大,如波涛汹涌,来盛去衰。

主病:热盛。

(10) 细脉

脉象:脉细如线,但应指明显。脉窄且波动小。

主病:诸虚劳损,虚证。

(11) 弦脉

脉象:端直以长,如按琴弦。脉的硬度大。

主病:肝胆病、痰饮、痛证。

(12) 紧脉

脉象:脉来绷急,应指有力,如牵绳转索。脉的搏动张力大。

主病:寒证、痛证。

(13) 促脉

脉象:脉来急促,时而一止,止无定数。

主病:阳热亢盛,气血痰食郁滞,肿痛,虚脱。

(14) 结脉

脉象:脉来缓慢,时而一止,止无定数。

主病:阴盛气结,寒痰血瘀。

(15) 代脉

脉象:脉来时见一止,止有定数,良久方来。

主病:脏气衰微,风证,痛证,惊恐,跌扑损伤。

5. 相兼脉与主病

在临床上,脉象可以单一出现,也可复合出现。相兼脉,又称复合脉,是指两种或两种以上的病脉同时出现的脉象。一般说来,相兼脉的主病,相当于其所包括的各单一脉象主病的总和。

(二) 按诊

按诊,就是用手直接触摸或按压患者的某些部位,以了解局部的异常变化,从而推断疾病的部位、性质和病情轻重等情况的一种诊病方法。

1. 按肌肤

按肌肤在于探明肌肤的寒热、润燥以及肿胀等情况。肌肤灼热者,多为热证;肌肤清凉者,多为寒证。皮肤干燥者,提示尚未出汗或津液不足;皮肤湿润者,提示身已汗出或津液未伤。皮肤甲错者,为内有瘀血。按之凹陷不起,肌肤肿胀发亮,为水肿;按之凹陷,举手即起无痕,为气肿。

2. 按手足

通过触摸患者手足部位的冷热,诊察其寒热证候,推知疾病预后。四肢手足俱冷,多为阳虚寒盛;四肢手足俱热,多为阳盛阴虚。手背热盛,多为外感;手心热盛,多为内伤。阳虚证者,四肢犹温,是阳气尚存,病虽重但尚可治疗;若四肢厥冷,其病多预后不良。

3. 按脘腹

按脘腹是通过有目的地触摸、按压脘腹部,检查脘腹的疼痛、软硬和有无包块等情况了解其局部病变的方法。疼痛喜按,局部柔软者,多为虚证;疼痛拒按者,多为实证。腹冷喜暖者,属寒证;腹热喜冷者,属热证。腹中肿块痛无定处,按之无形聚散不定者为聚,多属气滞;腹中肿块坚实有形,推之难移者为积,多属血瘀。脐周包块,起伏聚散,往来不定,按之指下蠕动者,为虫积。

4. 按腧穴

按腧穴,是按压身体上某些特定穴位,通过穴位的变化与反应,来判断脏腑病变。腧穴的常见变化有出现结节或条索状物,或者出现压痛及敏感反应。如肺病在肺俞穴摸到结节,或中府穴有压痛;胃病在胃俞穴和足三里穴有压痛;肠痈在阑尾穴有压痛。

知识导图

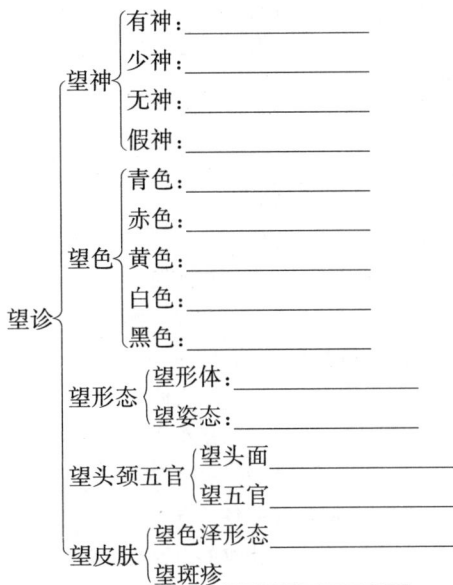

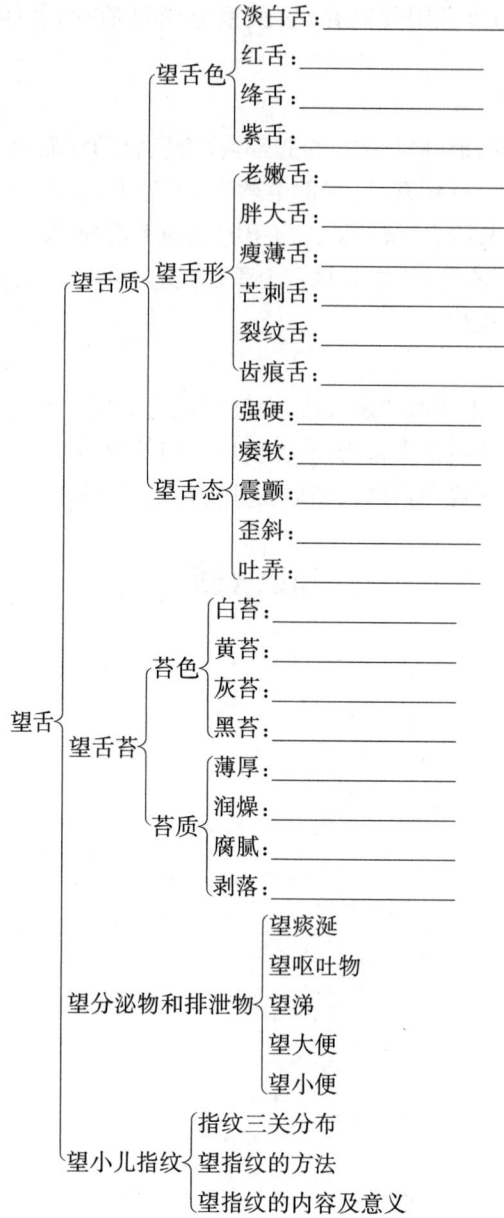

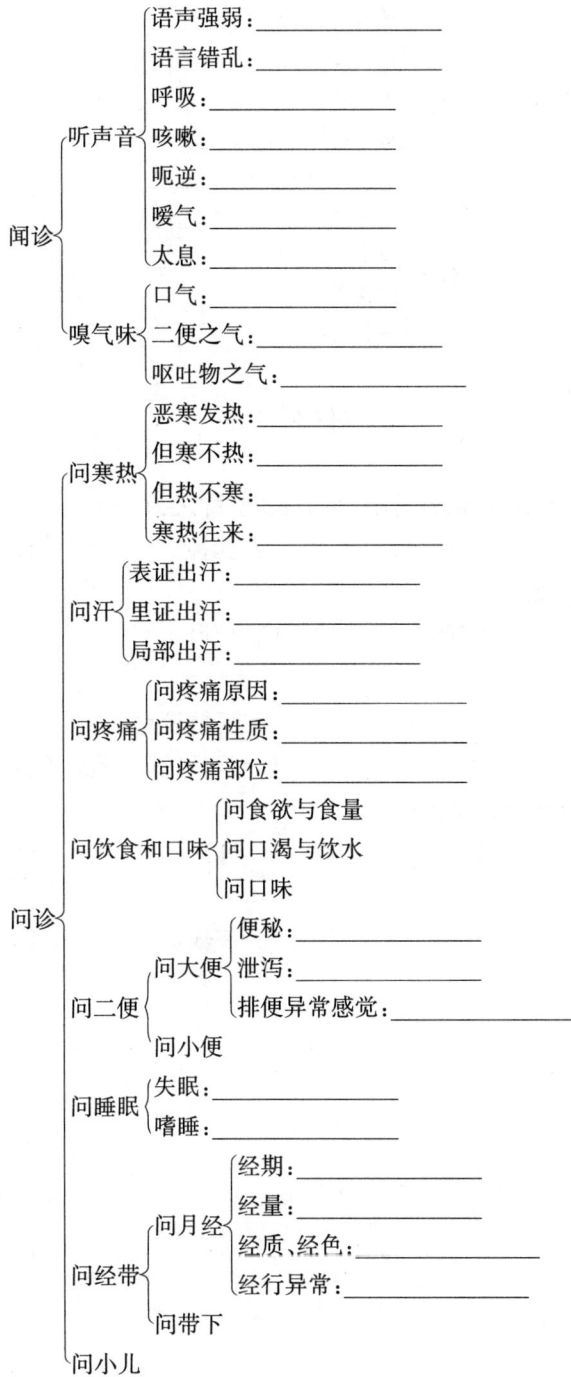

闻诊
├ 听声音
│　├ 语声强弱：＿＿＿＿＿＿＿＿＿
│　├ 语言错乱：＿＿＿＿＿＿＿＿＿
│　├ 呼吸：＿＿＿＿＿＿＿＿＿
│　├ 咳嗽：＿＿＿＿＿＿＿＿＿
│　├ 呃逆：＿＿＿＿＿＿＿＿＿
│　├ 嗳气：＿＿＿＿＿＿＿＿＿
│　└ 太息：＿＿＿＿＿＿＿＿＿
└ 嗅气味
　　├ 口气：＿＿＿＿＿＿＿＿＿
　　├ 二便之气：＿＿＿＿＿＿＿＿＿
　　└ 呕吐物之气：＿＿＿＿＿＿＿＿＿

问诊
├ 问寒热
│　├ 恶寒发热：＿＿＿＿＿＿＿＿＿
│　├ 但寒不热：＿＿＿＿＿＿＿＿＿
│　├ 但热不寒：＿＿＿＿＿＿＿＿＿
│　└ 寒热往来：＿＿＿＿＿＿＿＿＿
├ 问汗
│　├ 表证出汗：＿＿＿＿＿＿＿＿＿
│　├ 里证出汗：＿＿＿＿＿＿＿＿＿
│　└ 局部出汗：＿＿＿＿＿＿＿＿＿
├ 问疼痛
│　├ 问疼痛原因：＿＿＿＿＿＿＿＿＿
│　├ 问疼痛性质：＿＿＿＿＿＿＿＿＿
│　└ 问疼痛部位：＿＿＿＿＿＿＿＿＿
├ 问饮食和口味
│　├ 问食欲与食量
│　├ 问口渴与饮水
│　└ 问口味
├ 问二便
│　├ 问大便
│　│　├ 便秘：＿＿＿＿＿＿＿＿＿
│　│　├ 泄泻：＿＿＿＿＿＿＿＿＿
│　│　└ 排便异常感觉：＿＿＿＿＿＿＿＿＿
│　└ 问小便
├ 问睡眠
│　├ 失眠：＿＿＿＿＿＿＿＿＿
│　└ 嗜睡：＿＿＿＿＿＿＿＿＿
├ 问经带
│　├ 问月经
│　│　├ 经期：＿＿＿＿＿＿＿＿＿
│　│　├ 经量：＿＿＿＿＿＿＿＿＿
│　│　├ 经质、经色：＿＿＿＿＿＿＿＿＿
│　│　└ 经行异常：＿＿＿＿＿＿＿＿＿
│　└ 问带下
└ 问小儿

脉诊部位：＿＿＿＿＿＿＿＿＿
诊脉方法：＿＿＿＿＿＿＿＿＿
脉诊 正常脉象：＿＿＿＿＿＿＿＿＿
常见病脉：＿＿＿＿＿＿＿＿＿
相兼脉与主病：＿＿＿＿＿＿＿＿＿

切诊

按肌肤：＿＿＿＿＿＿＿＿＿
按手足：＿＿＿＿＿＿＿＿＿
按诊 按脘腹：＿＿＿＿＿＿＿＿＿
按腧穴：＿＿＿＿＿＿＿＿＿

对接护考

1. 两目灵活明亮,神志清楚,语言清晰,反应灵敏,称之为　　　　　　　　（　　）
   A. 有神　　　　　　B. 少神　　　　　　C. 无神　　　　　　D. 假神
2. 不属于青色主病的是　　　　　　　　　　　　　　　　　　　　　　　（　　）
   A. 寒证　　　　　　B. 痛证　　　　　　C. 惊风　　　　　　D. 湿证
3. 小儿指纹达于气关,是　　　　　　　　　　　　　　　　　　　　　　（　　）
   A. 病情较轻　　　　　　　　　　　　B. 病情较重
   C. 透关射甲　　　　　　　　　　　　D. 病情凶险,预后不良
4. 下列对表证的诊断最有意义的是　　　　　　　　　　　　　　　　　　（　　）
   A. 发热　　　　　　B. 恶寒　　　　　　C. 脉浮　　　　　　D. 寒战
5. 滑脉一般不见于　　　　　　　　　　　　　　　　　　　　　　　　　（　　）
   A. 妊娠　　　　　　B. 寒证　　　　　　C. 痰饮　　　　　　D. 食积

任务九　辨　证

学习目标

知识目标：

1. 能说出八纲辨证的辨证方法、护治原则和护理措施。

2. 能说出脏腑辨证中各证型的临床表现和护治原则。

能力目标：

1. 会运用八纲辨证理论进行辨证、制定护治原则。

2. 会运用脏腑辨证理论进行辨证、制定护治原则。

3. 会运用八纲辨证、脏腑辨证理论进行健康宣教。

素质目标：

了解中华民族优秀的传统文化，增强文化自信，培养深厚的爱国情感和中华民族自豪感，热爱护理事业。

案例

朱某，女，49岁，头痛眩晕2天。2天前与人发生争执后出现头痛，眩晕耳鸣，面红目赤，急躁易怒，腰膝酸软，失眠多梦，心悸健忘，舌红少津，脉弦有力。如何对该患者进行辨证施护？

辨证，是中医认识和诊断疾病的方法。辨证的过程就是诊断的过程，是在整体观念指导下，将四诊所收集的病情资料进行分析、归纳，判断疾病发生的原因，判断病变的部位，疾病的性质、邪正盛衰以及预后等，继而做出正确的诊断，为论治和实施护理提供可靠依据。

中医辨证方法有多种，如八纲辨证、脏腑辨证等，其中八纲辨证是各种辨证的总纲，也就是从各种辨证方法的个性中概括出来的共性；脏腑辨证主要应用于杂病，又是其他各种辨证的基础。虽然各种辨证方法各有其特点和适用范围，但在中医临床运用中往往是互相联系和相互补充的。

一、八纲辨证

八纲，是指表、里、寒、热、虚、实、阴、阳八个辨证纲领。八纲辨证，就是用这八类证候概括说明病变的大体类别、部位、性质及邪正盛衰等方面的情况，把千变万化的病证归纳为表与里、寒与热、虚与实、阴与阳四对纲领性证候，用以指导临床治疗与护理。

（一）表里辨证

表里是辨别疾病病位深浅的一对辨证纲领。

凡病变部位在皮毛、肌腠、经络的属表证,病变部位在脏腑、气血、骨髓的属里证。表证病邪尚浅,病证较轻;里证病邪深入,病证较重。外感病,病邪由表入里,是病渐增重;病邪由里出表,是病渐减轻。

1. 表证

表证是指六淫、疠气等邪气由皮毛、口鼻入侵肌表所产生的证候,多见于外感疾病初期阶段,具有起病急、病情轻、病程短、有感受外邪因素等特点。

（1）临床表现

恶寒（或恶风）、发热、头身痛、舌苔薄白、脉浮,常兼鼻塞流涕、咽痛、咳嗽等症状。

（2）护治原则

辛散解表。

2. 里证

里证是泛指病变部位在内,脏腑、气血、骨髓等受病所反映的证候。

里证多见于外感病的中、后期阶段或内伤疾病之中。里证的成因大致有三种情况:一是外邪袭表,表证不解,病邪传里,形成里证;二是直中,即外邪直接入里,侵犯脏腑等部位;三是情志内伤、饮食劳倦等因素,直接损伤脏腑,或因脏腑气机失调、气血津液等受病而出现各种证候。

（1）临床表现

由于里证的范围极为广泛,涉及寒热、虚实、脏腑及气血等,因此所表现的证候也不同。

里证的基本特点是:无新起恶寒发热并见,以脏腑症状为主要表现,起病可急可缓,一般病情较重,病程较长。详细内容见寒热虚实辨证及脏腑辨证。

（2）护治原则

以"和里"概括。可根据寒、热、虚、实等具体病证的不同,分别选方用药。

（二）寒热辨证

寒热是辨别疾病性质的一对辨证纲领。热邪致病导致机体阳气偏盛而阴液消耗,表现为热证;寒邪致病容易导致机体阴气偏盛而阳气受损,表现为寒证。

1. 寒证

寒证是指感受寒邪,或阴盛阳虚所表现的证候。

（1）临床表现

恶寒喜暖、手足厥冷,口淡不渴,倦卧,小便清长,大便稀溏,面色白,舌淡苔白而润,脉迟或紧等。

（2）护治原则

温里祛寒。

2. 热证

热证是指感受热邪,或阳盛阴虚、人体功能活动亢进所表现的证候。

（1）临床表现

发热,喜凉,口渴欲饮,面红目赤,烦躁不宁,痰、涕黄稠,小便短黄,大便干结,舌红苔黄、干燥少津,脉数等。

（2）护治原则

清热泻火。

（三）虚实辨证

虚实是辨别邪正盛衰的一对辨证纲领。虚实主要反映病变过程中人体正气的强弱和致病邪气的盛衰。一般而言,邪气盛则实,精气夺则虚。

1. 虚证

虚证是对人体正气虚弱为主所产生的各种虚弱证候的概括。虚证反映人体正气虚弱、不足而邪气并不明显的一类证候,有阴虚、阳虚、气虚、血虚等,其形成有先天不足和后天失养。

（1）临床表现

由于虚证有气、血、阴、阳虚证等多种证候的不同,所以临床表现不一致,很难概括全面,常见的有:面色苍白或萎黄,精神萎靡,身疲乏力,心悸气短,形寒肢冷或五心烦热,自汗盗汗,大便溏泄或滑脱,小便频数或失禁,舌质淡嫩,少苔或无苔,脉虚无力等。

（2）护治原则

补虚扶正。

2. 实证

实证是邪气亢盛、正气未衰所产生的一系列亢盛有余病症的统称。多因外感六淫之邪侵犯人体,或有脏腑机能失调,导致气机阻滞,以及痰饮、瘀血、宿食等有形的病理产物壅聚停积于体内所致。由于病邪的性质及所在部位的不同,其表现也不一样。

（1）临床表现

由于病因和病邪停积部位的差异,实证各自有着不同的证候表现。其代表症状主要有:发热,呼吸气粗,痰涎壅盛,脘腹胀满,疼痛拒按,大便秘结,小便不利,神昏谵语,脉实有力,舌苔厚腻等。

（2）护治原则

泻实祛邪。

（四）阴阳辨证

阴阳是概括病证类别的一对纲领。它们既可概括整个病情,也可用于症状的分析。阴阳又是八纲的总纲,概括了其他的三对纲领,即表、热、实属阳,里、寒、虚属阴。一切病症,尽管错综复杂,但归纳起来不外乎阴证和阳证两大类。

1. 阴证

阴证是阳气虚衰或寒邪凝滞导致的证候。

（1）临床表现

不同的疾病,所表现的阴性证候不尽相同,各有侧重。一般常见为:面色暗淡,精神萎靡,身重蜷卧,形寒肢冷,倦怠无力,语声低怯,纳差,口淡不渴,便溏腥臭,小便清长,舌淡胖嫩,脉沉迟或弱或细涩。

（2）护治原则

温补阳气。

2. 阳证

阳证是体内热邪壅盛或阳气亢盛导致的证候。

（1）临床表现

不同的疾病,所表现的阳性证候也不尽相同。一般常见的有:面色偏红,发热,肌肤灼热,神烦,躁动不安,语声粗浊,呼吸气粗,喘促痰鸣,口干渴饮,大便秘结,或有奇臭,小便短赤,舌质红绛,苔黄黑生芒刺,脉象浮数、洪大。

（2）护治原则

清热祛邪。

3. 亡阴证

亡阴证是指体内阴液大量耗损、严重亏乏欲竭而表现出的危重证候。

（1）临床表现

汗热味咸而黏,如珠如油,身灼肢温,虚烦躁扰,恶热,口渴欲饮,皮肤皱瘪,小便极少,面色赤,唇舌干燥,脉细数。

（2）护治原则

救阴敛阳。

4. 亡阳证

亡阳证是指体内阳气极度衰微而表现出阳气欲脱的危重证候。

（1）临床表现

冷汗淋漓,汗质稀淡,神情淡漠,肌肤不温,手足厥冷,呼吸气微,面色苍白,舌淡而润,脉微欲绝等。

（2）护治原则

回阳救逆。

二、脏腑辨证

脏腑辨证是以脏腑学说为基础,运用四诊的方法,根据脏腑的生理功能、病理表现,推究病机,判断病位、病性、邪正盛衰情况的一种辨证方法。在脏腑辨证基础上确定的护理原则和护理措施,是中医护理的重要内容。

（一）心与小肠病辨证

心居胸中,外有心包护卫。心主血脉,具有推动血液在脉道内运行的作用。心又主神明,关系到精神思维活动,为人体生命活动的主宰。心开窍于舌,与小肠相表里。心的病变主要反映在心脏本身及其主血脉功能的失常和意识思维等精神活动异常等方面。

1. 心气虚

(1) 临床表现

心悸,气短,自汗,活动或劳累后加重,面色淡白,体倦乏力,舌淡苔白,脉虚。

(2) 护治原则

补气安神。

2. 心阳虚

(1) 临床表现

心悸、气短、自汗、活动或劳累后加重,形寒肢冷,心胸憋闷,面色苍白,舌淡舌体胖嫩,脉细弱或结代。

(2) 护治原则

温补心阳。

3. 心血虚

(1) 临床表现

心悸失眠,健忘多梦,头晕目眩,面色淡白或萎黄,唇甲色淡,舌淡,脉细弱。

(2) 护治原则

养血安神。

4. 心阴虚

(1) 临床表现

心悸失眠,健忘多梦,两颧潮红,五心烦热,午后潮热,盗汗,舌红少津,脉细而数。

(2) 护治原则

滋阴养血安神。

5. 心火亢盛

(1) 临床表现

心中烦热,失眠多梦,口舌糜烂,口渴,尿黄,便结,舌尖红赤,苔黄,脉数,甚则吐血衄血。

(2) 护治原则

清心泻火。

6. 心脉痹阻

(1) 临床表现

心悸怔忡,心胸憋闷或刺痛,痛引臂内侧,时发时止,舌暗或有紫斑、紫点,脉细涩或结代,甚则暴痛欲绝,口唇青紫,肢厥神昏,脉微欲绝。

(2) 护治原则

活血通络化瘀。

(二) 肺与大肠病辨证

肺位于胸中,上连气道、喉咙,开窍于鼻,主皮毛,与大肠相表里。肺又主宣发,司呼吸,为气机出入升降之枢,为气之主。肺还能敷布津液,通调水道,为水之上源。肺的病变,主要为肺气宣降失常,反映为主气司呼吸功能的障碍和卫外功能的失职,以及水液代谢的部分病变。

1. 肺气虚

(1)临床表现

咳喘无力,气短乏力,痰液清稀,声音低怯,自汗,动则加重,畏风,易于感冒,面色淡白,舌质淡嫩,苔白,脉虚。

(2)护治原则

补益肺气。

2. 肺阴虚

(1)临床表现

咳嗽无痰,或痰少而黏,口燥咽干,体形消瘦,五心烦热,颧红、盗汗,甚则痰中带血,舌红少津,脉细数。

(2)护治原则

滋阴清肺。

3. 风寒束肺

(1)临床表现

咳嗽,痰稀色白,鼻塞流清涕,微恶寒,轻度发热,无汗,舌苔薄白,脉浮紧。

(2)护治原则

宣肺解表。

4. 风热犯肺

(1)临床表现

咳嗽,痰黄黏稠,鼻塞流黄浊涕,口干咽痛,身热恶风,舌尖红,苔薄黄,脉浮数。

(2)护治原则

疏风清肺。

5. 热邪壅肺

(1)临床表现

咳嗽痰稠色黄,气喘息粗,壮热口渴,烦躁不安,甚则鼻翼扇动,或胸痛咳吐脓血腥臭痰,大便干结,小便短赤,舌红苔黄,脉滑数。

(2)护治原则

清泻肺热。

6. 燥邪犯肺

(1)临床表现

干咳无痰,或痰黏难咯,口、鼻、唇、咽干燥,或微有身热恶寒,舌淡苔薄白或薄黄,脉细数。

(2)护治原则

清肺润燥。

(三)脾与胃病辨证

脾与胃相表里,开窍于口,其华在唇。脾主运化与统血,又主四肢和肌肉。脾病主要表现为运化失常和脾不统血的异常情况。

1. 脾气虚

(1)临床表现

腹胀纳少,食后尤甚,大便溏薄,肢体倦怠,少气懒言,形体消瘦或见肥胖水肿,面色萎黄,舌淡苔白,脉缓弱。

(2)护治原则

补气健脾。

2. 脾阳虚

(1)临床表现

腹胀纳少,腹痛喜温喜按,四肢欠温,大便溏薄清稀,小便不利,舌淡胖,苔白滑,脉沉迟无力。

(2)护治原则

温中健脾。

3. 脾气下陷

(1)临床表现

脘腹重坠作胀,食后益甚;或肛门便意频频且坠重不适;或久泻不止,甚则脱肛;或子宫下垂;或尿浊如米泔;伴见气少乏力,肢体倦怠,声低懒言,头晕目眩,舌淡苔白,脉缓弱等。

(2)护治原则

益气举陷,补中健脾。

4. 脾不统血

(1)临床表现

便血、尿血、肌衄、鼻衄、齿衄或妇女月经过多、崩漏等,常伴食少便溏,神疲乏力,少气懒言,面色无华,舌淡苔白,脉细弱等。

(2)护治原则

健脾摄血。

5. 寒湿困脾

(1)临床表现

脘腹痞闷胀痛,食少便溏,泛恶欲吐,口淡不渴,头身困重,面色萎黄或肌肤面目发黄,黄色晦暗如烟熏,或肢体水肿,小便短少,舌苔胖苔白腻,脉濡缓。

(2)护治原则

健脾化湿。

6. 湿热蕴脾

(1)临床表现

脘腹痞闷,纳呆呕恶,便溏尿黄,肢体困重,或面目肌肤发黄,黄色鲜明如橘子皮,皮肤发痒或身热起伏,舌红苔黄腻,脉濡数。

(2)护治原则

清利湿热。

7. 食滞胃脘

（1）临床表现

胃脘胀痛，甚则疼痛，嗳气吞酸或呕吐酸腐食物，吐后胀痛得减，或矢气便溏，泻下物酸腐臭秽，舌苔厚腻，脉滑。

（2）护治原则

消食导滞。

（四）肝与胆病辨证

肝居肋下，与胆相表里，其华在爪，开窍于目。肝藏血，主疏泄，具有贮藏血液、调节血量、疏泄胆汁、舒畅气机、调节情志等功能。肝的病变范围较广，主要有肝失疏泄、肝气郁结、肝不藏血、阴血亏虚、肝火炽盛以及湿热、寒邪犯扰等。

1. 肝气郁结

（1）临床表现

胸胁或少腹胀闷窜痛，胸闷喜太息，情志抑郁易怒，或咽部梅核气，妇女可见乳房胀痛、痛经、月经不调，甚则闭经，舌苔薄白，脉弦。

（2）护治原则

疏肝解郁。

2. 肝火上炎

（1）临床表现

头晕胀痛，面红目赤，口苦咽干，急躁易怒，不眠或噩梦纷纭，胸肋灼痛，便秘尿黄，耳鸣如潮，吐血衄血，舌红苔黄，脉弦数。

（2）护治原则

清肝泻火。

3. 肝血不足

（1）临床表现

眩晕耳鸣，面白无华，爪甲不荣，夜寐多梦，视力减退或夜晚视物不清，或肢体麻木，关节拘急不利，手足震颤或肌肉颤动，月经量少色淡，甚则闭经，舌淡苔白，脉细。

（2）护治原则

养血息风。

4. 肝阳上亢

（1）临床表现

眩晕耳鸣，头目胀痛，面红目赤，急躁易怒，心悸健忘，失眠多梦，腰膝酸软，头重脚轻，舌红少津，脉弦有力或脉细数。

（2）护治原则

平肝潜阳。

5. 肝风内动

（1）临床表现

①肝阳化风：眩晕欲仆、头摇、头痛、项强、肢体震颤、手足麻木、步履不正、语言不利，

严重者猝然昏仆,不省人事,口眼㖞斜,半身不遂,舌强不语。舌红苔白或腻,脉弦有力。

②热极生风:高热,神昏,躁扰如狂或手足抽搐,颈项强直,甚则角弓反张,两目上视,牙关紧闭,舌红绛,脉弦数。

③阴虚动风:手足震颤、蠕动,或肢体抽搐,眩晕耳鸣,口燥咽干,体形消瘦,五心烦热,潮热颧红,舌红少津,脉弦细数。

④血虚生风:手足震颤,肌肉抽动,关节拘急不利,肢体麻木,眩晕耳鸣,面色无华,爪甲不荣,舌淡苔白,脉细。

(2)护治原则

滋阴潜阳、平肝息风;清热息风;滋阴息风;养血息风。

6.肝胆湿热

(1)临床表现

胁肋胀痛,口苦纳呆,呕恶腹胀,寒热往来,黄疸,大便不调,小便短赤或阴囊湿疹,睾丸红肿热痛,妇女带下黄臭,外阴瘙痒,舌红苔黄腻,脉弦数。

(2)护治原则

清泻肝胆湿热。

(五)肾与膀胱病辨证

肾居腰部,左右各一,与膀胱互为表里。肾主生长发育与生殖、主水、主纳气、生髓充脑,濡养温煦各脏腑、主骨。肾为"先天之本""阴阳之根"。肾开窍于耳及二阴,其华在发。肾的病变主要表现在生长发育、生殖功能、水液代谢的异常和脑、髓、骨,以及某些呼吸、听觉、大小便的异常等。肾病以阴、阳、精、气亏损为常见,故肾多虚证。

1.肾阳虚

(1)临床表现

腰膝酸软而痛,畏寒肢冷,腰膝以下尤甚,头目眩晕,精神萎靡,面色㿠白或黑;男子阳痿、精冷,女子宫寒不孕;或尿少水肿,腰以下肿甚,按之凹陷不起,舌淡胖或舌边有齿痕,苔白滑,脉沉弱。

(2)护治原则

温补肾阳。

2.肾阴虚

(1)临床表现

腰膝酸痛,头晕耳鸣,失眠多梦,口咽干燥,形体消瘦,五心烦热,潮热盗汗,骨蒸发热,颜面午后潮红,男子阳强易举、遗精、早泄,女子经少或经闭、崩漏,小便短黄,舌红少津,脉细数。

(2)护治原则

滋养肾阴。

3.肾不纳气

(1)临床表现

久喘不止,呼多吸少,气不得续,动则喘息更甚,自汗神疲,声音低怯,耳鸣失聪,腰膝酸软,舌淡胖,苔白滑,脉沉弱。喘息严重者,可见冷汗淋漓,肢冷面青,脉浮大无根;或见气短息促,颧红心烦,咽干口燥,舌红少津,脉细数。

（2）护治原则

补肾纳气。

4. 肾气不固

（1）临床表现

面白神疲,听力减退,腰膝酸软,小便频数清长,或尿后余沥不尽,或遗尿,夜尿频多,甚至小便失禁,男子滑精,女子带下清稀,或胎动易滑,舌淡脉沉弱。

（2）护治原则

固摄肾气。

5. 膀胱湿热

（1）临床表现

尿频、尿急、尿道灼痛、尿色黄赤短少,或有发热腰痛,或尿血,或尿中有砂石,舌红苔黄腻,脉数。

（2）护治原则

清热利湿。

知识导图

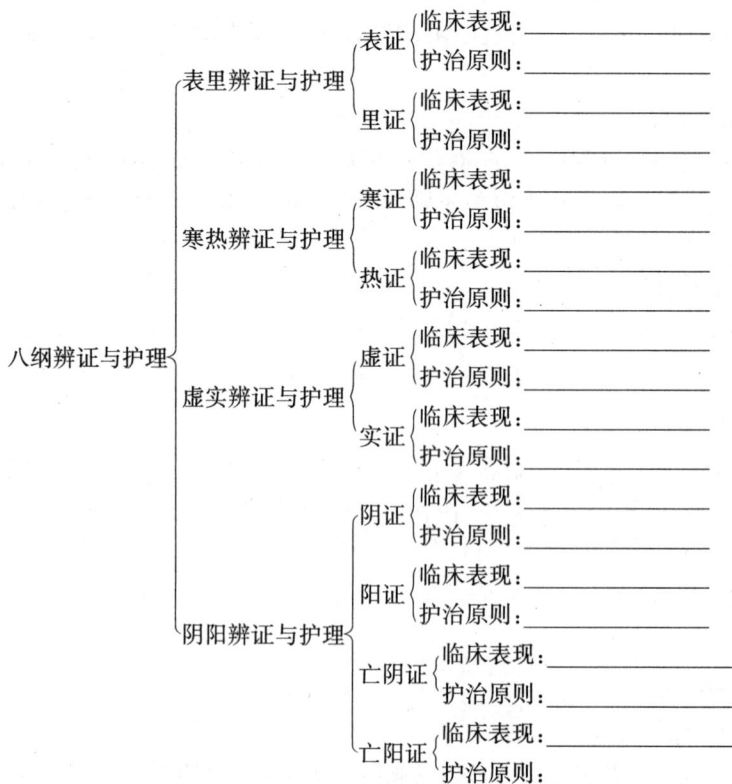

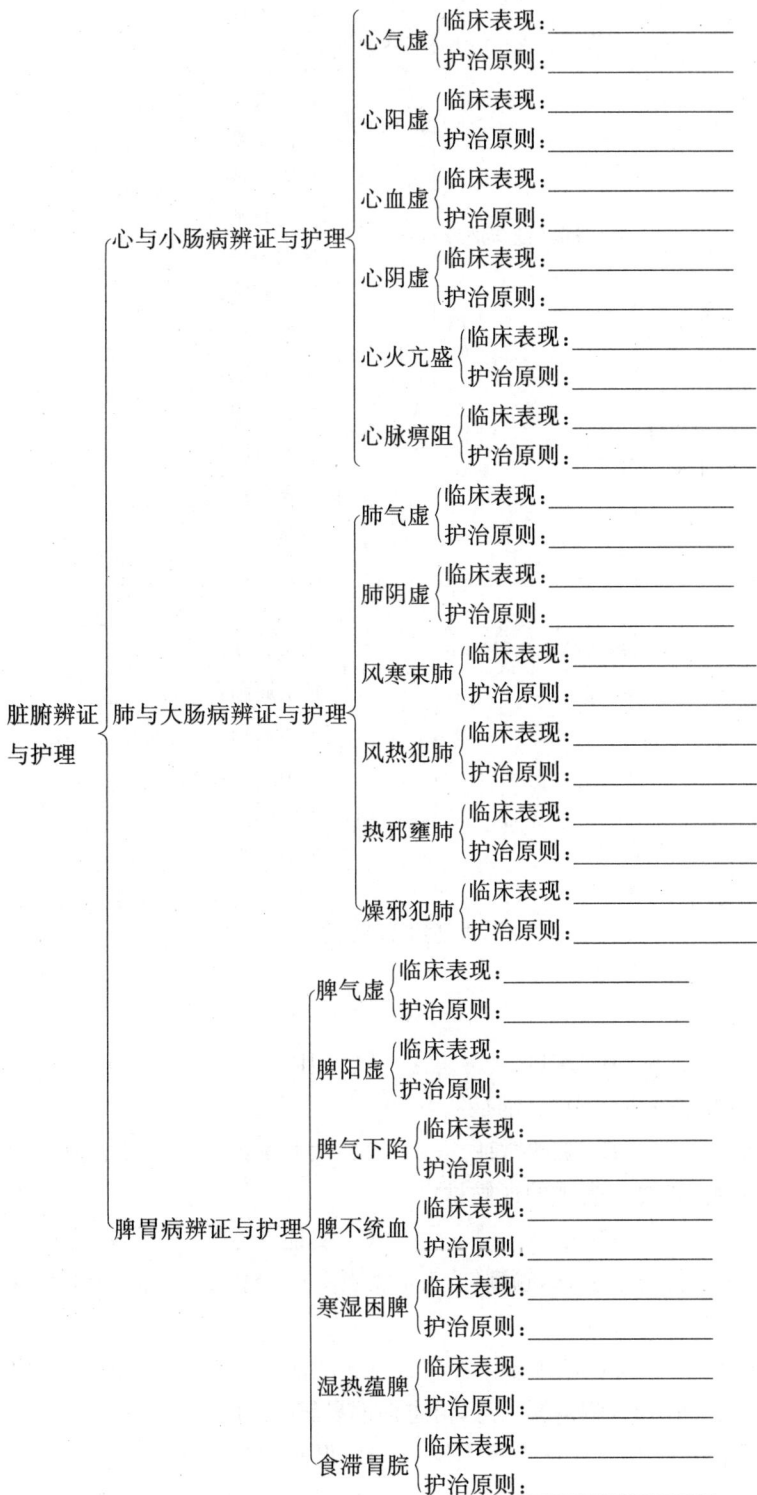

心与小肠病辨证与护理
- 心气虚
  - 临床表现：＿＿＿＿＿＿＿＿
  - 护治原则：＿＿＿＿＿＿＿＿
- 心阳虚
  - 临床表现：＿＿＿＿＿＿＿＿
  - 护治原则：＿＿＿＿＿＿＿＿
- 心血虚
  - 临床表现：＿＿＿＿＿＿＿＿
  - 护治原则：＿＿＿＿＿＿＿＿
- 心阴虚
  - 临床表现：＿＿＿＿＿＿＿＿
  - 护治原则：＿＿＿＿＿＿＿＿
- 心火亢盛
  - 临床表现：＿＿＿＿＿＿＿＿
  - 护治原则：＿＿＿＿＿＿＿＿
- 心脉痹阻
  - 临床表现：＿＿＿＿＿＿＿＿
  - 护治原则：＿＿＿＿＿＿＿＿

脏腑辨证与护理

肺与大肠病辨证与护理
- 肺气虚
  - 临床表现：＿＿＿＿＿＿＿＿
  - 护治原则：＿＿＿＿＿＿＿＿
- 肺阴虚
  - 临床表现：＿＿＿＿＿＿＿＿
  - 护治原则：＿＿＿＿＿＿＿＿
- 风寒束肺
  - 临床表现：＿＿＿＿＿＿＿＿
  - 护治原则：＿＿＿＿＿＿＿＿
- 风热犯肺
  - 临床表现：＿＿＿＿＿＿＿＿
  - 护治原则：＿＿＿＿＿＿＿＿
- 热邪壅肺
  - 临床表现：＿＿＿＿＿＿＿＿
  - 护治原则：＿＿＿＿＿＿＿＿
- 燥邪犯肺
  - 临床表现：＿＿＿＿＿＿＿＿
  - 护治原则：＿＿＿＿＿＿＿＿

脾胃病辨证与护理
- 脾气虚
  - 临床表现：＿＿＿＿＿＿＿＿
  - 护治原则：＿＿＿＿＿＿＿＿
- 脾阳虚
  - 临床表现：＿＿＿＿＿＿＿＿
  - 护治原则：＿＿＿＿＿＿＿＿
- 脾气下陷
  - 临床表现：＿＿＿＿＿＿＿＿
  - 护治原则：＿＿＿＿＿＿＿＿
- 脾不统血
  - 临床表现：＿＿＿＿＿＿＿＿
  - 护治原则：＿＿＿＿＿＿＿＿
- 寒湿困脾
  - 临床表现：＿＿＿＿＿＿＿＿
  - 护治原则：＿＿＿＿＿＿＿＿
- 湿热蕴脾
  - 临床表现：＿＿＿＿＿＿＿＿
  - 护治原则：＿＿＿＿＿＿＿＿
- 食滞胃脘
  - 临床表现：＿＿＿＿＿＿＿＿
  - 护治原则：＿＿＿＿＿＿＿＿

```
                                              ┌肝气郁结┤临床表现：_____
                                              │        └护治原则：_____
                                              │肝火上炎┤临床表现：_____
                                              │        └护治原则：_____
                                              │肝血不足┤临床表现：_____
                           ┌肝胆病辨证与护理┤        └护治原则：_____
                           │                  │肝阳上亢┤临床表现：_____
                           │                  │        └护治原则：_____
                           │                  │肝风内动┤临床表现：_____
                           │                  │        └护治原则：_____
                           │                  └肝胆湿热┤临床表现：_____
          脏腑辨证          │                           └护治原则：_____
          与护理          ┤
                           │                  ┌肾阳虚┤临床表现：_____
                           │                  │      └护治原则：_____
                           │                  │肾阴虚┤临床表现：_____
                           │                  │      └护治原则：_____
                           └肾与膀胱病辨证与┤肾不纳气┤临床表现：_____
                              护理           │        └护治原则：_____
                                              │肾气不固┤临床表现：_____
                                              │        └护治原则：_____
                                              └膀胱湿热┤临床表现：_____
                                                       └护治原则：_____
```

对接护考

1. 不属于八纲的是　　　　　　　　　　　　　　　　　　　　　　　　（　　）
   A. 表里　　　　　　B. 寒热　　　　　　C. 阴阳　　　　　　D. 天地

2. 中医学的各种辨证方法中，总纲是　　　　　　　　　　　　　　　（　　）
   A. 八纲辨证　　　　B. 脏腑辨证　　　　C. 六经辨证　　　　D. 卫气营血辨证

3. 疾病深入脏腑、骨髓所表现的证候是　　　　　　　　　　　　　　（　　）
   A. 表证　　　　　　B. 里证　　　　　　C. 实证　　　　　　D. 虚证

4. 患者心悸失眠，健忘多梦，两颧潮红，五心烦热，午后潮热，盗汗，舌红少津，脉细而数，
   辨证是　　　　　　　　　　　　　　　　　　　　　　　　　　　（　　）
   A. 心火上炎　　　　B. 心血虚　　　　　C. 心阴虚　　　　　D. 心脉痹阻

5. 胸胁或少腹胀闷窜痛，胸闷喜太息，情志抑郁易怒，见于　　　　　（　　）
   A. 肝气郁结　　　　　　　　　　　　　　B. 肝火上炎
   C. 肝阳上亢　　　　　　　　　　　　　　D. 肝风内动

任务十　中药基本知识

学习目标

知识目标：

1. 能说出中药的性能、用法及分类。

2. 能说出方剂的组成及变化。

3. 能说出方剂的剂型及煎药方法。

能力目标：

1. 会正确区分方剂中的基本结构。

2. 会正确煎药、取药，指导患者服药。

3. 会进行健康宣教。

素质目标：

了解中华民族优秀的传统文化，增强文化自信，培养深厚的爱国情感和中华民族自豪感，热爱护理事业。

案例

万某，女性，49 岁，咳嗽、发热 1 天。1 天前患者受凉后出现发热、恶风寒、头身痛、鼻塞流涕、咽喉痒痛、咳嗽，舌苔薄白，脉浮。你认为患者应该选用何类中药？

中药是在中医理论指导下，用于预防、治疗、诊断疾病并具有康复与保健作用的药物，它以天然药物及其加工品为主要来源，包括植物药、动物药、矿物药及部分化学、生物制品类药物。它为维护我国人民健康、促进中华民族的繁衍昌盛做出了重要贡献。

一、中药的性能

中药的性能，是对中药作用的基本性质和特征的高度概括，是中药理论的核心，主要包括四气、五味、升降沉浮、归经及有毒无毒等。

（一）四气

四气也就是四性，即寒、热、温、凉四种不同的药性。寒凉和温热是对立的两种药性；寒和凉之间、热和温之间，是程度上的不同，也就是说药性相同，但在程度上有差别，温次于热、凉次于寒。

药性的寒、热、温、凉，是通过药物作用于人体发生的反应归纳出来的。例如感受风寒、怕冷发热、流清涕、小便清长、舌苔白等寒性症状，用紫苏、生姜煎汤饮服后，可使患者发汗，就能消除症状，说明紫苏、生姜的药性是温热的。

一般来说,寒凉药大多具有清热、泻火、解毒等作用,常用来治疗热性病症。温热药大多具有温中、助阳、散寒等作用,常用来治疗寒性病症。此外,还有一些药物的药性较为平和,称为平性。

(二)五味

五味,就是辛、甘、酸、苦、咸五种不同的滋味。它主要是由味觉器官辨别出来的,或是根据临床治疗中反映出来的效果而确定的。药物的味不同,作用就不同。

1. 辛

有发散、行气或润养等作用。一般发汗的药物与行气的药物大多数有辛味,某些补养的药物也有辛味。

2. 甘

有滋补、和中或缓急的作用。一般滋补性的药物及调和药性的药物,大多数有甘味。

3. 酸

有收敛、固涩等作用。一般带有酸味的药物,大都具有止汗、止渴等作用。

4. 苦

有泻火、燥湿、通泄、下降等作用。一般具有清热、燥湿、泻下和降逆作用的药物大多数有苦味。

5. 咸

有软坚、散结或泻下等作用。一般能消散结块的药物和一部分泻下通便的药物带有咸味。

气和味的关系是非常密切的,每一种药物既具有一定的气,又具有一定的味。由于气有气的作用,味有味的作用,必须将气和味的作用综合起来考虑。如紫苏性味辛温,辛能发散,温能散寒,所以可知紫苏的主要作用是发散风寒。

一般来说,性味相同的药物,其主要作用也大致相同;性味不同的药物,功效也就有所区别;性同味不同或味同性不同的药物在功效上也有共同之处和不同之点。

(三)升降沉浮

升降浮沉,就是药物作用于人体的四种趋向。

1. 升

就是上升、升提的意思,能治病势下陷的药物都有升的作用。

2. 降

就是下降、降逆的意思,能治病势上逆的药物都有降的作用。

3. 浮

就是轻浮、上行发散的意思,能治病位在表的药物都有浮的作用。

4. 沉

就是重沉、下行泄利的意思,能治病位在里的药物都有沉的作用。

药物的升降沉浮,主要是由药物功能所决定的。凡升浮的药物,都能上行、向外,如升阳、发表、散寒、催吐等作用的药物,药性都是升浮的。凡沉降的药物,都能下行、向里,如清热、泻下、利水、收敛、平喘、止呃等作用的药物,药性都是沉降的。

升降浮沉是四种不同的药性,同时在临床上又作为用药的原则,并且在应用上和药物的归经有密切联系。

(四)归经

归经,就是药物对于人体某些脏腑、经络有着特殊的作用,是以脏腑、经络理论为基础的。药物的归经主要是根据药物的功能决定的,同治疗作用密切相关。

一般来说,药物对某经或某几经的治疗效果明显,而对其他经的作用则相对较小或没有作用。如藿香归脾、胃二经,说明它有治疗脾胃病症的功效。药物归经指明药物治病的应用范围,药物的归经不同,治疗的范围也就不同。

在应用药物时,除要掌握药物的归经外,还必须与四气五味、升降沉浮结合起来。

二、中药的用法

(一)配伍

配伍,就是按照病情需要和药物性能,有选择地将两种以上的药物合在一起应用。

在配伍应用时,药物与药物之间出现相互作用的关系,有些药物因协同作用而增进疗效,但是也有些药物却可能互相对抗而抵消、削弱原有的功效;有些药物因为相互配用而减轻或消除了毒性或副作用,但是也有些药物反而因为相互作用而使作用减弱或产生不利于人体的作用等等。对于这些情况,古人曾将它归纳为七种情况,称为药性七情。

1. 单行

即单用一味药来治疗疾病,例如独参汤单用一味人参大补元气、治疗虚脱等。

2. 相须

即功用相类似的药物,配合应用后可以起到协同作用,加强了药物的疗效,如石膏、知母都能清热泻火,配合应用作用更强。

3. 相使

即用一种药物作为主药,配合其他药物来提高主药的功效。如胃火牙痛,用石膏清胃火,再配合牛膝引火下行,促使胃火牙痛快速消除等。

4. 相畏

即一种药物的毒性或其他有害作用能被另一种药抑制或消除。如生半夏有毒性,可以用生姜来消除它的毒性。

5. 相杀

即一种药能消除另一种药物的毒性反应。如防风能解砒霜毒、绿豆能减轻巴豆毒性等。

6. 相恶

即两种药配合应用以后,一种药可以减弱另一种药物的药效。如人参能大补元气,配合莱菔子同用,就会损失或减弱补气的功能等。

7. 相反

即两种药物配合应用后,可能产生剧烈的副作用。

（二）禁忌

1. 配伍禁忌

在复方配伍中，有些药物应避免合用，古人概括为"十八反"和"十九畏"，并编成歌诀，歌诀内容列举如下：

（1）十八反

本草明言十八反，半蒌贝蔹芨攻乌，藻戟遂芫俱战草，诸参辛芍叛藜芦。

（2）十九畏

硫黄原是火中精，朴硝一见便相争；水银莫与砒霜见，狼毒最怕密陀僧；巴豆性烈最为上，偏与牵牛不顺情；丁香莫与郁金见，牙硝难合京三棱；川乌草乌不顺犀，人参最怕五灵脂；官桂善能调冷气，若逢石脂便相欺。

2. 妊娠用药禁忌

某些药物具有损害胎元以致堕胎的副作用，所以应该作为妊娠禁忌的药物。根据药物对于胎元损害程度的不同，一般可分为禁用与慎用二类。

禁用的大多是毒性较强或药性猛烈的药物，如巴豆、牵牛、大戟、斑蝥、商陆、麝香、三棱、莪术、水蛭、虻虫等；慎用的包括通经祛瘀、行气破滞，以及辛热药物等，如桃仁、红花、大黄、枳实、附子、干姜、肉桂等。凡禁用的药物，绝对不能使用；慎用的药物，则可根据孕妇患病的情况酌情使用，但没有特殊必要时应尽量避免，以防发生事故。

3. 饮食禁忌

饮食禁忌简称食忌，也就是通常所说的忌口。古代文献中记载：常山忌葱；地黄、何首乌忌葱、蒜、萝卜；薄荷忌鳖肉；茯苓忌醋；鳖甲忌苋菜；蜜反生葱等。说明服用某些药时不可同吃某些食物。另外，由于疾病的关系，在服药期间，凡属生冷、黏腻、腥臭等不易消化及有特殊刺激性的食物，都应根据需要予以避免。高热患者还应忌油。

（三）剂量

用量，就是中草药在临床上应用时的分量，主要指每味药的成人一日量。

中草药的用量，直接影响它的疗效。在治疗时，本来应该用大剂量的药物，如果用量不足，可能因药量太小、效力不够，不能及早痊愈，甚至贻误病情；或者应该用小剂量来治疗的，如果用大量药物，可能因药过量，以致克伐人体的正气。这些都将为疾病的治疗带来不利的后果。此外，一张通过配伍组成的处方，如果将其中某些药物的用量变更以后，它的功效和适应范围也就随之有所不同。

1. 计量单位

中药大多以公制重量单位千克、克、毫克为计量单位。现按规定以如下的近似值进行市制和公制的换算（16进位制，即1斤＝16两）：1市两≈30 g，1钱≈3 g，1分≈0.3 g，1厘≈0.03 g。也有用数量、容量计算的，如芦根一支、蜈蚣一条、葱白三根、生姜三片、荷叶一角、灯芯草一札、生姜汁数滴、竹沥20 mL等。

2. 确定中药剂量的因素

中草药的用量，应该严谨而细致。一般说来，在使用药物、确定剂量的时候，需从下列三个方面来考虑：

（1）药物的性质

在使用剧毒药物的时候,用量宜小,并以少量开始,视病情变化,再考虑逐渐增加;一旦病势已减,应逐渐减少或立即停服,以防中毒或产生副作用。在使用一般药物的时候,对质地较轻或容易煎出的药物如花、叶之类,用量不宜过大;质重或不易煎出的药物如矿物、贝壳之类,用量应较大;新鲜的药物因含有水分,用量可较大些,干燥的药物则用量应较少些。过于苦寒的药物,多用会损伤肠胃,故剂量不宜过大,也不宜久服。

（2）剂型、配伍

在一般情况下,同样的药物,入汤剂比丸、散剂用量要大一些;在复方应用时比单味药用量要少一些。

（3）年龄、体质、病情

成人和体质较强实的病人,用量可适当大些;儿童及体弱患者,剂量宜酌减。病情轻者,不宜用重剂;病情较重者,剂量可适当增加。

三、中药分类及常用中药

按功效和主治的不同,中药一般可做如下分类:解表药、清热药、化痰止咳平喘药、芳香化湿药、消导药、理气药、止血药、活血化瘀药、泻下药、驱虫药、开窍药、温里药、平肝息风药、安神药、利水渗湿药、祛风湿药、收涩药、涌吐药、补益药、外用药及其他药。

（一）解表药

凡能疏肌解表、促使发汗,用以发散表邪、解除表证的药物,称为解表药,或发表药。根据解表药的药性和主治差异,一般将其分为发散风寒药和发散风热药两类。发散风寒药多属辛温,故又名辛温解表药,适用于风寒表证,代表药物有麻黄、桂枝、荆芥、防风等;发散风热药多属辛凉,故又名辛凉解表药,适用于风热表证,代表药物有柴胡、葛根、牛蒡子、薄荷、菊花等。此外,有些辛温解表药还具有温经通络、祛风除湿、透疹止痒等功效,可用于治疗风寒湿痹、风疹、麻疹等病症。有些辛凉解表药还有透疹、解毒功效,常用于治疗风疹、麻疹和疮疡肿毒初起。

解表药

表 10-1　常用解表药

品名	功效	主治
麻黄	发汗解表、宣肺平喘、利水消肿、散寒通滞	风寒感冒、咳嗽气喘、风水水肿、风寒痹证、阴疽、痰核
桂枝	发汗解肌、温通经脉、助阳化气	风寒感冒、寒凝血滞诸痛证、心悸、痰饮、蓄水、奔豚证
荆芥	发表散风、透疹消疮、炒炭止血	外感表证、透疹消疮、吐衄下血
防风	发表散风、胜湿止痛、止痉止泻	感冒头痛、风疹瘙痒、风湿痹痛、破伤风证

品名	功效	主治
薄荷	疏散风热、清利头目、利咽透疹、疏肝解郁	风热感冒、温病初起、风热上犯、麻疹不透、风疹瘙痒、肝郁气滞、胸闷胁痛
桑叶	疏散风热、清肺润燥、平肝明目、凉血止血	风热感冒或温病初起、肺热燥咳、肝阳眩晕、目赤昏花
菊花	疏散风热、平肝明目、清热解毒	风热感冒或温病初起、目赤昏花、眩晕惊风、疔疮肿毒

（二）清热药

凡以清除里热为主要作用，主治热性病证的药物，称为清热药。清热药性寒凉，味多苦，具有清热泻火、凉血解毒、燥湿及退虚热等功效。

清热药

表 10-2　常用清热药

品名	功效	主治
石膏	清热泻火、除烦止渴、收敛生肌	清泄肺热、清胃泻火、疮疡不敛
知母	清热泻火、滋阴润燥	热病烦渴、肺热咳嗽、骨蒸潮热、阴虚燥咳、阴虚消渴
黄连	清热燥湿、泻火解毒	胃肠湿热、泻痢呕吐
金银花	清热解毒、疏散风热、清热解暑	痈肿疔疮、外感风热、热入营血、热毒血痢
连翘	清热解毒、消痈散结、疏散风热、清心利尿	痈肿疮毒、瘰疬痰核、外感风热、温病初起、热淋涩痛
熊胆	清热解毒、息风止痉、清肝明目	热毒证、肝经热盛、热极动风所致诸证、小儿痰热惊痫、肝热目赤肿痛、目生翳障
生地黄	清热凉血、养阴生津	温病、血热妄行、斑疹吐衄、津伤口渴、内热消渴
玄参	清热凉血、滋阴解毒	温病、瘟毒发斑、津伤便秘、咽喉肿痛、瘰疬痰核、痈肿疮毒、劳嗽咳血、骨蒸劳热、内热消渴

（三）化痰止咳平喘药

凡能祛除痰涎的药物，称化痰药。能减轻或制止咳嗽和喘息的药物，称止咳平喘药。

痰涎、咳嗽与气喘在病机上关系密切，一般咳喘多伴挟痰，痰多易致咳喘，而化痰药多兼有止咳平喘之功，止咳平喘药亦多有化痰之效，治疗上化痰药常与止咳药配伍，故合称为化痰止咳平喘药。化痰药主要用于痰多咳嗽，咯痰不爽以及与痰有关的癫痫、瘿瘤、瘰疬、阴疽流注和中风痰迷等证；止咳平喘药主要用于外感、内伤所致肺失宣降的咳嗽气喘、呼吸困难等病证。

化痰止咳平喘药

表 10-3　常用化痰止咳平喘药

品名	功效	主治
半夏	燥湿化痰、降逆止呕、消痞散结、消肿止痛	湿痰、寒痰证、胃气上逆呕吐、心下痞、结胸、梅核气、瘿瘤痰核、痈疽肿毒、毒蛇咬伤
天南星	燥湿化痰、祛风解痉、消肿止痛	湿痰、寒痰证、风痰证、痈疽肿痛、毒蛇咬伤
川贝母	清热化痰、润肺止咳、散结消肿	虚劳咳嗽、肺热燥咳、瘰疬疮肿、乳痈、肺痈
浙贝母	清热化痰、开郁散结	风热、燥热、痰热咳嗽、瘰疬、瘿瘤、痈疡疮疡、肺痈
苦杏仁	止咳平喘、润肠通便	咳嗽气喘、肠燥便秘
百部	润肺止咳、杀虫	新久咳嗽、百日咳、肺痨咳嗽、蛲虫、阴道滴虫、疥癣
紫菀	润肺化痰止咳、宣开肺气	咳嗽有痰、肺痈、肺痿、小便不通

（四）芳香化湿药

凡气味芳香、具有化湿健脾作用的药物,称为芳香化湿药。此类药物多辛香温燥,有舒畅气机、宣化湿浊、醒脾和胃、消胀除痞的功效。适用于湿浊内阻、脾失健运所致的脘腹痞满、脘闷吐泻、舌苔白腻或湿热困脾之口干多涎等,湿温、暑温等证,亦可选用。

表 10-4　常用芳香化湿药

品名	功效	主治
藿香	化湿、止呕、解暑	湿滞中焦、呕吐、暑湿或湿温初起
苍术	燥湿健脾、祛风散寒、明目	湿阻中焦、风寒湿痹、风寒夹湿表证、夜盲症
厚朴	燥湿消痰、下气除满	脘腹胀满、食积气滞、腹胀便秘、痰饮咳嗽
砂仁	化湿行气、温中止泻、安胎	湿阻中焦、脾胃气滞、脾胃虚寒吐泻、气滞妊娠恶阻

（五）消食药

凡以消除胃肠积滞、促进消化为主要作用,治疗饮食积滞的药物,称消食药。本类药物主要适用于食积不化、宿食停滞所致食欲不振、脘腹胀满、嗳腐吞酸、恶心呕吐、大便失常等证。

消食药

表 10-5　常用消食药

品名	功效	主治
山楂	消食化积、行气散瘀	肉食积滞证、泻痢腹痛、疝气痛、瘀阻胸腹痛、痛经
神曲	消食和胃	饮食积滞证

品名	功效	主治
麦芽	消食健胃、回乳消胀、疏肝解郁	米面薯芋食滞证、小儿乳食停滞、脾虚食少、食后饱胀、胁痛、断乳脘腹痛、乳房胀痛
莱菔子	消食除胀、降气化痰	食积气滞证、食积泻痢、里急后重、咳喘痰多、胸闷食少
鸡内金	消食健胃、涩精止遗、通淋化石	饮食积滞、小儿疳积、肾虚遗精、遗尿、石淋证、胆结石

（六）理气药

凡以疏通气机、行气解郁为主要作用,治疗气机郁滞诸证的药物,称为理气药。本类药物主要适用于脾胃气滞所致的脘腹胀满、恶心呕吐、嗳腐吞酸,肝气郁结所致的胁肋胀痛、疝痛、月经不调、乳房胀痛,肺气壅塞所致的胸闷疼痛、咳嗽气喘等证。本类药物大多辛温香燥,易耗气伤阴,故气虚、阴虚者慎用。因含挥发油,煎煮时间不宜过长。

理气药

表 10-6　常用理气药

品名	功效	主治
陈皮	理气健脾、燥湿化痰	脾胃气滞证、湿痰、寒痰咳嗽
青皮	疏肝理气、消积化滞、破气散结	肝气郁滞诸证、食积腹痛、症瘕积聚、久疟癖块
木香	行气止痛	脾胃气滞证、泻痢、里急后重、腹痛胁痛、黄疸
佛手	疏肝解郁、理气和中、燥湿化痰	肝郁胸胁胀痛、肝胃气痛、脾胃气滞证、久咳痰多、胸闷胁痛

（七）止血药

凡以制止体内外出血为主要作用,治疗各种出血证的药物,称为止血药。本类药物主要适用于咯血、吐血、便血、尿血、崩漏、紫癜及外伤出血病证。

止血药

表 10-7　常用止血药

品名	功效	主治
大蓟	凉血止血、散瘀解毒、消痈	吐血、咯血、衄血、崩漏、尿血、热毒痈肿
槐花	凉血止血、清肝火	吐血、衄血、便血、痔血、肝火上炎之头痛目赤
侧柏叶	凉血止血、化痰止咳	血热出血、虚寒性出血、咳嗽、烫伤及脱发
白茅根	凉血止血、清热利尿	咳血、吐血、衄血、尿血、热淋、水肿、温热烦渴、胃热呕吐、肺热咳嗽、湿热黄疸

品名	功效	主治
三七	化瘀止血、活血定痛	各种内外出血证、冠心病、心绞痛、缺血性脑血管病、脑出血后遗症、跌打损伤、瘀滞疼痛、血瘀型慢性肝炎
血余炭	收敛止血、化瘀利尿	衄血、咯血、吐血、崩漏、便血、尿血、血淋
灶心土	温中止血、止呕止泻	脾气虚寒不能统血之吐血、便血、崩漏、虚寒呕吐、反胃、妊娠恶阻、脾气虚寒久泻

（八）活血化瘀药

凡以通利血脉、促进血行、消散瘀血为主要作用的药物，称为活血化瘀药。本类药物多辛苦而性温，善于走散，具有行血散瘀、通经活络、续伤利痹、消肿止痛等功效。适用于血行不畅、瘀血阻滞之疼痛、创伤、闭经、痛经、产后瘀痛、痈痛、痹痛、胸痹等证。活血化瘀药不宜用于妇女月经过多者或血虚无瘀者。孕妇禁用。

活血化瘀药

表 10-8　常用活血化瘀药

品名	功效	主治
川芎	活血行气、祛风止痛	血瘀气滞的痛证、头痛、风湿痹痛
乳香	活血行气止痛、消肿生肌	心腹瘀痛、癥瘕积聚、风寒湿痹、跌打损伤、郁滞肿痛、疮疡痈肿
没药	活血止痛、消肿生肌	跌打损伤、瘀滞肿痛、外科痈肿、疮疡溃后不收口及一切瘀滞心腹诸痛
丹参	活血调经、凉血消痈、安神	月经不调、痛经、经闭、产后瘀滞腹痛、内科各种瘀血证、疮疡痈肿、热病烦躁昏迷、心悸失眠
红花	活血通经、祛瘀止痛	血滞经闭、痛经、产后瘀滞腹痛、斑疹色暗、癥瘕积聚、心腹瘀痛、跌打损伤、血脉闭塞、紫肿疼痛
桃仁	活血祛瘀、润肠通便	经闭、痛经、癥瘕痞块、跌扑损伤、肠燥便秘

（九）泻下药

凡具有泻下通便功效，以促进排便为主要作用的药物，称泻下药。适用于大便秘结、肠道积滞、实热内结及水肿停饮等里实证。本类药物泻下作用峻猛，年老体弱、久病正虚者慎用，妇女胎前产后及经期忌用。

泻下药

表 10-9　常用泻下药

品名	功效	主治
大黄	泻下攻积、清热泻火、止血、解毒、活血祛瘀	大便秘结、胃肠积滞、血热及火热证、热毒疮疡、烧烫伤、瘀血、黄疸、淋证
芒硝	泻下、软坚、清热	实热积滞、大便燥结、咽喉肿痛、口舌生疮、目赤肿痛、痈疮肿痛
番泻叶	泻下导滞	便秘、腹水肿胀
巴豆	峻下冷积、逐水退肿、祛痰利咽、蚀疮、杀虫	冷积便秘急症、腹水鼓胀、寒实结胸、喉痹痰阻、痈肿成脓未溃、小儿痰壅、乳食停积、惊悸、疥癣恶疮

（十）驱虫药

以驱除或杀灭寄生虫为主要作用,治疗人体寄生虫病的药物,称驱虫药。本类药物主要用于治疗蛔虫、蛲虫、绦虫、钩虫等所致的肠道寄生虫病。本类药物有攻伐之性,脾胃虚寒、正气亏虚及妊娠、年老体弱者慎用。驱虫药在空腹时服用疗效较好。

表 10-10　常用驱虫药

品名	功效	主治
使君子	驱虫消积	蛔虫证、蛲虫证、小儿疳积
苦楝皮	杀虫疗癣	蛔虫证、蛲虫证、钩虫证、疥癣湿疮
槟榔	驱虫消积、行气利水、截疟	多种肠道寄生虫病、食积气滞、水肿、脚气肿痛、疟疾寒热久发不止
南瓜子	杀虫	绦虫证、血吸虫病

（十一）开窍药

凡以辛香走窜、开窍醒神为主要作用的药物,称开窍药。开窍药适用于热陷心包或痰蒙清窍所致的神志昏迷、中风昏厥、癫痫、惊厥以及猝然昏厥、痉挛抽搐等证。

开窍药多用于治疗实证,为急救、治标之品,当中病即止,只宜暂服,久服则易伤元气,虚脱证禁服。本类药物气味芳香而易挥发,不宜久煎,一般多入丸药、散剂服用。

表 10-11　常用开窍药

品名	功效	主治
麝香	开窍醒神、活血通经止痛、催产	闭证神昏、疮疡肿毒、咽喉肿痛、血瘀经闭、心腹暴痛、跌打损伤、风寒湿痹、癥瘕、难产、死胎、胞衣不下
冰片	开窍醒神、清热止痛	闭证神昏、目赤肿痛、喉痹口疮、疮疡肿痛、溃后不敛

续表

品名	功效	主治
石菖蒲	开窍宁神、化湿和胃	痰湿蒙蔽清窍之神志昏迷、湿阻中焦、脘腹胀闷、痞塞疼痛、噤口痢、声音嘶哑、风湿痹痛、痈疽疥癣、跌打损伤
苏合香	开窍醒神、僻秽止痛	寒闭神昏、中风痰厥、惊痫、胸腹冷痛满闷

(十二) 温里药

凡以温补阳气、温散里寒为主要作用的药物,称温里药。本类药物性味辛热,多能温中健运、散寒止痛,或兼有温肾助阳、回阳救逆的作用,适用于寒邪内侵、阳气受困、脏腑阳虚及亡阳厥逆等证。

温里药药性燥热,易伤阴液,当中病即止,忌用于热证、阴虚证患者及孕妇。

温里药

表 10-12　常用温里药

品名	功效	主治
附子	回阳救逆、助阳补火、散寒止痛	亡阳证、阳虚诸证、寒闭证、风寒湿痹、周身骨节疼痛
干姜	温中散寒、回阳通脉、温肺化饮	脘腹冷痛、寒呕、泄泻、亡阳证、寒饮伏肺
肉桂	补火助阳、散寒止痛、温经通脉	肾阳衰弱的阳痿宫冷、虚喘心悸、心腹冷痛、寒疝作痛、寒痹腰痛、胸痹、阴疽、闭经、痛经

(十三) 平肝息风药

凡以平肝潜阳、息风止痉为主要作用,治疗肝阳上亢或肝风内动的药物,称平肝息风药。本类药物主要适用于肝阳上亢所致的头昏目眩、烦躁易怒、惊悸失眠及肝风内动所致的痉挛抽搐等证。

平肝息风药

表 10-13　常用平肝息风药

品名	功效	主治
羚羊角	平肝息风、清肝明目、清热解毒、清肺止咳	肝风内动、惊痫抽搐、惊悸、头晕目眩、目赤肿痛、头痛头晕、壮热神昏、热毒发斑
牛黄	息风止痉、化痰开窍、清热解毒	热病神昏、谵语、癫痫、发狂、小儿惊风抽搐、牙疳、喉肿、口舌生疮、痈疽疔毒
钩藤	息风止痉、清热平肝、凉肝止惊	肝风内动、惊痫抽搐、头痛、晕眩
天麻	息风止痉、平抑肝阳、祛风通络	肝风内动、惊痫抽搐、眩晕、头痛、肢体痉挛抽搐、风湿痹痛
珍珠	安神定惊、明目消翳、解毒生肌	心神不宁、心悸失眠、惊风癫痫、目赤翳障、视物不清、口内诸疮

（十四）安神药

凡能安定神志,以镇惊、养心为主要作用的药物,称安神药。主要适用于心气虚、心血虚或心火亢盛以及其他原因所致的心神不宁、心悸怔忡、失眠多梦以及惊风、癫痫等证。

安神药

表 10-14　常用安神药

品名	功效	主治
朱砂	镇心安神、清热解毒	心神不宁、失眠、惊风、癫痫、疮疡肿毒、咽喉肿痛、口舌生疮、心悸
龙骨	镇惊安神、平肝潜阳、收敛固涩	心悸怔忡、失眠健忘、惊痫癫狂、头晕目眩、自汗盗汗、遗精遗尿、崩漏带下、久泻久痢、溃疡久不收口
琥珀	镇惊安神、活血散瘀、利尿通淋、生肌收敛	心神不宁、心悸失眠、惊风癫痫、血瘀肿痛、经闭痛经、心腹刺痛、癥瘕积聚、淋证、癃闭、痈肿疮毒
远志	宁心安神、祛痰开窍、消散痈肿	惊悸、失眠、健忘、痰阻心窍、癫痫发狂、痈疽疮毒、乳房肿痛
灵芝	补气安神、止咳平喘	心神不宁、失眠、惊悸、咳喘痰多、虚劳证

（十五）利水渗湿药

凡以通利水道、渗除水湿为主要作用的药物,称利水渗湿药。服用这类药物后,能使小便通畅、尿量增加,又称为利尿药。这些药物大多味淡,又称淡渗利尿药。

利水渗湿药可耗伤阴液,故凡阴虚津亏、尿源不足之小便不利或短涩者,水肿证之属虚性者,以及滑精、遗精无湿热者,均不宜单独使用。

利水渗湿药

表 10-15　常用利水渗湿药

品名	功效	主治
茯苓	利水渗湿、健脾安神、心悸失眠	各种水肿、脾虚诸证、心脾两虚、水气凌心之心悸
泽泻	利水渗湿、泄热	水肿、小便不利、泄泻、淋浊、带下、痰饮
木通	利尿通淋、通经下乳	热淋涩痛、心烦尿赤、水肿脚气、经闭乳少、湿热痹痛
萆薢	利湿去浊、祛风除湿	膏淋、白浊、风湿痹证
茵陈蒿	清利湿热、利胆退黄	湿温(湿疹、湿疮)、黄疸

（十六）祛风湿药

凡具有祛除肌表、经络风湿作用的药物,称为祛风湿药。本类药物能祛除留着于肌肉、经络、筋骨间之风湿,部分药物还兼有舒筋通络止痛及补肝肾、强筋骨等作用,本类药物大多辛散温燥,阴虚患者应慎用。

祛风湿药

表 10-16　常用祛风湿药

品名	功效	主治
独活	祛风湿、止痹痛、解表	行痹、腰膝腿足关节疼痛、风寒表证挟湿
威灵仙	祛风湿、通经络	风湿痹痛、肢体麻木、筋脉拘挛、屈伸不利
川乌	祛风除湿、散寒止痛	风寒湿痹、诸寒疼痛、跌打损伤、麻醉止痛
桑枝	祛风通络、利关节	风湿痹痛、四肢拘挛
五加皮	祛风湿、强筋骨、利尿	风湿痹痛、四肢拘挛、腰膝软弱、小儿行迟、水肿小便不利
桑寄生	祛风湿、益肝肾、强筋骨、安胎	风湿痹痛、腰膝酸痛、胎漏下血、胎动不安

（十七）收涩药

凡以收敛固涩为主要作用，治疗各种滑脱证的药物，称收涩药，亦称固涩药。本类药物味多酸涩，有固表敛汗、固精缩尿、止血止带、敛肺止咳等作用。

收涩药

表 10-17　常用收涩药

品名	功效	主治
五味子	敛肺滋肾、生津敛汗、涩精止泻、宁心安神	久咳虚喘、津伤口渴、消渴、自汗、盗汗、遗精、滑精、久泻不止
乌梅	敛肺止咳、涩肠止泻、安蛔止痛、生津止渴	肺虚久咳、久泻久痢、蛔厥腹痛呕吐、虚热消渴、崩漏下血、疮疡肿毒
五倍子	敛肺降火、涩肠止泻、固精止遗、敛汗止血	肺虚久咳或肺热痰嗽、久泻、久痢、自汗、盗汗、遗精、滑精、崩漏下血或便血痔血
罂粟壳	涩肠止泻、敛肺止咳、止痛	久泻久痢、肺虚久咳、胃痛、腹痛、筋骨疼痛
山茱萸	补益肝肾、收敛固涩	肝肾亏虚、头晕目眩、腰膝酸软、阳痿、遗精、遗尿、崩漏下血、月经过多、大汗不止、体虚欲脱、消渴证

（十八）涌吐药

凡具有涌吐毒物、宿食、痰涎作用的药物，称为涌吐药。本类药物味多酸、苦、辛，归胃经。主要用于治疗误食毒物，停留胃中，未被消化；宿食停滞不化，尚未入肠，胃脘胀痛；痰涎壅盛阻于胸膈咽喉或上蒙清窍，癫痫发狂等。本类药物作用强烈，多具有毒性，要注意中病即止，不可连服或久服，年老体弱、小儿、妇女胎前产后及素体失血体虚者忌用。

表 10-18　常用涌吐药

品名	功效	主治
常山	涌吐痰涎、截疟	胸中痰饮、疟疾

续表

品名	功效	主治
瓜蒂	涌吐痰食、祛湿退黄	癫痫发狂、喉痹喘息、胃脘胀痛、烦闷不食、嗳腐、湿热黄疸
胆矾	涌吐痰涎、解毒收湿、祛腐蚀疮	风痰壅塞、喉痹、癫痫、误食毒物、风眼赤烂、口疮、牙疳、肿毒不溃或腐肉

（十九）补益药

凡以滋补人体气血阴阳之不足、改善脏腑功能、治疗各种虚证为主要作用的药物，称补益药，亦称补虚药。根据各种药物功效及其主治证候的不同，将其分为补气药、补血药、滋阴药及壮阳药。

1. 补气药

凡以补气为主要作用，治疗气虚证的药物，称补气药。本类药物以补益脾气、肺气为主要作用，适用于气虚所致的神疲乏力、少气懒言、易出汗及中气下陷、气虚欲脱、血行无力、气不化津、血失统摄等病证。

表 10-19　常用补气药

品名	功效	主治
人参	大补元气、补脾益肺、生津、安神	气虚欲脱、脉微欲绝、肺气虚弱导致的短气喘促、懒言声微、脉虚自汗、喘促日久、肺肾两虚、脾气不足，热病气津两伤、身热口渴、消渴，气血亏虚导致的心悸、失眠、健忘
西洋参	补气养阴、清火生津	阴虚火旺导致的喘咳痰血证，热病气阴两伤、烦倦、口渴
党参	益气、生津、养血	中气不足导致的体虚倦怠、食少便溏，肺气亏虚导致的咳嗽喘促、语声低弱，气津两伤导致的气短口渴，气血两亏导致的面色萎黄、头晕、心悸
黄芪	补气升阳、益卫固表、利水消肿、托疮生肌	脾胃气虚及中气下陷诸证，肺气虚及表虚自汗、气虚外感诸证，气虚水湿失运的浮肿、小便不利、气血不足、疮疡内陷，气虚血亏、气虚不能摄血、气虚血滞证、气虚津亏导致的消渴证
甘草	益气补中、祛痰止咳、清热解毒、缓急止痛、调和药性	心脾气虚证以及脘腹及四肢挛急作痛、痰多咳嗽

2. 补血药

凡以补血为主要作用，治疗血虚证的药物，称补血药。本类药物主要用于心肝血虚所致的面色无华、心悸怔忡、失眠健忘、头昏耳鸣、月经后期、经血量少色淡等病证。补血药大多滋腻，凡湿浊中阻、脘腹胀满者不宜服用。

补气药

补血药

表 10-20 常用补血药

品名	功效	主治
当归	补血、活血、调经、止痛	心肝血虚、面色萎黄、眩晕心悸、月经不调、痛经、经闭、跌打损伤、血虚血滞寒凝、风湿痹阻疼痛、痈疽疮疡、血虚肠燥便秘、久咳气喘
熟地黄	补血滋阴、益精填髓	肝肾阴虚、腰膝酸软、骨蒸潮热、盗汗遗精、内热消渴、血虚萎黄、心悸怔忡、月经不调、崩漏下血、眩晕、耳鸣、须发早白
白芍	养血调经、平肝止痛、敛阴止汗	血虚或阴虚有热之月经不调、崩漏、肝阴不足、肝气不舒或肝阳偏亢、阴虚盗汗、表虚自汗

3. 滋阴药

凡以滋养阴液、生津润燥为主要作用，治疗阴虚证的药物，称滋阴药。本类药物主要适用于阴液亏虚所致的咽干口燥、便秘尿黄及阴虚内热所致的五心烦热、潮热盗汗等病证。本类药物大多甘寒滋腻，凡脾胃虚弱、痰湿内阻、纳呆便溏者不宜使用。

滋阴药

表 10-21 常用滋阴药

品名	功效	主治
北沙参	养阴清肺、益胃生津	肺阴虚、胃阴虚或热伤胃阴、津液不足
南沙参	养阴清肺、化痰益气	肺阴虚、热病后气津不足或脾胃虚弱
百合	养阴润肺止咳、清心安神	肺阴虚、热病余热未清、虚烦惊悸、失眠多梦
麦门冬	养阴润肺、益胃生津、清心除烦	肺阴不足、胃阴虚或热伤胃阴、口渴咽干、大便燥结、心阴虚、温病热邪扰及心营、心烦不眠、舌绛而干
天门冬	养阴润燥、清火生津	阴虚肺热导致的燥咳或痨嗽咳血、肾阴不足、阴虚火旺
石斛	养阴清热、益胃生津	热病伤津、低热烦渴、口燥咽干、舌红少苔、胃阴不足、养肝明目
枸杞子	补肝肾、明目	肝肾不足、腰酸遗精及头晕目眩、视力减退、内障目暗、消渴

4. 壮阳药

凡以补肾壮阳、强筋健骨为主要作用的药物，称壮阳药。本类药物主要适用于肾虚肢冷、腰膝酸软、阳痿遗精、不孕不育、性欲减退、尿频遗尿、崩漏带下、五更泄泻、动则气喘等肾阳虚病证。壮阳药性多温燥，阴虚火盛者忌用。

壮阳药

表 10-22　常用壮阳药

品名	功效	主治
鹿茸	壮肾阳、益精血、强筋骨、调冲任、托疮毒	冲任虚寒、带脉不固导致的崩漏不止、带下过多、肾阳不足、精血亏虚、疮疡久溃不敛、脓出清稀、阴疽内陷不起、肝肾精血不足
淫羊藿	温肾壮阳、强筋骨、祛风湿	阳痿、不孕及尿频、筋骨痹痛、风湿拘挛麻木、更年期高血压
补骨脂	补肾助阳、固精缩尿、暖脾止泻、纳气平喘	肾阳不足、命门火衰、脾肾阳虚泄泻、肾不纳气导致的虚喘、白癜风
杜仲	补肝肾、强筋骨、安胎、降压	腰膝酸痛、下肢痿软、阳痿、尿频、肝肾亏虚、下元虚冷、高血压
紫河车	温肾补精、益气养血	肾气不足、精血亏虚、肺肾两虚之喘嗽、气血不足、萎黄消瘦、产后乳少、癫痫、某些过敏性疾病或免疫缺陷疾病
冬虫夏草	益肾壮阳、补肺平喘、止血化痰	肾虚腰痛、阳痿遗精、肺虚或肺肾两虚之久嗽虚喘、劳嗽痰血

（二十）外用药

凡以体表使用为主要给药途径,具有解毒消肿、散结止痛、杀虫止痒、化腐排脓、生肌收口、收敛止血等功效的药物,称外用药。本类药物主要适用于疥癣、湿疹、痈疽疔毒、麻风、梅毒、毒蛇咬伤等病证。其外用方法有研末外敷,或用香油及茶水调敷,或做成药捻、栓剂置入,或制成软膏涂抹,或煎汤浸渍及热敷等。本类药物多数具有毒性,部分药物有剧毒,须注意用量,以防中毒。

外用药

表 10-23　常用外用药

品名	功效	主治
雄黄	解毒杀虫、燥湿祛痰、截疟	痈肿疔疮、湿疹疥癣、蛇虫咬伤、虫积腹痛
硫黄	解毒杀虫止痒、补火助阳通便	疥癣、秃疮、湿疹、寒喘、阳痿、虚寒便秘
白矾	解毒杀虫止痒、化痰止血止泻	湿疹、湿疮、疥癣、便血、崩漏、创伤性出血、久泻久痢、湿热、黄疸昏厥、癫痫、癫狂、肛门脱垂、子宫脱垂
蟾酥	开窍醒神、止痛解毒	痧胀腹痛、吐泻、神昏、恶疮、瘰疬、咽喉肿痛、牙痛、癌症
樟脑	开窍辟秽、除湿杀虫、温散止痛	痧胀腹痛、吐泻、神昏、疥癣、湿疮、瘙痒、溃烂、牙痛、跌打损伤
炉甘石	解毒明目退翳、收湿生肌敛疮	目赤翳障、烂弦风眼、溃疡不敛、皮肤湿疮

四、方剂的组成

方剂是在辨证的基础上，选择适当的药物，确定剂量和用法，按照组成原则妥善配伍而成，是理、法、方、药的重要组成部分。

方剂的组成不是药物随意的堆砌、主观的选择，而是必须遵循严格的原则。中医将方剂的组成原则归纳为"君、臣、佐、使"，借以说明方剂的组织形式和各药之间的主次关系。

（一）君药

即对主病或主症起主要作用的药物，是方剂组成中不可缺少的主药，在方中占主导地位。

（二）臣药

臣药有两种含义。一是辅助君药加强治疗主病或主症的药物，二是针对兼病或兼症起主要治疗作用的药物。

（三）佐药

佐药有三种意义。一是佐助药，即配合君臣药以加强治疗作用，或直接治疗次要症状的药物；二是佐制药，即用以消除或减轻君、臣药的毒性，或能制约君、臣药峻烈之性的药物；三是反佐药，即病重邪盛，可能拒药时，配用与君药性味相反而又能在治疗中起相成作用的药物。

（四）使药

使药有两种含义。一是引经药，即能引方中诸药至病所得药物；二是调和药，即具有调和方中诸药作用的药物。

如麻黄汤由麻黄、桂枝、杏仁、甘草组成，主治风寒表证。本证病因是外感风寒，主症见发热、恶寒、无汗、脉浮，兼症见头身疼痛、咳喘等。其中，麻黄辛温，既能发汗解表以散风寒，又能宣肺平喘，为君药；桂枝辛甘温，温经通阳、发汗解肌，助麻黄发汗解表，并可温煦四肢，以解兼症头身疼痛，为臣药；杏仁苦温，下气降逆，协助麻黄止咳平喘，为佐药；甘草甘温，调和诸药，为使药。四药相配，共奏散寒解表、宣肺平喘之功。

五、方剂的常用剂型

方剂组成以后，根据病情的需要与药物的特点制成一定的形态，称为剂型。剂型的种类繁多，既有丸、散、膏、丹等古老剂型，又有采用现代制剂方法在保持传统制剂的基础上创造出的针剂、片剂、糖浆、胶囊等新的剂型。如何选择剂型，主要取决于不同药物的特性和不同病证的需要，每种剂型都有其特点和适用范围。

（一）汤剂

汤剂是将药物配成方剂，按煎法要求加水煎煮后去渣取汁服用的方法。是临床使用最广泛的一种剂型，适用于一般病证和急性病证。汤剂既能内服又能含漱和外用熏洗，其特点是吸收快、能迅速发挥疗效，而且便于加减使用，能较全面地照顾到每一个患者和各种病证的特殊性。

（二）散剂

散剂是将药物碾研成均匀混合的干燥粉末，有内服和外用两种。内服散剂，末细量少者，可直接冲服；亦有研成粗末者，用时加水煮沸后取汁服用，即所谓的煮散。外用散剂一般是将药物研成极细粉末，外敷或掺散于疮面和患病部位，如外科常用的金黄散、生肌散等。散剂也可通过点眼、吹喉等方式外用，如冰硼散等，其特点是制作简便、节约药材、不易变质、便于携带等，但吸收较汤剂要慢。

（三）丸剂

丸剂是将药物研成细末，用蜂蜜或水、米糊、面糊、酒、醋、药汁等作为赋形剂制成球形固体药丸。其特点是吸收缓慢，药力持久，体积小，服用、贮存、携带都很方便，某些不宜加热煎煮的，亦可制成丸剂。丸剂是一种常用的剂型，一般适用于慢性、虚弱性疾病，如十全大补丸、六味地黄丸等；也有用于急证的，如安宫牛黄丸、苏合香丸等。临床常用的丸剂有蜜丸、水丸、糊丸、浓缩丸等。

（四）膏剂

膏剂是将药物用水或植物油煎熬浓缩而成的剂型，有内服或外用两种。内服膏剂是将药物反复煎熬，去渣取汁，再用微火浓缩，加入砂糖、冰糖或蜂蜜收膏而成，多用于久病、体虚及病后的滋补调理，如雪梨膏、益母草膏等；外用膏剂一般称为膏药，是用油类将药物煎熬，去渣后加入黄丹、白蜡等收膏，有软膏和硬膏之分，常用于风湿痹痛或跌打损伤等。

（五）丹剂

丹剂没有固定的剂型，可为丸、散、块状、锭状等，系指用含汞或硫黄之类的矿物药加热升华提炼而成，也有用贵重药物或具有特殊功效的药物制成，可内服和外用，多用于急性病证，如紫雪丹、至宝丹等。

（六）酒剂

酒剂俗称药酒，是以酒为溶媒，一般以白酒或黄酒浸泡药物，或加温同煮，去渣取澄清浸出液，可内服或外用，适用于体质虚弱、风湿痹痛、跌打损伤等证，如风湿药酒、虎骨酒等。

（七）片剂

片剂是将一种或多种药物经过粉碎加工和提炼，与辅料混合后，加压制成的圆片状剂型。片剂用量准确，体积小，成本低，贮运方便，是现代常用剂型之一。味很苦的、具恶臭的药物经压片后再包糖衣，使之易于吞服，如银翘解毒片；需在肠道中作用或遇胃酸易被破坏的药物，则制成肠溶片，使之在肠道中发挥作用，如复方丹参肠溶片等。

（八）冲剂

是指用药物的细粉或提取物等制成的干燥颗粒，服时用开水冲服，分为可溶性冲剂和混悬性冲剂，其特点是服用方便、作用迅速、体积小、重量轻、易于运输携带。适用于多种病证，如板蓝根冲剂、肺宁冲剂等，由于冲剂含糖较多，小儿易于接受。

（九）糖浆剂

是将药物煎煮去渣取汁，再煎熬成浓缩液，加入适量蔗糖的药物水溶液，特点是味甜、量小，易于服用，尤其是便于儿童服用，如止咳糖浆、养阴清肺糖浆等。

（十）胶囊剂

胶囊剂是将药物制成干燥的粉末，装入胶囊内而成。其特点是能掩盖药物的异味，服用方便，体积小，便于携带与储运，适用于多种病证，如连花清瘟胶囊、藿香正气胶囊等。

（十一）针剂

针剂也称注射剂，是将中药经过提取、精制和配制等步骤而制成的灭菌溶液，具有作用迅速、剂量准确、给药方便、药物不受消化液和食物的影响、直接进入人体组织等优点。可供皮下、肌肉、静脉、穴位注射，用于多种病证及危重患者的抢救等，如丹参注射液、清开灵注射液等。

（十二）茶剂

茶剂是将药物粉碎加工而制成的粗末状制品，或加入黏合剂制成的块状制剂。茶剂没有一定的外形，通常制成小方块形或长方形，亦可制成圆饼状或颗粒状，用时以沸水泡汁或煎汁，不定时饮用。其特点是用量小，服用方便，制法简单，便于携带和储运，多用于治疗感冒、积滞等病证，也有用于健身和减肥等的保健品，如感冒茶、午时茶等。

（十三）露剂

多用新鲜的含有挥发性成分的药物通过蒸馏所收取的澄明水溶液，其特点是气味清淡，芳香无色，便于口服，一般可作为治疗中的辅助饮料，夏天尤为常用，如金银花露等。

六、中药煎药方法

汤剂是中医临床最常用的一种剂型，根据药物性质及病情的差异采取不同的煎药方法，是确保疗效的关键。

（一）煎药用具

煎药用具以砂锅、瓦罐和陶瓷罐为佳，因为此类容器材质稳定，在煎煮的过程中不易与药物成分发生化学反应，且受热均匀，导热性能缓和，是较为理想的煎药容器。此外，搪瓷、不锈钢和玻璃器皿亦可作为煎药器具，但其传热较快，不利于药物有效成分的析出，且散热亦快。忌用铁、铜、锡、铝等器具煎煮中药，因为铁、铜的金属活性较强，化学性质不稳定，在煎煮的过程中可与中药的化学成分发生反应，或降低溶解度。煎具的容量宜大些，以利于药物的翻动，并可避免药物外溢。

（二）煎药用水

煎药的水宜用洁净的冷水，如自来水、井水、蒸馏水均可，以水质洁净、矿物质少为原则。加水量应该根据药物的性质、药量、吸水程度、煎药时间而定。一般第一煎是将药物适当加压后，加水至淹没药物表面 2～3 cm 为宜。质地坚硬、黏稠或需久煎的药物加水量可略多；质地疏松，或有效成分容易挥发，煎煮时间较短的药物，则加水量可略少。第二煎的加水量宜适量减少。煎药时应一次将水加足，避免煎药过程中频频加水，如不慎将药弄糊，应弃去，不可加水再煎后服用。

（三）煎前清洗浸泡

1. 清洗

中药大都是生药，在出售之前一般都进行了加工炮制，煎煮之前一般没有必要淘洗。如果药物不洁净，可在浸泡前用水迅速漂洗一下。

2. 浸泡

中药煎前浸泡既有利于有效成分的充分溶出，又可缩短煎煮时间，避免因煎煮时间过长导致部分有效成分耗损、破坏过多。一般药材宜浸泡 20～30 分钟，质地较硬的药材可以浸泡 30～60 分钟，以药材浸透为原则。夏天气温高，浸泡时间不宜过长，以免腐败变质，冬季可以适当延长。特别需要注意的是浸泡中药时不能用沸水浸泡。

（四）煎药火候

煎药火候分武火、文火。武火指火势急，火力猛，温度上升快，水分蒸发多的一种煎法。文火指火势缓，火力弱，温度变化不大，水分蒸发慢的一种煎法。一般煎药先用武火煎沸，后改用文火再煎 10～15 分钟即可。但有些方剂如解表剂、清热剂、以芳香药为主的方剂应武火速煎，不宜文火久煎。而厚味滋补类方药宜文火久煎，以使药味尽出。此外附子、狼毒、乌头等有毒药宜慢火久煎，以减低其毒性。

（五）煎煮次数与方法

中药一般要煎煮 2～3 次，以煎煮两遍为佳。煎煮次数太少，药物有效成分提取不完全，药材损失大；煎煮次数太多，不仅耗工和燃料，而且煎出液中杂质增多。但对于药量较大的处方，在两次煎煮后存留的有效成分较多，可再煎第三遍，改为一日 3 次服用，以节约中药资源，同时在一定程度上可提高疗效。

一般先用急火煮沸，水沸后计算煎煮时间，一般为头煎 20～30 分钟，二煎 10～20 分钟。用于治疗感冒的解表中药或清热药宜用武火，时间宜短，煮沸时间为 10～20 分钟即可，并趁热服用。用于治疗体虚的滋补中药以 3 次为宜，头煎为 40～50 分钟，二煎为 20～30 分钟，三煎为 10～20 分钟。有效成分不易煎出的矿物类、骨角类、贝壳类、甲壳类药及补益药，一般宜文火久煎，使有效成分充分溶出。

（六）特殊煎药法

有些药材因性质、成分特殊，煎药时需要特殊处理。通常有以下几种：

1. 先煎

贝壳类、矿石类药物，如龟板、鳖甲、磁石等，因质地坚硬，难以出味，应打碎先煎，煎煮 20 分钟后再下其他药物，以使药性充分煎出；某些泥沙含量大的药物如灶心土、糯稻根等，或质地较轻而体积大的药物如夏枯草、白茅根、竹茹等，应先煎取汁澄清，然后以药汁煎煮其余药物；一些有毒药材，久煎可降低其毒性，应先煎 30～40 分钟，再加其他药同煎，如生半夏、乌头、附子等药物。

2. 后下

有效成分煎煮时容易挥发或破坏而不耐久煎的药物，如薄荷、木香、大黄、砂仁、白豆蔻等，宜在一般药物煎好前下，煎 4～5 分钟即可，以防其有效成分散失。

3. 包煎

为防止煎药后药液浑浊及减少药物对消化道、咽喉的不良刺激,如赤石脂、滑石、旋覆花、车前子、枇杷叶等,要用纱布将药包好,再放入药锅煎煮。

4. 另炖

某些贵重的药物,为了保存其有效成分、尽量减少损耗,要将其切成小片,单味煎煮2～3 小时,煎好后,单独服用或兑入汤药中同服,如人参、西洋参、鹿茸、犀角等。

5. 烊化

胶质、黏性大而且易溶的药物,如阿胶、龟胶、鹿胶、蜂蜜、饴糖等,用时应单独加温溶化与药液兑服,或加入煎好的药汁中溶化后服用。因其同煎时易黏锅煮焦,且黏附其他药,影响煎出率。

6. 冲服

某些不耐高温或难溶于水的贵重药物,可先磨成粉末,再用开水或用煎好的药液冲服,如三七、琥珀、犀角、珍珠等。

（七）取药

用纱布将药液过滤,然后榨渣取汁。一般药物加水煎煮后都会吸附一定药液,同时药液中的有效成分可能被药渣再吸附,若药渣不经压榨取汁就抛弃,会造成有效成分损失,尤其是一些遇高热有效成分容易损失而不宜久煎或煎两次的药物,药渣中所含有效成分所占比例会更大,榨渣取汁的意义就更大。

一般在最后一次煎煮时,趁热将药液滤出后,要将药渣用双层纱布包好,绞取药渣内剩余药液。一剂药不管煎几次,应将几次煎出的药液混合在一起,再分次服用。每剂药各煎的总取汁量为 250 ml 左右,儿童减半。

七、服药方法

（一）服药时间

1. 饭前服药

饭前胃中空虚,服药后可避免与胃中食物混合,能迅速进入肠中,被人体充分吸收。驱虫药、攻下药、滋补药、制酸和开胃等治疗胃肠道疾病的药宜饭前服。

2. 饭后服药

一般常规口服给药,于早、晚或早、中、晚饭后 30～60 分钟给药,此时胃中存有较多食物,服药可减少对胃的刺激。对胃肠道有刺激的药物,如抗风湿药,宜饭后服用;消食药也宜饭后及时服用。

3. 睡前服药

安神药宜在睡前 30 分钟或 1 小时服用;润肠通便药也宜在睡前服用,以便翌日清晨排便。

4. 清晨空腹服药

驱虫药、攻下逐水药,宜清晨空腹服,以利于清除肠胃积滞。

5. 择时服药

调经药按证候于经前或经期服用；平喘药宜在哮喘发作前 2 小时服用；特殊情况应遵医嘱。

6. 中西联合用药

中西药不宜同时服用，应间隔 30 分钟以上分别服药。

（二）服药剂量

剂量是指一日或一次给予患者的药物数量。一般药物剂量由医师确定，护理人员应严格按照医嘱执行，如医嘱提出酌情给药，这就要求护理人员灵活掌握一次或一日的剂量。

1. 一般服法

病缓者一日一剂，早晚分服。

2. 顿服

病情紧急者，可一次顿服。

3. 隔 4 小时服

重病、急病者可每隔 4 小时服药一次，以使药效持续。

4. 不拘时服

急性病、热性病和治疗咽喉疾病的药物应不拘时间，迅速服用，有的也可煎汤代茶饮。

5. 小量频服

呕吐患者或小儿患者宜小量频服。呕吐患者小量频服是因为大量可以引发或加重呕吐症状，小儿则因其力弱而不胜大的药力。

6. 其他

中成药根据不同的剂型及要求可给予片、丸、粒、克等单位进行服用，小儿根据要求和年龄酌情减量。

（三）服药温度

服药温度一般指中药汤剂的药液温度，有温服、热服、冷服之分。汤药多宜温服。

1. 温服

温服是指将煎好的汤药放温后服用。中成药多用温开水、酒、药引等温热液体送服。一般汤剂均宜温服，因过冷或过热均会对胃肠道产生不良刺激。一些对胃肠有刺激的药物，如乳香、没药等，易引起恶心、呕吐，温服则可减轻上述不良反应。

2. 热服

热服是指将刚煎好的药液趁热服下。寒证宜热药热服，回阳补益药、发汗解表药、活血化瘀药、透疹药等宜热服。

3. 冷服

冷服是将煎好的汤剂放冷后服下。热证宜寒药冷服，止血、收敛、清热、解毒、祛暑等汤剂宜冷服。

（四）药后调护

药后调护是用药方法的内容之一，它不仅直接影响药效，而且关系到病体的康复。服药后应适当休息，观察药物反应，特别是峻烈的药物，初服之后更应注意。

1. 助药力

风寒感冒患者服用祛风散寒药后,可饮热粥或热水,并盖被静卧,使稍稍出汗,以助药物的祛邪作用。胆石症患者服用排石药后,可遵医嘱吃油腻食物,以助药力排石;肾结石患者服用排石药后,可遵医嘱多喝水,常做跳跃动作,以助药力排石。

2. 察病情

服药后要严密观察病情变化,是好转还是恶化,有无不良反应。如一般解表发汗剂以稍稍出汗为度,若不出汗,达不到祛邪目的;若大汗,不仅不能祛邪,反而要耗气伤津。便秘者服通便药后,以大便通下为度,若大泻且次数过多,反而损伤正气。

3. 慎饮食

尽管不同病证、不同的药物对饮食的要求有所不同,但总的来说,服中药期间,饮食宜清淡、易消化。

知识导图

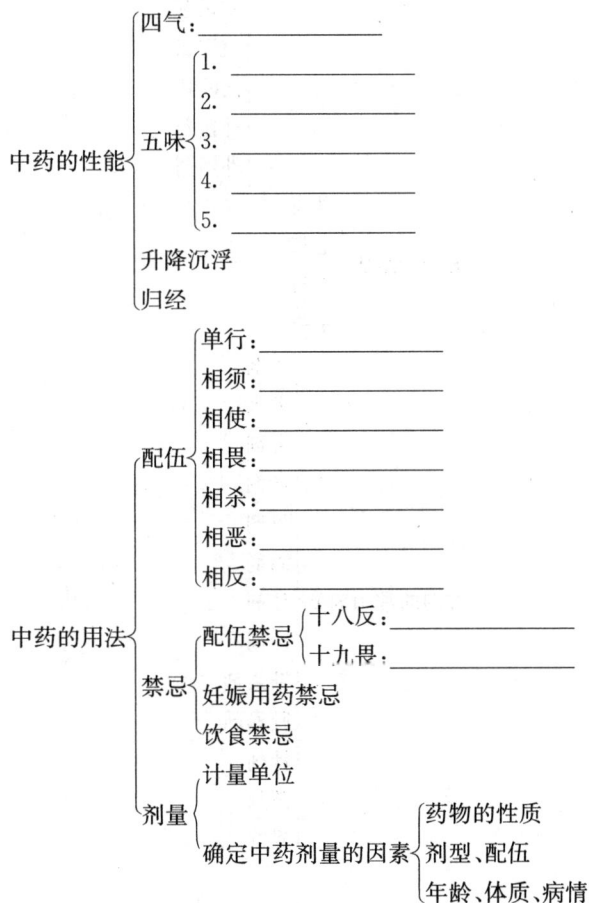

中药分类及常用中药 ┤
- 解表药
- 清热药
- 化痰止咳平喘药
- 芳香化湿药
- 消食药
- 理气药
- 止血药
- 活血化瘀药
- 泻下药
- 驱虫药
- 开窍药
- 温里药
- 平肝息风药
- 安神药
- 利水渗湿药
- 祛风湿药
- 收涩药
- 涌吐药
- 补益药
- 外用药

方剂的组成 ┤
- 君药
- 臣药
- 佐药
- 使药

方剂的常用剂型 ┤
- 汤剂
- 散剂
- 丸剂
- 膏剂
- 丹剂
- 酒剂
- 片剂
- 冲剂
- 糖浆剂
- 胶囊剂
- 针剂
- 茶剂
- 露剂

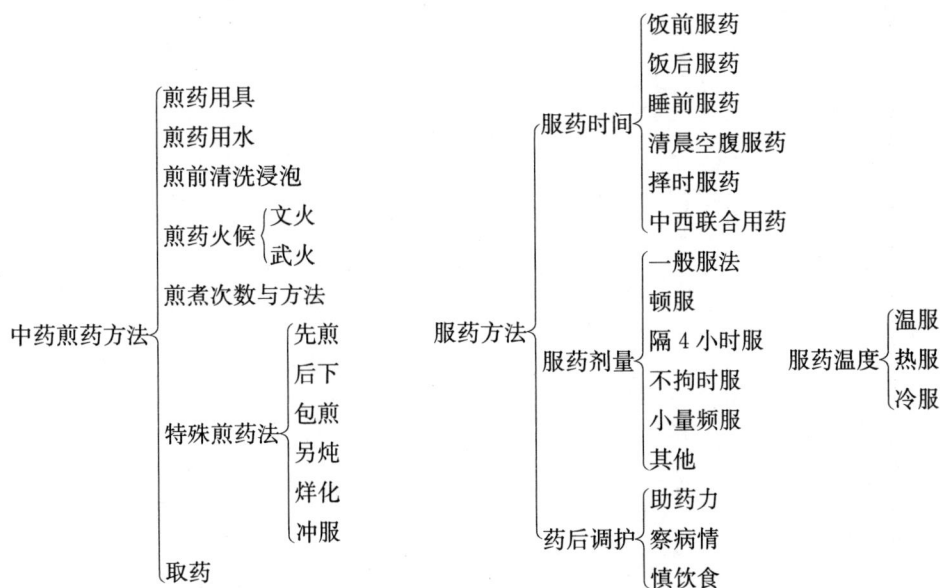

中药煎药方法
- 煎药用具
- 煎药用水
- 煎前清洗浸泡
- 煎药火候
  - 文火
  - 武火
- 煎煮次数与方法
- 特殊煎药法
  - 先煎
  - 后下
  - 包煎
  - 另炖
  - 烊化
  - 冲服
- 取药

服药方法
- 服药时间
  - 饭前服药
  - 饭后服药
  - 睡前服药
  - 清晨空腹服药
  - 择时服药
  - 中西联合用药
- 服药剂量
  - 一般服法
  - 顿服
  - 隔4小时服
  - 不拘时服
  - 小量频服
  - 其他
- 服药温度
  - 温服
  - 热服
  - 冷服
- 药后调护
  - 助药力
  - 察病情
  - 慎饮食

对接护考

1. 不属于中药四性的是 （ ）
   A. 寒　　　　　B. 热　　　　　C. 温　　　　　D. 辛

2. 不属于中药五味的是 （ ）
   A. 甘　　　　　B. 酸　　　　　C. 咸　　　　　D. 辣

3. 两种药配合应用以后,一种药可以减弱另一种药物的药效,称为 （ ）
   A. 相须　　　　B. 相畏　　　　C. 相反　　　　D. 相恶

4. 在中药汤剂中,对兼病或兼症起主要治疗作用的是 （ ）
   A. 君药　　　　B. 臣药　　　　C. 佐药　　　　D. 使药

5. 对胃肠道有刺激的药物,一般 （ ）
   A. 饭前服药　　　　　　　　B. 饭后服药
   C. 睡前服药　　　　　　　　D. 清晨空腹服药

项目二

常用中医护理技术

任务十一　针刺疗法

学习目标

知识目标：

1. 能说出毫针的构造。

2. 能说出毫针的进针方法、常用手法和常见异常情况。

能力目标：

1. 会进行针刺治疗。

2. 会正确处理针刺常见异常情况。

3. 会对接受针刺治疗的患者进行健康宣教。

素质目标：

了解工匠精神的内涵，落实精雕细琢、精益求精的理念，增强职业认同感、责任感。

课程思政

中医护理学中的工匠精神是中医文化的重要组成部分，它体现了对生命的尊重和对健康事业的执着追求。这种精神不仅是对技艺的精益求精，更是对患者的细心呵护和全面关怀。

党的二十大报告中，工匠精神被赋予了时代意义。它代表了对技艺的极致追求、对工作的敬畏之心，以及对创新和发展的不懈追求。在中医护理学的传承与发展中，工匠精神发挥了至关重要的作用。正是历代中医护理先贤们秉持着这种精神，才使得中医护理技术得以不断地发展、完善和创新，为人类健康事业做出了不可磨灭的贡献。

新时代的大学生，应当肩负起传承与发扬中医护理学的重任。我们要深入理解工匠精神的内涵，即精益求精、追求卓越。在学习中医护理技术时，我们应始终保持对知识的渴望，不断提高自己的技能水平，努力成为行业的佼佼者。在实践中，我们要以严谨细致、专注负责的态度对待每一位患者，确保每一次操作都准确无误，为患者提供最优质的护理服务。同时，我们还要注重细节，追求完善，不断打磨自己的技艺，确保每一次治疗都能达到最佳效果。最重要的是，我们要增强职业认同感与责任感，认识到中医护理学的重要性和价值。通过不断学习和实践，我们将成为中医护理领域的优秀人才，为守护人类健康、推动中医护理学的传承与发展贡献自己的力量。

案例

李某，女，63岁。2天前受凉后出现头痛，连及项背，恶风畏寒，遇风尤甚，口不渴，舌红苔薄白,脉浮紧。请考虑可采用何种针灸方法,以及针灸时的护理措施。

针刺是中医最常用的技术操作,即用金属制成不同形状的针,运用不同手法在人体上刺激一定的穴位,通过经络腧穴,调整人体脏腑气血,达到治疗疾病的目的。

一、毫针的构造

毫针分为针尖、针身、针根、针柄和针尾 5 个部分。

毫针主要根据针身的长短和粗细分为不同的规格,临床一般以 1～3 寸(25～75 mm)长和 28～34 号(0.32～0.38 mm)粗细者为最常用。各种规格的毫针临床上均应具备,根据患者的具体情况适当选用。

二、毫针的进针方法

一般用右手拇、食、中三指扶持针柄,运用指力,快速穿破皮肤;同时左手辅助,以固定穴位处皮肤,扶托针身。根据针身的长短及腧穴处肌肉的厚薄、皮肤的松紧,应选择不同的进针法。

（一）单手进针法

以右手拇、食指夹持针柄,中指指腹抵住针体下段,指端紧靠穴位。当拇、食指向下用力时,中指屈曲亦随之下压,将针刺入皮肤,此法用于 40 mm 以内短针(图 11-1)。

（二）夹持进针法

以左手拇、食二指的指腹夹持用棉球裹住的针身下段,露出针尖,将针尖固定于针刺穴位的皮肤表面,右手拇、食指扶持针柄,双手配合,迅速把针刺入皮肤。此法适于长针和肌肉丰厚处进针(图 11-2)。

（三）提捏进针法

以左手拇、食指将穴位处皮肤捏起,右手持针从捏起部的上端用单手进针法,将针迅速刺入皮肤。此法适用于肌肉浅薄处,特别是面部腧穴的进针(图 11-3)。

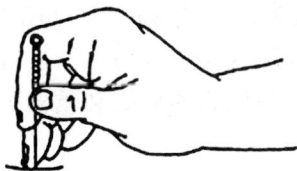

图 11-1　单手进针法　　　图 11-2　夹持进针法　　　图 11-3　提捏进针法

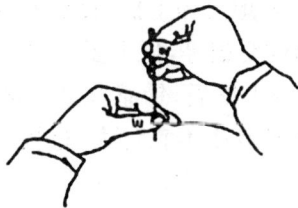

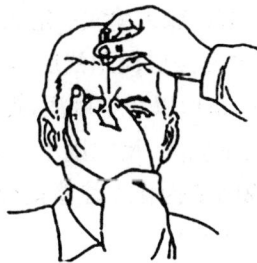

（四）舒张进针法

以左手拇、食指将穴位处的皮肤向两侧撑开,使之绷紧,右手用单手进针法快速将针刺入皮肤。此法适于皮肤松弛或有皱纹处,特别是腹部穴位的进针。

三、操作程序

（一）物品准备

治疗盘内备一次性针灸针、镊子、75%酒精棉球、干棉球、弯盘1个。

（二）体位

根据针刺穴位的不同，选择适宜的体位，充分暴露针刺部位，以操作方便、患者感到舒适、肌肉放松能持久留针为宜。如：胸腹部穴位取仰卧屈膝或仰靠坐位，背部穴位取俯伏坐位或俯卧位。

（三）进针

根据病情需要或操作者习惯选择单手进针法、夹持进针法、提捏进针法、舒张进针法。

（四）进针角度

指进针时针体与所刺部位皮肤表面所成的夹角，根据穴位处肌肉的厚薄和治疗的需要而定，分为以下三种：

1. 直刺

指针体与所刺部位皮肤表面呈90°角垂直刺入。多数腧穴适用，尤其是肌肉丰厚部位的穴位，如合谷穴、足三里穴等。

2. 斜刺

针体与所刺部位皮肤表面呈45°角刺入。常用于肌肉较浅薄、靠近重要脏器的部位、不宜深刺的腧穴，如肺俞穴。

3. 横刺

又称沿皮刺，针体与所刺部位皮肤表面呈10°～20°角刺入。常用于头皮、胸骨等肌肉浅薄处和某些透穴针刺，如百会穴。

（五）手法

1. 提插法

毫针刺入腧穴一定深度后，施术者右手拇、食、中三指捏住针柄将针从浅层插向深层，再由深层提到浅层，如此反复地上提下插（提插幅度多在1 cm左右，强烈刺激时可达2 cm），以产生刺激，提插幅度要相等，指力要均匀。一般来说，提插幅度大、频率快，刺激量就大；反之则小。如果停止提插，针感往往会减弱，可以根据治疗需要，进行连续或间歇操作。注意提插幅度和频率不宜过大、过快，以防晕针、损伤血管和重要脏器（图11-4）。

2. 捻转法

毫针刺入腧穴一定深度后，施术者右手以针身为纵轴，将针反复来回，旋转捻动。捻转幅度大、频率快，刺激量就大；反之，捻转幅度小、频率慢，刺激量就小。注意不要单一方向转动，以防止肌纤维缠绕针身（图11-4）。

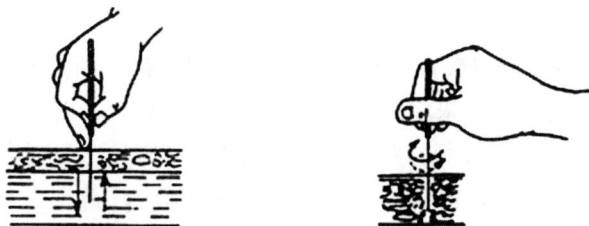

图 11-4　提插法(左)和捻转法(右)

(六) 针感

针刺到一定深度,术者会感到针下有一种如鱼吞饵的沉紧感;同时患者也会相应出现针下酸、麻、胀、重、痛感,甚至还会沿一定部位、向一定方向扩散、传导,称为得气,又称针刺感应(简称针感)。得气与否直接关系着针刺效果。对得气不理想者,应检查针刺部位、角度、深度是否正确,如纠正偏差后仍不得气,则应留针候气或行针催气。但也有少数因个体差异、外伤、脏腑功能衰退等而针感迟钝者,则视具体情况对待。

(七) 留针与出针

1. 留针

指进针得气后,将针留置穴内一定时间,以加强针感和维持针刺持续时间的一种方法。治疗慢性病,可留针 10~15 分钟以上,并在留针过程中间歇行针,以保持一定的刺激量来增加疗效。一般疾病通过针刺手法达到一定刺激量后,可以不留针。留针时患者不能改变体位,故小儿及精神病患者不宜留针。

2. 出针

出针是毫针施术的最后一个程序,具体方法是先用左手持消毒棉球压在针旁,固定皮肤,右手持针边捻边提,待针缓慢退至皮下时拔出,再以棉球按压针孔片刻,以防出血。出针时,动作要缓慢而轻巧,不可急促将针拔出。最后清点针数,防止遗漏,同时嘱患者注意保持针孔清洁,以防感染。

四、针刺异常情况的处理及预防

(一) 晕针

指患者在针刺过程中,突然出现精神疲倦、头晕眼花、面色苍白、恶心呕吐、汗出肢冷等,重者立即晕厥、口唇青紫、二便失禁、血压下降、脉沉微。

1. 原因

患者对针刺疗法不了解,惧怕针具,导致精神紧张;饥饿、疲劳或大病初愈之时或体位不当;施术者针刺手法不当,刺激过强,致使患者不能忍受。

2. 处理

立即停针,将针全部起出。将患者平卧,头部放低,注意保暖。轻者,给饮温开水或糖水后,休息片刻,即可恢复正常;重者在上述处理基础上指掐或针刺急救穴,如人中、合谷、内关、足三里、涌泉等穴,也可灸百会、气海、关元、神阙等穴,必要时可配用其他急救措施。

3. 预防

对晕针要重视预防,如初次接受针刺者,应先做好解释工作,解除对针刺的恐惧心理;选取舒适持久的体位,最好采用卧位;选穴宜少,手法要轻。对劳累、饥饿、大渴者,应嘱其休息,进食、饮水后再予针刺。针刺过程中,护士应随时注意观察患者的神态,询问针后情况,一旦有不适等晕针先兆,可尽早采取处理措施。注意室内空气流通,消除过热过冷等因素。

(二)滞针

指在行针时或留针后,施术者感觉针身在体内捻转困难,进退不得,患者感觉局部剧痛。

1. 原因

患者惧针,精神过度紧张,当针刺入穴位后,患者局部肌肉强烈收缩;向单一方向捻针太过,导致肌纤维缠绕针体;因为体位不当,不能持久耐受,留针时局部肌肉强烈收缩。

2. 处理

对精神紧张患者,应耐心安慰,与之交谈,并嘱其进行深呼吸,以分散注意力。在滞针穴四周进行轻揉按摩,轻弹针柄,或在附近再针一针,以缓解肌肉痉挛。若单向捻转所致者,可向相反方向将针捻回,并用刮柄法使缠绕的肌纤维回解,可消除滞针。切忌强行拔针。

3. 预防

施针前应对患者做好解释工作,消除顾虑,避免紧张。体位选择要舒适持久。行针中注意捻针幅度不要过大,避免单向连续捻转。检查针具时,对不符合质量要求的针具应剔去不用。

(三)弯针

指针刺入穴位后,针柄改变了原有的角度和方向,捻转不便,出针困难,患者感到局部疼痛。

1. 原因

施术者进针用力过猛,针尖碰到坚硬组织器官将针折弯,留针过程中患者体位改变,致使针身周围肌肉拉力发生变化,或针柄受到外力压迫、碰击等,均可产生弯针。

2. 处理

发生弯针后,不宜再行针。针身轻微弯曲,可将针身缓慢退出;若弯曲角度较大,退针时应顺着针身弯曲方向将针退出。若由患者体位改变引起者,应协助患者慢慢恢复原来的体位,使局部肌肉放松,再将针身退出,切忌强行拔针,以免断针。

3. 预防

施术者行针手法要熟练,刺激不宜突然加强。进针时手法指力要均匀,不宜进针过速、过猛。患者体位要舒适,留针过程中,叮嘱患者不要随意改变体位。防止外物碰撞、压迫针柄。

(四)断针

是指针身折断,残端留在肌肉内,或部分露出皮肤或完全陷入体内。

1. 原因

针具质量欠佳,针身或针根有损伤剥蚀,针刺前未检查;针刺时将针身全部刺入穴位;行针时手法不当,强力提插、捻转,患者肌肉猛烈收缩;留针时患者随意改变体位;或弯针、滞针未能进行及时正确的处理。

2. 处理

发现断针后,应立即处理,嘱患者不要改变体位,防止断针进一步向肌肉深处陷入。若针身尚有部分露出皮肤外,可用手指或镊子将残针取出。若断端与皮肤相平或微露于皮肤表面,可用一手拇、食二指按压断针周围皮肤,使残针显露后,另一手用镊子将针夹出。若断针完全没入皮下或肌肉深层,以上方法取针无效,应立即通知医生,需在X线下定位,采用手术取出。

3. 预防

为了防止断针,针具需经常检查,凡不合格者,应弃之不用。避免过猛过强的行针,在行针或留针时,应嘱患者不要随意更换体位。针刺及行针过程中,切勿将针身全部刺入,一般应留1/4以上在体外。在针刺过程中,如发现弯针时,应立即出针,不可强行刺入或行针。

（五）出血与血肿

指针孔处出血或针刺部位皮下出血而引起的肿痛。起针后,针刺部位肿胀疼痛,继则皮肤呈现青紫色,形成血肿。

1. 原因

针尖弯曲带钩,使皮肉受损或行针时刺破血管;患者有出血倾向。

2. 处理

点状出血可用无菌干棉球按压针孔,微量的皮下出血而致皮肤局部青紫时,一般不做处理,可自行消退。局部肿胀、疼痛较剧、青紫面积较大者,可先冷敷,或压迫止血后,再做热敷,也可在局部轻轻揉按,以促进瘀血消散吸收。刺伤腹腔内血管引起的腹痛,休息几天后可痊愈,但应严密观察病情及生命体征的变化。发生严重出血者,应积极配合医师进行抢救。

3. 预防

针刺前应仔细检查针具,防止使用带钩的针具。熟悉人体穴位、经络位置,避开血管针刺。出针时立即用消毒干棉球按压针孔处。

五、针刺注意事项

1. 患者在饥饿、疲劳、精神过度紧张时,不宜立即进行针刺。
2. 对于身体瘦弱的患者,针刺手法不宜过重,尽量选用卧位。
3. 孕妇慎刺,妊娠前3个月禁刺,以免引起流产。小儿囟门未合,其所在部位不宜针刺。
4. 皮肤有感染、溃疡、瘢痕或肿瘤的部位,不宜针刺。
5. 有自发性出血或损伤后出血不止者不宜针刺。
6. 针刺过程中随时观察患者有无不良反应出现。

知识导图

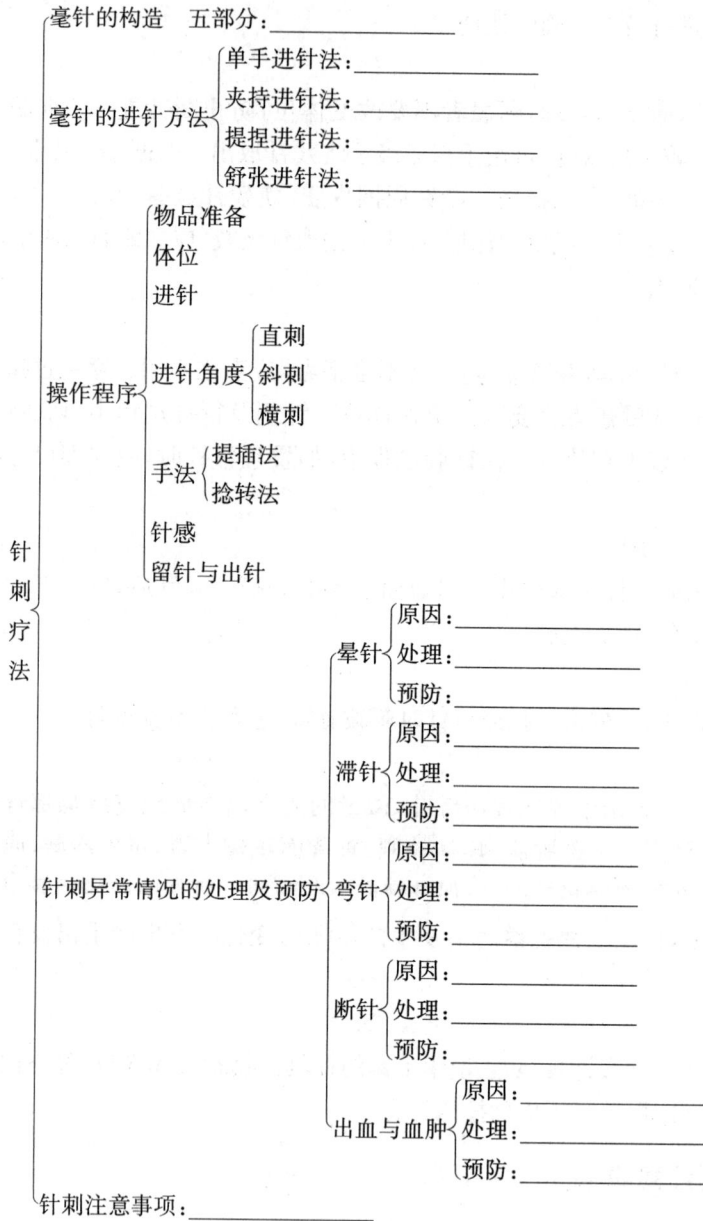

毫针的构造　五部分：_____

毫针的进针方法
- 单手进针法：_____
- 夹持进针法：_____
- 提捏进针法：_____
- 舒张进针法：_____

针刺疗法

操作程序
- 物品准备
- 体位
- 进针
- 进针角度
  - 直刺
  - 斜刺
  - 横刺
- 手法
  - 提插法
  - 捻转法
- 针感
- 留针与出针

针刺异常情况的处理及预防
- 晕针
  - 原因：_____
  - 处理：_____
  - 预防：_____
- 滞针
  - 原因：_____
  - 处理：_____
  - 预防：_____
- 弯针
  - 原因：_____
  - 处理：_____
  - 预防：_____
- 断针
  - 原因：_____
  - 处理：_____
  - 预防：_____
- 出血与血肿
  - 原因：_____
  - 处理：_____
  - 预防：_____

针刺注意事项：_____

对接护考

1. 毫针的组成不包括　　　　　　　　　　　　　　　　　　　　　　　（　　）
   A. 针尖　　　　　　B. 针灸　　　　　C. 针根　　　　　D. 针柄
2. 毫针的进针方法不包括　　　　　　　　　　　　　　　　　　　　　（　　）
   A. 单手进针法　　　　　　　　　B. 提捏进针法
   C. 舒张进针法　　　　　　　　　D. 挤压进针法
3. 关于针感的说法,错误的是　　　　　　　　　　　　　　　　　　　（　　）
   A. 就是痛感　　　　　　　　　　B. 一种如鱼吞饵的沉紧感
   C. 有酸麻胀重感　　　　　　　　D. 可向一定方向传导
4. 常用的进针角度不包括　　　　　　　　　　　　　　　　　　　　　（　　）
   A. 直刺　　　　　　B. 斜刺　　　　　C. 倒刺　　　　　D. 横刺
5. 关于晕针的处理,错误的是　　　　　　　　　　　　　　　　　　　（　　）
   A. 立即停针　　　　　　　　　　B. 将针全部起出
   C. 将患者平卧,头部放低,注意保暖　　D. 不用处理,会自行恢复

任务十二　推拿疗法

学习目标

知识目标：

1. 能说出推拿疗法的禁忌证和注意事项。

2. 能说出推拿疗法的常用手法及其作用。

能力目标：

1. 会进行推拿治疗，会正确处理常见异常情况。

2. 会根据不同患者进行用物准备。

3. 会对接受推拿治疗的患者进行健康宣教。

素质目标：

了解工匠精神的内涵，落实精雕细琢、精益求精的理念，增强职业认同感、责任感。

案例

李某，女，2岁。受凉后出现高热、无咳嗽流涕，口不渴，舌红苔薄白，脉浮数。医生嘱推拿退热，如何做好准备工作？

推拿，是一种非药物的自然疗法、物理疗法，施术者通过自己的双手作用于患者的体表、受伤的部位、不适的所在、特定的腧穴、疼痛的地方，运用推、拿、按、摩、揉、捏、点、拍等形式多样的手法，以期达到疏通经络、推行气血、扶伤止痛、祛邪扶正、调和阴阳的疗效。

一、适用范围

推拿疗法适用范围广泛，涉及各科疾病。

1. 骨伤科疾病

扭伤、软组织劳损、肩周炎、落枕、颈椎病、腰椎间盘突出症、关节运动功能障碍、骨折愈后功能恢复等。

2. 内科疾病

感冒、哮喘、头痛、失眠、胃脘痛、便秘、腹泻、中风后遗症等。

3. 外科疾病

压疮和术后肠粘连等。

4. 妇科疾病

月经不调、痛经、闭经等。

5. 儿科疾病

发热、斜颈、泄泻、疳积、遗尿等。

6. 五官科疾病

近视、慢性鼻炎、慢性咽炎、耳鸣、耳聋等。

二、禁忌证

1. 烈性和急性传染病。

2. 各种感染性疾病,如脓肿、骨结核、蜂窝织炎、化脓性关节炎等。

3. 皮肤病的病变部位、烧烫伤处。

4. 各种恶性肿瘤,严重肺、心、肾、肝等脏器疾病。

5. 开放性创伤、骨折或关节脱位及出血部位。

6. 精神病患者。

7. 妇女妊娠期、经期、产后。

8. 醉酒、饥饿、剧烈运动后。

9. 久病、年老体弱、幼儿经不起手法者。

三、用物准备

备按摩床或软床,高低不等的凳子、靠背椅、各种规格的软垫或大小不等的枕头、大毛巾等,按实际情况准备推拿介质,如滑石粉、生姜水、冬青膏、冷水、万花油、鸡蛋清等。

四、常用推拿手法

1. 推法

推法是做直线的单向运动,体表受力较大,但推行速度相对缓慢(图 12-1)。

推法中,有以拇指为力点的,称拇指平推法;有以手掌为力点的,称掌平推法;有以用肘尖为力点的,称为肘平推法。

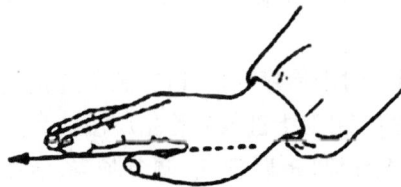

图 12-1　推法

本法具有调和气血、温经活络、健脾和胃、活血止痛等功能,可以在全身各部位使用,适用于头晕头痛、肩背酸痛、胁肋胀满、脘腹胀痛等病症。

2. 滚法

用手背近小指部位或小指、无名指和中指的掌指关节着力于一定部位,通过腕关节的连续伸屈和前臂的旋转、协调运动带动小指掌指关节背侧及部分小鱼际在体表一定部位反复往返滚动的一种手法。操作时,小指掌指关节背侧及部分小鱼际要紧贴体表,肩、臂放松,肘关节微屈约120°,前臂的内、外旋及腕关节的伸屈运动要协调,压力、频率、腕臂摆动幅度要均匀,动作要有节律,动作过程中不可有移动或跳动现象,每分钟来回摆动120次左右(图12-2)。

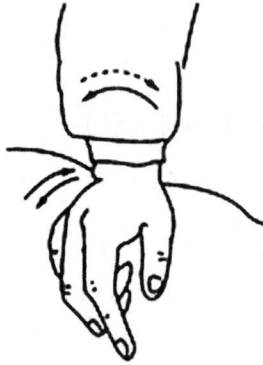

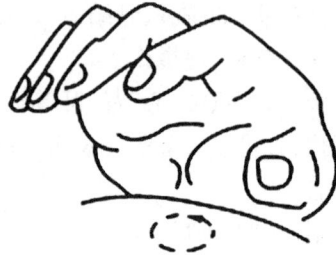

图 12-2　滚法　　　　　　　　图 12-3　揉法

滚法特点是接触面广,压力较大,渗透力较强。本法具有舒筋活血、通络止痛、滑利关节、消除疲劳等作用,多用于颈项、肩背、腰臀等肌肉较丰厚部位,主治风湿酸痛、肌肤麻木、肢体瘫痪、运动功能障碍等症。

3. 揉法

将手指腹、掌根或大鱼际着力于推拿部位,微用力在体表做环形运动的一种手法。操作时要求以掌或指为着力点紧贴体表,腕部放松,以肘为支点,前臂主动摆动,带动腕部使掌或指做环形运动。动作要协调、用力,以使皮下组织随之回旋运动为度,操作过程要持续、均匀、柔和而有节律,频率每分钟约120次(图12-3)。

本法具有宽胸理气、健脾和胃、活血散瘀、消肿止痛、调节胃肠功能等作用,适用于胸腰部、胸胁部、头面部、腰背部及四肢部,尤其多用于全身穴位,常配合按法按揉穴位,主治脘腹胀满、胸闷胁痛、便秘泄泻、头痛眩晕、口眼㖞斜、耳聋耳鸣、疳积等病证。

4. 摩法

即用手掌面或手指指面贴附于治疗部位,以腕关节连同前臂做轻缓而有节律的盘旋摩擦。用手掌进行者称摩擦法,用手指进行者称指摩法。

本法具有益气和中、消积导滞、疏肝理气、调节肠胃、活血散瘀、消肿止痛等作用,适用于全身各个部位。主治外伤肿痛、脘腹胀满、消化不良、泄泻便秘、月经不调等病证。

5. 擦法

用手掌紧贴皮肤,稍用力下压并做上下向或左右向直线往返摩擦,使之产生一定的热量,称为擦法。擦法以皮肤有温热感即止,是推拿的常用手法之一,有掌擦、鱼际擦和侧擦之分。

本法具有健脾和胃、温阳益气、温肾壮阳、祛风活血、消瘀止痛的功能,主要用于体虚乏力、脘腹胀痛、月经不调、腰背风湿痹痛等病证。

6. 搓法

用双手掌面着力,对称地夹住或托抱住患者肢体的一定部位,双手交替或同时相对用力做相反方向地来回快速搓揉,并同时做上下往返移动作(图 12-4)。

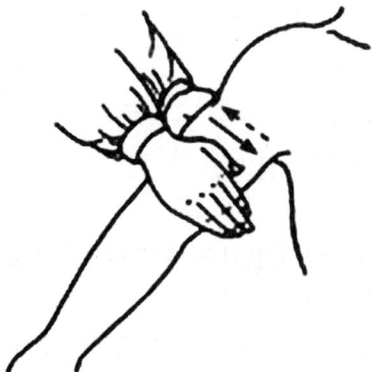
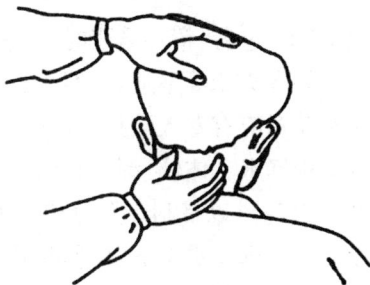

图 12-4 搓法　　　　　　　　图 12-5 拿法

搓法具有祛风散寒、解痉止痛、疏经通络、调和气血等作用,常用于腰背、胁肋及四肢部,以上肢最为常用,多被作为中医推拿的结束性手法,适用于腰背酸痛、胸胁胀闷、肩背疼痛、肢体麻木等病症。

7. 按法

用手指或手掌面着力于体表部位或穴位上,逐渐用力下压,称为按法。用拇指指端或指腹按压体表,称指按法;用单掌或双掌或双掌重叠按压体表,称掌按法。操作时着力部位要紧贴体表,不可移动,用力要稳,轻重适宜,不得损伤皮肤。

本法具有舒筋活络、开通闭塞、活血止痛等作用。适用于胃脘痛、头痛、肢体酸痛麻木等病症。

8. 拿法

用大拇指或其他手指对称使劲,拿捏治疗部位之肌肉或筋腱关节的方法。此法是强刺激手法之一,用拇指和其余四指对合呈钳形,操作时,用力要由轻而重,动作应缓和而有连贯性(图 12-5)。

本法具有舒筋通络、解表发汗、镇静止痛、开窍提神等作用,常配合其他手法用于颈项、肩背、四肢等部位。一个部位拿 1～3 次即可。

9. 抖法

用双手或单手握住患肢远端,微微用力做小幅度的上下连续抖动,使患肢关节、肌肉有松动感,称为抖法。

本法具有调和气血、顺理筋脉、疏经通络、滑利关节、放松肌肉、消除疲劳等功效,适用于肩臂疼痛、腰腿疼痛等症,常用于上肢推拿的结束性手法。

10. 拍法

五指自然并拢,掌指关节微屈,使掌心空虚,然后以虚掌有节律地拍击治疗部位,称为拍法。

本法要求指实掌虚,利用气体的振荡,虚实结合,要做到拍击声声声清脆而不甚疼痛,操作时要以腕力为主,灵活自如,一般拍打 3～5 次即可,对肌肤感觉迟钝麻木者,可拍打至表皮微红充血为度。本法具有行气活血、舒筋通络的功效,适用于肩背、腰骶、股外侧、小腿外侧诸部,常作为推拿结束时的手法。

五、推拿注意事项

1. 过饱、过饥、过劳、精神紧张时,不宜立即治疗。

2. 治疗中如有头晕等不适,应停止推拿,予以卧床休息。

3. 老人和儿童应有专人陪护。

4. 注意安排好患者体位,嘱咐其放松,操作者根据患者的体位和施术部位选择好合适的位置、步态、姿势,以有利于发力和持久操作,并避免自身劳损。

5. 一般实证宜选用重手法,操作时间短,虚证宜选用轻柔的手法,操作时间长。

6. 急性病操作时间宜短,慢性病操作时间宜长。

知识导图

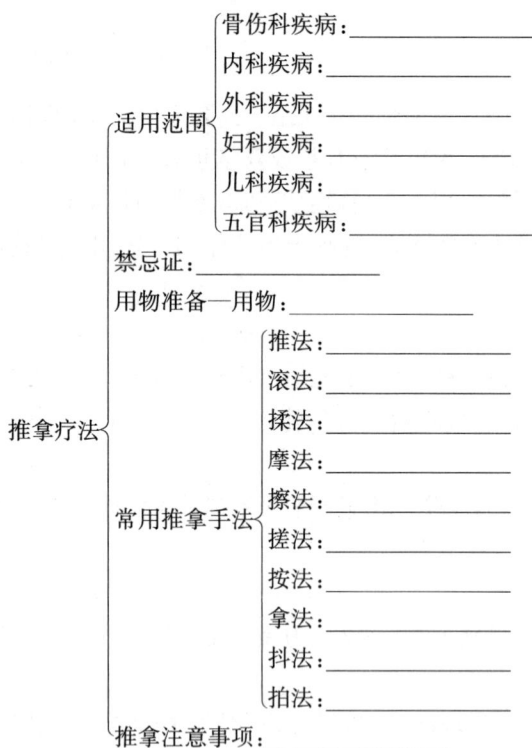

对接护考

1. 属于推拿疗法的禁忌证是 　　　　　　　　　　　　　　　　　　（　　）
   A. 扭伤　　　　　　B. 落枕　　　　　C. 骨结核　　　　　D. 中风后遗症
2. 常用的推拿手法不包括 　　　　　　　　　　　　　　　　　　　　（　　）
   A. 推法　　　　　　B. 捏法　　　　　C. 抖法　　　　　　D. 搓法
3. 关于滚法的说法，错误的是 　　　　　　　　　　　　　　　　　　（　　）
   A. 接触面大　　　　　　　　　　　B. 压力较大
   C. 渗透力强　　　　　　　　　　　D. 多用于肌肉薄弱处
4. 不属于推法的是 　　　　　　　　　　　　　　　　　　　　　　　（　　）
   A. 足平推法　　　　　　　　　　　B. 拇指平推法
   C. 掌平推法　　　　　　　　　　　D. 肘平推法
5. 不宜立即进行推拿治疗的是 　　　　　　　　　　　　　　　　　　（　　）
   A. 过饱　　　　　　　　　　　　　B. 颈椎病
   C. 腰椎间盘突出症　　　　　　　　D. 落枕

任务十三 灸 法

学习目标

知识目标：

能说出灸法的禁忌证、常用操作方法和操作流程。

能力目标：

1. 会进行灸法操作。

2. 会根据不同患者进行用物准备。

3. 会对接受灸法治疗的患者进行健康宣教。

素质目标：

了解工匠精神的内涵，落实精雕细琢、精益求精的理念，增强职业认同感、责任感。

案例

柳某，女，28 岁。孕 30 周，发现胎位不正 1 个月，心慌不安，烦躁易怒，胸胁胀满，纳差嗳气，夜寐欠佳，大便不调，小便可，舌淡，苔薄白，脉弦滑。如何运用灸法治疗？

灸法古称灸熨，又称艾灸，指以艾绒（或加入中药）为主要材料，点燃后直接或间接熏灼体表穴位的一种治疗方法。该法有温经通络、升阳举陷、行气活血、祛寒逐湿、消肿散结、回阳救逆等作用，并可用于保健。对慢性虚弱性疾病和风、寒、湿邪为患的疾病尤为适宜。根据其制成的形式及运用方法的不同，又可分为艾条灸、艾炷灸、温针灸和温灸器灸等。

一、适用范围

常用于痹症、虚寒性胃肠病、遗精、阳痿、气喘、婴儿腹泻、中风脱证、虚脱、晕厥、胎位不正、慢性肿疡、神经性皮炎、湿疹、胃下垂、脱肛等，亦可用于防病保健。

二、禁忌证

1. 凡实热证或阴虚发热、邪热内炽等证，如高热、高血压危象、肺结核晚期、大量咯血、呕吐、严重贫血、急性传染性疾病、皮肤痈疽疮疖并有发热者，均不宜施灸。

2. 器质性心脏病伴心功能不全，精神分裂症，孕妇的腹部、腰骶部，均不宜施灸。

3. 颜面部、颈部及大血管走行的体表区域、黏膜附近，均不得施灸。

4. 空腹、过饱、极度疲劳者应谨慎施灸。

三、常用物品制备

灸法的主要材料为艾绒,艾绒是由艾叶加工而成。选用野生向阳处5月份长成的艾叶,风干后在室内放置1年后使用,此称为陈年熟艾。取陈年熟艾去掉杂质粗梗,碾轧碎后过筛,去掉尖屑,取白纤丝再行碾轧成绒。也可取当年新艾叶充分晒干后,碾轧至其揉烂如棉即成艾绒。

1. 艾炷

将适量艾绒置于平底瓷盘,用食、中、拇指捏成圆柱状即为艾炷。艾绒捏压越实越好,根据需要,艾炷可制成拇指大、蚕豆大、麦粒大3种,称为大、中、小艾炷。

2. 艾条

将适量艾绒用双手捏压成长条状,软硬适度,然后将其置于宽约5.5 cm、长约25 cm的桑皮纸或纯棉纸上,再搓卷成圆柱形,最后用面浆糊将纸边黏合,两端纸头压实,即制成长约20 cm、直径约1.5 cm的艾条。

3. 间隔物

在间接灸时,需要选用不同的间隔物,如鲜姜片、蒜片、蒜泥、药饼等,在施灸前均应事先备齐。在制备时,一般将间隔物做成直径2～3 cm、厚0.2～0.3 cm的薄片,中间以针刺数孔,以利灸治时导热通气。药饼则应选出相应药物捣碎碾轧成粉末后,用黄酒、姜汁或蜂蜜等调和后塑成薄饼状,也需在中间刺出筛孔后应用。

四、常用操作方法

1. 艾炷灸

是将艾炷放在腧穴上施灸的方法,可分为直接灸和间接灸。

(1)直接灸

将大小适宜的艾炷,直接放在皮肤上施灸。若施灸时需将皮肤烧伤化脓,愈后留有瘢痕者,称为瘢痕灸;若不使皮肤烧伤化脓,不留瘢痕者,称为无瘢痕灸。

①瘢痕灸:又名化脓灸,施灸时先将所灸腧穴部位,涂以少量的大蒜汁,以增加黏附和刺激作用,然后将大小适宜的艾炷置于腧穴上,用火点燃艾炷施灸。每壮艾炷必须燃尽,除去灰烬后,方可继续易炷再灸,待规定壮数灸完为止。施灸时由于火烧灼皮肤,因此可产生剧痛,此时可用手在施灸腧穴周围轻轻拍打,以缓解疼痛。正常情况下,灸后1周左右施灸部位化脓形成灸疮,5～6周灸疮自行痊愈,结痂脱落后留下瘢痕。临床上常用于治疗哮喘、肺结核、瘰疬、慢性胃肠病等疾病。

②无瘢痕灸:又称非化脓灸,施灸时先在所灸腧穴部位涂少量的凡士林,以使艾炷便于黏附,然后将大小适宜的艾炷置于腧穴上点燃施灸,当灸炷燃剩2/5或1/4而患者感到微有灼痛时,即可易炷再灸。若用麦粒大的艾炷施灸,当患者感到有灼痛时,施术者可用镊子柄将艾炷熄灭,然后继续易炷再灸,按规定壮数灸完为止。一般应灸至局部皮肤红晕而不起泡为度。因其皮肤无灼伤,故灸后不化脓,不留瘢痕。此法适用于慢性虚寒性疾患,如哮喘、风寒湿痹等。

（2）间接灸

间接灸又称间隔灸、隔物灸，是用某种物品将艾炷与施灸腧穴部位的皮肤隔开进行施灸的方法。

①隔姜灸：将制备好的姜片置于应灸的腧穴部位或患处，再将艾炷放在姜片上点燃施灸。当艾炷燃尽，再易炷施灸。灸完所规定的壮数，以使皮肤红润而不起泡为度。常用于因寒而致的呕吐、腹痛、腹泻及风寒痹痛等。

②隔蒜灸：将制备好的蒜片置于应灸腧穴或患处，然后将艾炷放在蒜片上，点燃施灸。待艾炷燃尽，易炷再灸，直至灸完规定的壮数。此法多用于治疗瘰疬、肺结核及初起的肿疡等症。

③隔盐灸：用纯净的食盐填敷于脐部，或于盐上再置一薄姜片，上置大艾炷施灸。多用于治疗急性寒性腹痛或吐泻并作、中风脱证等。

④隔附子饼灸：将附子研成粉末，用酒调和做成直径约 3 cm、厚约 0.8 cm 的附子饼，中间以针刺数孔，放在应灸腧穴或患处，上面再放艾炷施灸，直到灸完所规定的壮数为止。多用于治疗命门火衰而致的阳痿、早泄、宫寒不孕或疮疡久溃不敛等症。

2. 艾条灸

又称艾卷灸，用制好的艾条，也可在艾绒中掺入肉桂、干姜、丁香、独活、细辛、白芷、雄黄各等分的细末 6 g，制成药条，常用的施灸方法有温和灸和雀啄灸。

（1）温和灸

施灸时将艾条的一端点燃，对准应灸的腧穴部位或患处，距皮肤 2～3 cm，进行熏烤。熏烤时以患者局部有温热感而无灼痛为宜，一般每处灸 5～7 分钟，至皮肤红晕为度。对于昏厥、局部知觉迟钝的患者，施术者可将中、食二指分开，置于施灸部位的两侧，这样可以通过施术者手指的感觉来测知患者局部的受热程度，以便随时调节施灸的距离和防止烫伤。

（2）雀啄灸

施灸时，艾条点燃的一端与施灸部位的皮肤并不固定在一定距离，而是像鸟雀啄食一样，一上一下地活动施灸。

（3）回旋灸

施灸时，将艾条点燃的一端在施灸部位上方做往复回旋移动的一种艾条悬起灸法。回旋灸的操作法有两种：一种为平面回旋灸，将艾条点燃的一端先在选定的施灸部位熏灸测试，至局部有灼热感时，在此距离做平行往复回旋施灸，以局部潮红为度；一种为螺旋式回旋灸，将艾条点燃的一端反复从离施灸部位最近处，由近及远呈螺旋式施灸，以局部出现深色红晕为宜。

3. 温针灸

是针刺与艾灸结合应用的一种方法，适用于既需要留针而又适宜用艾灸的病症。操作时，将针刺入腧穴得气后，给予适当补泻手法而留针，继将纯净细软的艾绒捏在针尾上，或用一段长约 2 cm 的艾条插在针柄上，点燃施灸。待艾绒或艾条烧完后，除去灰烬，出针。

4. 温灸器灸

温灸器是用金属特制的一种圆筒灸具,其筒底有尖有平,筒内套有小筒,小筒四周有孔。施灸时,将艾绒或加掺药物,装入温灸器的小筒,点燃后将温灸器的盖扣好,即可置于腧穴或应灸部位进行熨灸,直到所灸部位的皮肤红润为度。

五、常用操作流程

1. 评估

（1）当前主要症状、临床表现及既往史。

（2）患者体质及艾条施灸处的皮肤情况。

（3）对疼痛的耐受程度。

（4）心理状况。

2. 目标

（1）遵医嘱选择穴位,解除或缓解各种虚寒性病证的临床症状。

（2）通过运用温通经络、调和气、消肿散结、祛湿散寒、回阳救逆等法,达到防病保健、治病强身的目的。

3. 禁忌证

（1）凡属实热证或阴虚发热者,不宜施灸。

（2）颜面部、大血管处、孕妇腹部及腰骶部不宜施灸。

4. 告知

（1）治疗过程中局部皮肤可能出现烫伤等情况。

（2）艾绒点燃后可出现较淡的中药燃烧气味。

（3）治疗过程中局部皮肤产生烧灼、热烫的感觉,应立即停止治疗。

（4）治疗过程中局部皮肤可能出现水疱。

5. 物品准备

治疗盘、艾条、火柴、弯盘、小口瓶,必要时备浴巾、屏风等。

6. 操作程序

（1）备齐用物,携至床旁,做好解释,核对医嘱。

（2）取合理体位,暴露施灸部位,注意保暖。

（3）施灸部位宜先上后下,先灸头顶、胸背,后灸腹部、四肢。

（4）遵医嘱在施灸过程中,随时询问患者有无灼痛感,调整距离,防止烧伤。观察病情变化及有无不适。

（5）施灸中应及时将艾灰弹入弯盘,防止灼伤皮肤。

（6）施灸完毕,立即将艾条插入小口瓶,熄灭艾火。

（7）清洁局部皮肤,协助患者着衣,安置舒适卧位,酌情开窗通风。

（8）清理用物,做好记录并签名。

7. 护理及注意事项

（1）采用温针灸时,针柄上的艾绒团必须捻紧,防止艾灰脱落灼伤皮肤或烧毁衣物。

（2）施灸后局部皮肤出现微红灼热，属于正常现象。如灸后出现小水疱时，无需处理，可自行吸收。如水疱较大时，可用无菌注射器抽去疱内液体，覆盖消毒纱布，保持干燥，防止感染。

知识导图

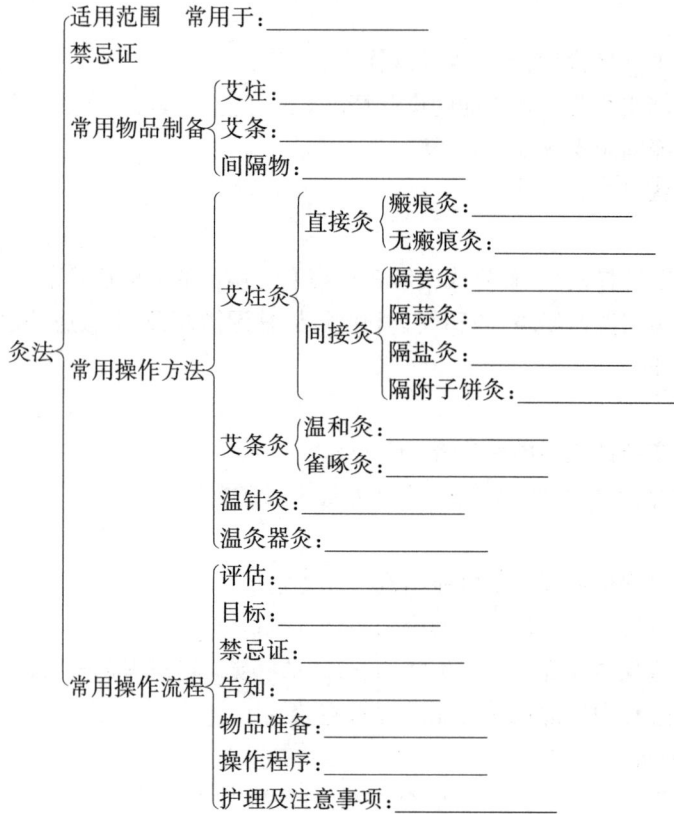

对接护考

1. 灸法的禁忌证不包括 （　　）

　　A. 痹症　　　　　　B. 高热　　　　　　C. 极度疲劳　　　　D. 严重贫血

2. 间接灸时，常用的间隔物不包括 （　　）

　　A. 鲜姜片　　　　　B. 蒜片　　　　　　C. 艾炷　　　　　　D. 蒜泥

3. 关于温和灸的说法，不正确的是 （　　）

　　A. 距离皮肤 2～3 cm

　　B. 感觉迟钝者可距离皮肤 1 cm

　　C. 一般 5～7 分钟，以皮肤红晕为度

　　D. 以局部温热无灼热痛为宜

4. 施灸操作不正确的是　　　　　　　　　　　　　　　　　　　（　　）
　　A. 取合理体味　　　　　　　　　B. 宜先上后下
　　C. 防止灼伤皮肤　　　　　　　　D. 施灸结束后,艾条可随意放置
5. 施灸时出现大水疱,处理不当的是　　　　　　　　　　　　　（　　）
　　A. 局部消毒　　　　　　　　　　B. 注射器抽出液体
　　C. 不必处理　　　　　　　　　　D. 覆盖消毒敷料

任务十四　拔罐疗法

学习目标

知识目标：

1. 能说出罐具的种类及优缺点。

2. 能说出常用拔罐方法及操作要点。

3. 能说出拔罐疗法的禁忌证、常用手法和注意事项。

能力目标：

1. 会根据不同患者进行用物准备。

2. 会进行拔罐操作。

3. 会对接受拔罐治疗的患者进行健康宣教。

素质目标：

了解工匠精神的内涵，落实精雕细琢、精益求精的理念，增强职业认同感、责任感。

案例

徐某，男，43 岁。扭伤后腰部疼痛、活动受限、咳嗽时疼痛加重，舌红苔薄白，脉紧。如何进行拔罐治疗？

拔罐法是以罐为工具，通过排出罐内空气形成负压，使罐吸附在皮肤穴位上，造成局部瘀血现象，达到温通经络、祛风散寒、消肿止痛、吸毒排脓目的的一种治疗方法。

一、常用工具

目前拔火罐常用的罐具种类较多，有竹罐、玻璃罐、抽气罐等。

1. 竹罐

（1）材料与制作

竹罐是采用直径 3～5 cm 的坚固无损的竹子，制成 6～8 cm 或 8～10 cm 长的竹管，一端留节作底，另一端作罐口，用刀刮去青皮及内膜，制成形如腰鼓的圆筒，用砂纸磨光，使罐口光滑平整即可。

（2）优点

取材方便、制作简单、轻便耐用、便于携带、经济实惠、不易破碎；竹罐吸附力大，不仅可用于肩背等肌肉丰满之处，还可应用于腕、踝、足背、手背、肩颈等皮薄肉少的部位；竹罐疗法在应用时可放于煮沸的药液中煎煮后吸拔于腧穴或体表，既可通过负压改善局部血液循化，又可借助药液的渗透起到局部熏蒸作用，形成双重功效。

（3）缺点

易燥裂漏气且不透明，难以观察罐内皮肤反应，不宜用于刺血拔罐。

2. 玻璃罐

（1）材料与制作

玻璃罐由耐热玻璃加工制成，形如球状，下端开口，小口大肚，按罐口直径及腔体大小分为不同型号。

（2）优点

罐口光滑，质地透明，便于观察拔罐部位皮肤的充血、瘀血程度，从而掌握留罐时间；是目前临床应用最广泛的罐具，特别适用于走罐、闪罐、刺络拔罐及留针拔罐。

（3）缺点

导热快，易烫伤，容易破损。

3. 抽气罐

（1）材料与制作

抽气罐由有机玻璃或透明的树脂材料制成，采用罐顶的活塞来控制抽排空气，利用机械抽气原理使罐体内形成负压，使罐体吸附于选定的部位。

（2）优点

抽气罐不用火、电，不会烫伤皮肤；操作简便，可普遍用于个人和家庭的自我医疗保健，是目前较普及的新型拔罐器。

（3）缺点

无火罐的温热刺激效应。

二、常用操作方法

1. 闪火法

用镊子夹酒精棉球点燃，在罐内绕一圈再抽出，迅速将罐罩在应拔部位上，即可吸住。

2. 留罐

将罐吸附在体表后，使罐子吸拔留置于施术部位，一般留置 5~10 分钟；多用于风寒湿痹、颈肩腰腿疼痛。

3. 走罐

罐口涂万花油，将罐吸住后，手握罐底，上下来回推拉移动数次，至皮肤潮红；用于面积较大、肌肉丰厚的部位，如腰背；多用于感冒、咳嗽等病症。

4. 闪罐

罐子拔住后，立即起下，反复吸拔多次，至皮肤潮红；多用于面瘫。

5. 刺络拔罐

先用梅花针或三棱针在局部叩刺或点刺出血，再拔罐使罐内出血 3~5 ml；多用于痤疮等皮肤疾患。

三、拔罐禁忌

1. 操作禁忌

拔火罐时切忌火烧罐口,否则会烫伤皮肤;留罐时间不宜超过 20 分钟,否则会损伤皮肤。

2. 部位禁忌

皮肤过敏、溃疡、水肿及心脏、大血管部位和下腹部等,均不宜拔罐。

四、常用操作流程

1. 评估

(1) 当前主要症状、临床表现及既往史。

(2) 患者体质及实施拔罐处的皮肤情况。

(3) 心理状况。

2. 目标

(1) 缓解风寒湿痹而致的腰背酸痛、虚寒性咳喘等症状。

(2) 用于疮疡及毒蛇咬伤的急救排毒等。

3. 禁忌证

(1) 高热抽搐及凝血机制障碍者。

(2) 皮肤溃疡、水肿及大血管处。

(3) 孕妇腹部、腰骶部均不宜拔罐。

4. 告知

(1) 由于罐内空气负压收引的作用,局部皮肤会出现与罐口相当大小的紫红色瘀斑,数日后自然消失。

(2) 治疗过程中局部可能出现水疱或烫伤。

5. 物品准备

治疗盘、火罐(玻璃罐、竹罐、陶罐)、止血钳、95％酒精棉球、火柴、小口瓶等。

6. 操作程序

(1) 备齐物品,携至床边,做好解释,核对医嘱。

(2) 取合理体位,暴露拔罐部位,注意保暖。

(3) 遵医嘱选择拔罐部位。

(4) 点燃的火焰在火罐内转动,使罐内形成负压后迅速扣至已经选择的拔罐部位上,待火罐稳定后方可离开,防止火罐脱落,适时留罐。

(5) 拔罐过程中要随时观察火罐吸附情况和皮肤颜色。

(6) 操作完毕,协助患者着衣,整理床单位,安排舒适体位。

(7) 清理用物,做好记录并签名。

7. 护理及注意事项

(1) 拔罐时应采取合理体位,选择肌肉较厚的部位。骨骼凹凸不平和毛发较多处不宜拔罐。

（2）操作前一定要检查罐口周围是否光滑，有无裂痕。

（3）防止烫伤，拔罐时动作要稳、准、快，起罐时切勿强拉。

（4）使用过的火罐，均应消毒后备用。

（5）起罐后，如局部出现小水疱，可不必处理，可自行吸收。

（6）如水疱较大，消毒局部皮肤后，用注射器吸出液体，覆盖消毒敷料。

知识导图

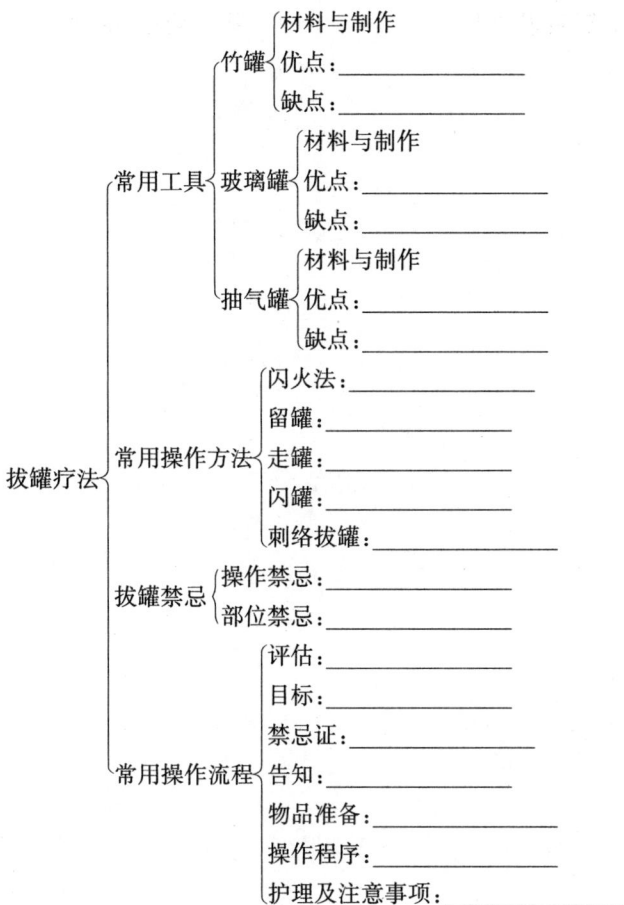

对接护考

1. 常用的罐具不包括　　　　　　　　　　　　　　　　　　　　　（　　）

　A. 竹罐　　　　　　　B. 玻璃罐　　　　　　C. 铁罐　　　　　　D. 抽气罐

2. 竹罐的优点是　　　　　　　　　　　　　　　　　　　　　　　　（　　）

　A. 罐口光滑　　　　　　　　　　　　B. 取材方便、轻便耐用

　C. 质地透明　　　　　　　　　　　　D. 便于观察皮肤充血情况

3. 不属于玻璃罐优点的是 （　　）
    A. 罐口光滑　　　　　　　　　　B. 不易破碎
    C. 质地透明　　　　　　　　　　D. 便于观察皮肤充血情况

4. 下列拔罐操作不正确的是 （　　）
    A. 不能火烧罐口　　　　　　　　B. 留罐一般不宜超过 20 分钟
    C. 皮肤过敏处不宜拔罐　　　　　D. 大血管处可以拔罐

5. 拔罐时,操作不当的是 （　　）
    A. 使用玻璃罐时不必准备酒精　　B. 取合理体位
    C. 随时观察火罐吸附情况　　　　D. 操作要稳、准、快

任务十五　刮痧疗法

学习目标

知识目标：

1. 能说出常用刮痧工具的种类、特点及功效。

2. 能说出刮痧疗法的注意事项、常用手法和操作流程。

能力目标：

1. 会根据不同患者进行刮痧用物准备。

2. 会进行刮痧操作。

3. 会对接受刮痧治疗的患者进行健康宣教。

素质目标：

了解工匠精神的内涵，落实精雕细琢、精益求精的理念，增强职业认同感、责任感。

案例

周某，女，63岁。2天前受凉后出现头痛、连及项背、恶风畏寒，遇风尤甚，口不渴，舌红苔薄白，脉浮紧。如何进行刮痧治疗？

刮痧法是应用边缘钝滑的器具，在患者体表一定部位反复刮动，使局部皮下出现瘀斑，从而达到疏通腠理、逐邪外出目的的一种治疗方法。因其简、便、廉、效的特点，临床应用广泛，适合医疗及家庭保健，还可配合针灸、拔罐、刺络放血等疗法使用。

一、常用工具

常用的刮痧工具包括刮痧板和刮痧油。

（一）刮痧板

1. 牛角类

（1）特点与功效

牛角类刮痧板临床上尤以使用水牛角为多。水牛角具有活血消肿、软坚润下、清热解毒、凉血定惊等功效，且质地坚韧、光滑耐用、原料丰富、加工简便。

（2）注意事项

忌热水长时间浸泡、火烤或电烤；刮痧后需立即把刮板擦干，涂上橄榄油，并存放于刮板套内。

2. 玉石类

（1）特点与功效

玉石具有润肤生肌、清热解毒、镇静安神、辟邪散浊等作用。其质地温润光滑，便于持握，因其触感舒适，适宜面部刮痧。

（2）注意事项

用完后要注意清洁；避免碰撞，避免与化学试剂接触。

3. 砭石类

（1）特点与功效

砭石具有疏通经络、清热排毒、软坚散结等作用，且能使人体局部皮肤增温，用于刮痧的砭石刮痧板边厚小于 3 mm。

（2）注意事项

因砭石可能含有有害物质，应选择不含有害物质的砭石。

刮痧工具的材质不固定，形式多样，许多日常用具均可作为刮痧工具使用，如瓷汤勺、嫩竹板、蚌壳等，还可以使用树脂、硅胶等材料制成的刮痧工具。

（二）刮痧油

1. 液体类

（1）特点与功效

主要有凉开水、植物油（如芝麻油、茶籽油、橄榄油等）、药油（如红花油、跌打损伤油等），不仅可防止刮痧板划伤皮肤，还可起到滋润皮肤、开泄毛孔、活血行气的作用。另外，还可以选用具有清热解毒、活血化瘀、通络止痛等作用的中草药，煎成药液，根据病情选用。

（2）注意事项

刮痧油宜避火使用和保存；皮肤过敏者禁用，外伤、溃疡、瘢痕、恶性肿瘤局部禁用。

2. 乳膏类

（1）特点与功效

选用质地细腻的膏状物质，如凡士林、扶他林乳膏等。亦可将具有活血化瘀、通络止痛、芳香开窍等作用的中药提取物制备成乳膏剂使用。

（2）注意事项

避光，阴凉干燥处保存；宜根据病情需要选择适当的刮痧介质，如扶他林乳膏有镇痛、抗炎作用，用于风湿性关节疾病疗效较好。

二、常用操作流程

（一）评估

1. 当前主要症状、临床表现及既往史。

2. 体质及刮痧部位皮肤情况。

3. 对疼痛的耐受程度。

4. 心理状况。

（二）目标

1. 缓解或解除外感时邪所致的高热头痛、恶心呕吐、腹痛腹泻等症状。

2. 使脏腑秽浊之气通达于外，促使周身气血流畅，达到治疗疾病的目的。

（三）禁忌证

体形过于消瘦、有出血倾向、皮肤病变处等禁用此法。

（四）告知

1. 刮痧部位出现红紫色痧点或瘀斑，数日后方可消失。

2. 刮痧部位的皮肤有疼痛、灼热的感觉。

（五）物品准备

治疗盘、刮具，治疗碗内盛少量清水或药液，必要时备浴巾、屏风等物。

（六）操作程序

1. 备齐用物，携至床旁，做好解释，核对医嘱。

2. 协助患者取合理体位，暴露刮痧部位，注意保暖。

3. 检查刮具边缘是否光滑、有无缺损，以免划破皮肤。

4. 遵医嘱确定刮痧部位，充分暴露刮拭部位，在皮肤上均匀涂上刮痧油等介质；手握刮拭板，先以轻、慢手法为主，待患者适应后，手法逐渐加重、加快，以患者能耐受为度；宜单向、循经络刮拭，遇痛点、穴位时重点刮拭，以出痧为度。

5. 刮治过程中，用力均匀，蘸湿刮具在确定的刮痧部位从上至下刮擦，方向单一，以皮肤呈现出红、紫色痧点为宜。

6. 询问患者有无不适，观察病情及局部皮肤颜色变化，调节手法力度。

7. 刮痧完毕，清洁局部皮肤后，协助患者着衣，安置舒适卧位。嘱患者饮用温开水，以助机体排毒驱邪。

8. 清理用物，做好记录并签字。

（七）护理及注意事项

1. 保持空气新鲜，以防复感风寒而加重病情。

2. 操作中用力要均匀，勿损伤皮肤。

3. 刮痧过程中要随时观察病情变化，发现异常，立即停刮，报告医师，配合处理。

4. 刮痧后嘱患者保持情绪安定，饮食宜清淡，忌食生冷油腻之品。

5. 使用过的刮具，应消毒后备用。

6. 刮痧后 1～2 天局部出现轻微疼痛、痒感等属正常现象；出痧后 30 分钟忌洗凉水澡；夏季出痧部位忌风扇或空调直吹；冬季应注意保暖。

7. 刮痧疗法具有严格的方向、时间、手法、强度和适应证、禁忌证等要求，如操作不当易出现不适反应，甚至加重病情，故应严格遵循操作规范或遵医嘱，不应自行在家中随意操作。

知识导图

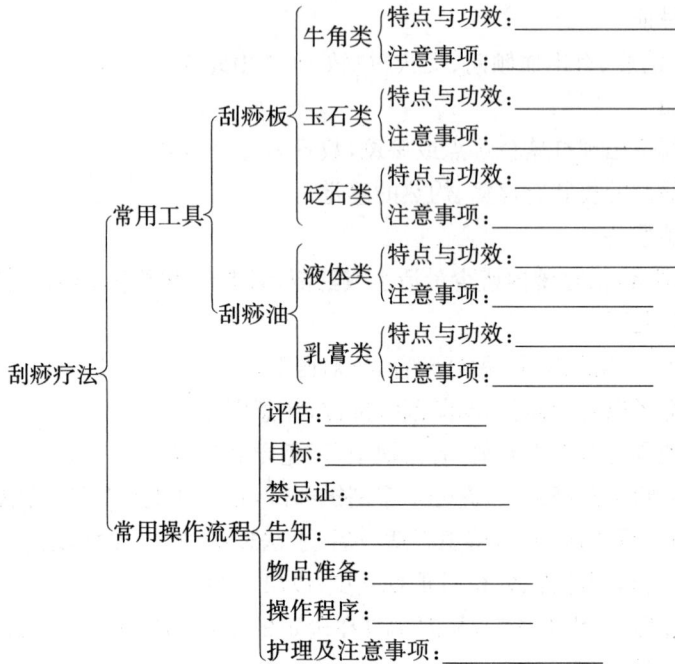

刮痧疗法
- 常用工具
  - 刮痧板
    - 牛角类
      - 特点与功效：＿＿＿＿＿＿＿
      - 注意事项：＿＿＿＿＿＿＿
    - 玉石类
      - 特点与功效：＿＿＿＿＿＿＿
      - 注意事项：＿＿＿＿＿＿＿
    - 砭石类
      - 特点与功效：＿＿＿＿＿＿＿
      - 注意事项：＿＿＿＿＿＿＿
  - 刮痧油
    - 液体类
      - 特点与功效：＿＿＿＿＿＿＿
      - 注意事项：＿＿＿＿＿＿＿
    - 乳膏类
      - 特点与功效：＿＿＿＿＿＿＿
      - 注意事项：＿＿＿＿＿＿＿
- 常用操作流程
  - 评估：＿＿＿＿＿＿＿
  - 目标：＿＿＿＿＿＿＿
  - 禁忌证：＿＿＿＿＿＿＿
  - 告知：＿＿＿＿＿＿＿
  - 物品准备：＿＿＿＿＿＿＿
  - 操作程序：＿＿＿＿＿＿＿
  - 护理及注意事项：＿＿＿＿＿＿＿

对接护考

1. 刮痧疗法临床应用广泛，因其 （　　）
   - A. 简、便、廉、效
   - B. 不能配合针灸治疗
   - C. 不能用于家庭保健
   - D. 操作复杂

2. 常用的刮痧板不包括 （　　）
   - A. 牛角类
   - B. 玉石类
   - C. 砭石类
   - D. 玻璃类

3. 牛角类刮痧板的功效不包括 （　　）
   - A. 活血消肿
   - B. 辟邪散浊
   - C. 清热解毒
   - D. 软坚润下

4. 关于刮痧的说法，正确的是 （　　）
   - A. 出现轻微疼痛属不正常现象
   - B. 出痧后应立即洗澡
   - C. 有严格的方向、时间、手法、强度要求
   - D. 可以在家随意操作

5. 可以进行刮痧的情况是 （　　）
   - A. 落枕
   - B. 皮肤过敏
   - C. 刮痧部位有外伤
   - D. 心力衰竭

任务十六　熏洗疗法

学习目标

知识目标：

1. 能说出熏洗疗法的分类、禁忌证和注意事项。

2. 能说出熏洗疗法的操作流程。

能力目标：

1. 会根据不同患者进行用物准备。

2. 会进行熏洗治疗。

3. 会对接受熏洗治疗的患者进行健康宣教。

素质目标：

了解工匠精神的内涵，落实精雕细琢、精益求精的理念，增强职业认同感、责任感。

案例

董某，女，51岁。左足部骨折2个月，左足肿胀，活动略受限，末梢感觉、血运良好，舌暗红苔薄白，脉沉，如何进行熏洗治疗？

熏洗法是将药物煎汤，趁热在患处熏蒸、淋洗，以达到疏通腠理、祛风除湿、清热解毒、杀虫止痒目的的一种外治方法。

一、分类

（一）手熏洗法

1. 根据病症先选定用药处方，准备好脸盆、毛巾、布单。

2. 将煎好的药物趁热倾入脸盆，让患者把手臂置于盆口上，上覆布单防止热气外泄。待药液不烫手时，把患手浸于药液中洗浴。

3. 熏洗完毕后用干毛巾轻轻擦干，避风。

（二）足熏洗法

1. 按照病症先定用药处方，准备好木桶或铁桶、小木凳、布单、毛巾。

2. 将煎好的药汤趁热倾入木桶或铁桶中，桶内置1只小木凳，略高于药汤面。患者坐在椅子上，将患足置于桶内小木凳上，用布单将桶口及腿盖严，进行熏疗。待药汤不烫足时，取出小木凳，将患足浸于药汤中泡洗。根据病情需要，药汤可浸至踝关节或膝关节部位。

3. 熏洗完毕后，用干毛巾擦干患处皮肤，注意避风。

（三）眼熏洗法

1. 按照病症先定好用药处方，准备好脸盆或热水瓶、消毒药棉或消毒纱布、布单、毛巾。

2. 将煎好的药汤趁热倾入脸盆,患者取端坐姿势,向前微微弯腰,面向药汤,两眼紧闭,然后用布单将脸盆口盖严,勿使热气外泄。或将煎好的药汤趁热注入保温瓶内,患者将患眼对准瓶口先熏,待药液降温至不烫手时,用消毒棉花或消毒纱布蘸药液频频热洗患眼;也可用洗眼杯盛温热药汤(约为全杯容积的 2/3),患者先低头,使洗眼杯口紧扣在患眼上,持紧洗眼杯同时抬头,不断开合眼睑,转动眼球,使眼部与药汤接触。如患眼分泌物过多,应用新鲜药液多洗几次。

3. 熏洗完毕后,用干毛巾轻轻擦干眼部,然后闭目休息 5～10 分钟。

(四)坐浴熏洗法

1. 按照病症先定好用药处方,准备好脸盆、横木架或坐浴椅、毛巾。

2. 将煎好的药汤趁热倾入盆内,在盆上放置横木架,患者暴露臀部坐在横木架上进行熏疗;或用坐浴椅,把盆放在椅子下熏疗。待药汤不烫手时,将臀部浸入盆中泡洗。

3. 熏洗完毕后,用干毛巾擦干,更换干净的衣裤。

4. 一般每天熏洗 1～3 次,每次 20～30 分钟。其疗程视疾病而定,以病愈为准。

二、禁忌证

1. 急性传染病、严重心脏病、重症高血压、严重肾病、主动脉瘤、有出血倾向者禁用熏洗疗法。

2. 恶性肿瘤、感染病灶禁用熏洗疗法。

3. 妇女妊娠期和月经期,不宜进行熏洗疗法,尤其是坐浴法。

4. 饱食、饥饿、大汗以及过度疲劳时,不宜进行熏洗疗法。

三、常用操作流程

(一)评估

1. 当前主要症状、临床表现、既往史及药物过敏史。

2. 患者体质及熏洗部位皮肤情况。

3. 女性患者要评估胎、产、经、带情况。

4. 心理状况。

(二)目标

1. 缓解患者的关节疼痛、肿胀、屈伸不利、皮肤瘙痒等症状。

2. 减轻眼科疾病引起的眼结膜红肿、痒痛、糜烂等症状。

3. 促进肛肠疾患的伤口愈合。

4. 治疗妇女会阴部瘙痒等症状。

(三)禁忌证

月经期女性、孕妇禁用坐浴。

(四)告知

注意药液温度,防止烫伤。

（五）物品准备

治疗盘、药液、熏洗盆（根据熏洗部位的不同，也可备坐浴椅、有孔木盖浴盆或治疗碗等）、水温计，必要时备屏风及换药用品。

（六）操作程序

1. 遵医嘱配制药液。

2. 备齐用物，携至床旁，做好解释。

3. 根据熏洗部位安排患者体位，暴露熏洗部位，必要时用屏风遮挡，注意保暖。

4. 熏洗过程中，观察患者的反应，了解其生理和心理感受。若患者感到不适，应立即停止，协助患者卧床休息。

5. 熏洗完毕，清洁局部皮肤，协助患者着衣，安置舒适卧位。

6. 清理用物，做好记录并签字。

（七）护理及注意事项

1. 冬季熏洗时应注意保暖，夏季要避风。全身熏洗后皮肤血管扩张，血液循环旺盛，全身温热出汗，必须待汗解和穿好衣服后再外出，以免感受风寒，发生感冒等病症。

2. 药汤温度要适宜，不可太热，以免烫伤皮肤，也不可太冷，以免产生不良刺激。如果熏洗时间较久，药汤稍凉时，须再加热，这样持续温热重洗，才能收到良好的治疗效果。

3. 夏季要当日煎药当日使用，汤药不要过夜，以免发霉变质，影响治疗效果和发生不良反应。

4. 在伤口部位进行熏洗时，按无菌技术操作进行。

5. 包扎部位熏洗时，应揭去敷料。熏洗完毕后，更换消毒敷料。

6. 所用物品需清洁消毒，用具一人一份一消毒，避免交叉感染。

7. 在全身熏洗过程中，如患者感到头晕不适，应停止洗浴，卧床休息。

8. 如熏洗无效或病情反而加重者，则应停止熏洗，改用其他方法治疗。

知识导图

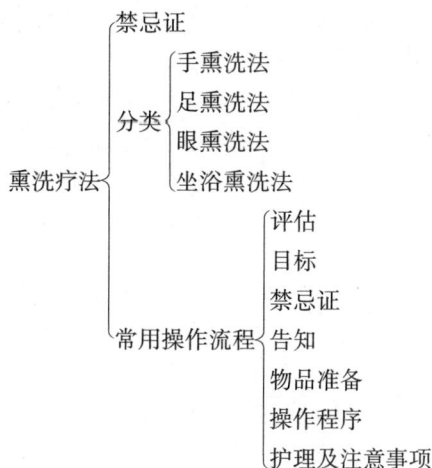

熏洗疗法
- 禁忌证
- 分类
  - 手熏洗法
  - 足熏洗法
  - 眼熏洗法
  - 坐浴熏洗法
- 常用操作流程
  - 评估
  - 目标
  - 禁忌证
  - 告知
  - 物品准备
  - 操作程序
  - 护理及注意事项

对接护考

1. 不属于局部熏洗法的是 （　　）

　　A. 全身熏洗法　　　B. 手熏洗法　　　　C. 足熏洗法　　　　D. 眼熏洗法

2. 眼熏洗法时，一般采用 （　　）

　　A. 仰卧　　　　　　　　　　　　B. 侧卧

　　C. 端坐，向前微微弯腰　　　　　D. 站立

3. 关于熏洗的说法，错误的是 （　　）

　　A. 恶性肿瘤禁用　　　　　　　　B. 月经期可采用坐浴法

　　C. 大汗后不宜立即熏洗　　　　　D. 过度疲劳时不宜熏洗

4. 不属于熏洗法禁忌证的是 （　　）

　　A. 传染病　　　　　B. 严重心脏病　　　C. 出血倾向　　　　D. 肩周炎

5. 熏洗操作程序不当的是 （　　）

　　A. 备齐用物，做好解释

　　B. 安排患者合理体位

　　C. 患者感觉不适时，应劝患者坚持

　　D. 观察患者的反应，了解其感受

项目三　常见病中医护理

任务十七　高　热

学习目标

知识目标：

1. 能说出高热的病因病机。

2. 能说出高热的一般护理。

3. 能说出高热的主要证候及其辨证施护要点。

能力目标：

1. 会对高热患者进行辨证施护。

2. 会对高热患者进行健康宣教。

素质目标：

了解职业素养的内涵，努力提高技术技能并培育高尚的医德，树立正确的价值观。

课程思政

护士职业素养是指从事护理职业者在从业时所必须具备的综合素质和涵养，包括职业道德、职业意识、职业技能、职业行为、职业作风等。护士可以通过提高自己的职业素养，为患者提供更专业、更人性化的医疗服务，同时也能够提升自己的职业成就感和满意度。

唐代医学家孙思邈自幼多病，立志于学习医学知识。一方面下功夫钻研医学著作，认真研读《黄帝内经》《伤寒杂病论》《神农本草经》等古代医书，同时广泛收集民间流传的药方，热心为人治病，积累了许多宝贵的临床经验，撰写了医学著作《千金要方》和《千金翼方》，后世尊其为"药王"。他不但医术精湛，而且提倡并践行以"大医精诚"之医德对待患者，不管贫富老幼、怨亲善友，都一视同仁，是中医医德规范和大医精诚的制定人。

大学生应以历代先贤为榜样，树立远大的志向，通过努力提高技术技能并培育高尚的医德，不断增强自身的职业素养。

案例

李某，女，51岁。2天前受凉后恶寒发热，鼻塞，流浊涕，无咳嗽，口渴，无汗，舌红苔黄，脉数。如何进行辨证施护？

高热又称大热、壮热，在临床上属于危重症范畴，体温一般在39℃以上，以身热、面赤、口渴、脉数为主要临床表现。西医中的急性传染病、急性感染性疾病和非感染性疾病引起的高热可参照本证护理。

一、病因与发病机制

高热的病因为外感六淫之邪或疫毒之气。病邪侵入体内,正邪相搏,邪热亢盛;或内生七情,耗损营阴,心神被扰;或耗伤津液,筋脉失养;或引动肝风或扰动营血,血热妄行而形成内闭外脱的危急证候。

其病机可归纳为风(肝风、外风)、热(风热、痰热)两端,为邪热、疫毒在气分、营分、血分三处,以邪热壅盛为其根本。多见于外感病的中后期,亦可见于某些内伤发热,其病位表里均可。

二、一般护理

(一)生活护理

病房环境应保持空气新鲜,定时开窗通风。病房应安静、清洁、无噪声,高热患者的病室温度要适宜,室温可保持在20~22℃,湿度保持在50%~60%。

(二)饮食护理

高热患者的饮食宜清淡、细软,以流食、半流食为宜,多吃新鲜蔬菜水果。鼓励多饮水或果汁,如西瓜汁、梨汁、橘汁等。汗出较多时应注意补充水分,可用鲜芦根煎汤代茶饮或给淡盐水;不能饮水者,应用鼻饲法或静脉输液等方法补充津液的消耗,以免脱水。

(三)给药护理

高热患者起病急、病势重、变化快,如按常规每日服一剂效果不明显,可每日服2~3剂,每2~4小时服一次。服药困难时,可将药液浓煎以减少药量,用鼻饲给药法灌服。高热有汗、渴者宜凉服,服药后要密切观察用药后的反应。

(四)情志护理

患者常有烦躁、焦虑等情绪改变,因此要安慰患者,树立患者战胜疾病的信心,提高患者对自身疾病的认识,使其积极配合治疗与护理。

(五)中医护理技术运用

1. 物理降温法

可采用冰袋冷敷头部或腹股沟等部位;或用中药煎汤擦浴,如荆芥水、石膏水擦浴;或用温水、乙醇擦浴,冰水灌肠等方法。降温过程中要密切观察体温下降情况以及病情变化,以免体温骤降而致虚脱。

2. 针刺法

可选用大椎、曲池、合谷、风池等穴,用毫针刺法或十宣放血法降温。

3. 刮痧法

发热恶寒重、头身疼痛者,可刮足太阳膀胱经、手太阴肺经,以助退热。

三、辨证施护

(一)风热袭肺

1. 证治

高热面赤,渴喜冷饮,咳嗽,胸闷,痰黏不爽,舌红苔黄,脉洪大或滑数。治宜清热宣肺,方用麻杏石甘汤加减。

2. 护理

(1) 病室整洁,空气流通,切勿汗出当风。

(2) 协助患者拍背排痰。痰黏难咳时,给予适量温开水以稀释痰液;或遵医嘱给予清热解毒的中药液做超声雾化吸入;胸闷气促者给予吸氧。

(3) 宜清淡易消化流质或半流质饮食,鼓励患者多饮水及清凉饮料,如梨汁、西瓜汁、绿豆汁等。

(二)胃经热盛

1. 证治

壮热,口渴引饮,面赤心烦,汗出热不解,舌红苔黄燥,脉洪大。治宜清热泻火,方用白虎汤加减。

2. 护理

(1) 严密观察患者体温变化,每 30 分钟测一次体温,并做好记录。高热者可给予冰帽或头置冰枕,用温水或 25%～35% 的酒精擦浴,或针刺十宣放血、风门拔罐降温。

(2) 以半流质、少渣饮食为主,温度宜偏凉。可选用莲心茶、鲜芦根汁等清热解毒之饮料,或以石斛煎水代茶饮。忌食辛辣刺激、硬固、油腻之品。

(3) 中药汤剂偏凉服。

(4) 保持大便通畅,可予蜂蜜水、番泻叶泡水服。

(三)热盛动风

1. 证治

壮热,头晕胀痛,手足躁动,甚至抽搐神昏,角弓反张,牙关紧闭,口干舌燥,大便秘结,舌红苔黄燥,脉弦数。治宜清肝息风,方用羚角钩藤汤加减。

2. 护理

(1) 病室宜安静,空气流通,光线宜暗,避免噪声、强光刺激。

(2) 神昏躁动者,加设床挡,修剪指甲,取下活动性义齿、发夹等;抽搐者,可用牙垫置于上下臼齿间,防止各种损伤。

(3) 观察患者生命体征、神志、瞳孔、面色等变化。若发现体温骤降、汗出肢冷、面色苍白、脉沉细者,应立即报告医生,配合做好抢救工作。

(4) 神昏不能吞食者,可采用鼻饲法予以易消化、营养丰富的流质饮食,鼻饲液宜温凉注入,每次 150～200 ml,做好鼻饲护理。

(四)热入营血

1. 证治

壮热,口渴,头痛,肌肤发斑或吐血,舌绛苔黄,脉数。治宜清营凉血,方用清营汤或犀角地黄汤加减。

2. 护理

(1) 保持病室安静凉爽、清洁舒适,注意室内空气流通,避免各种不良刺激。

(2) 观察患者生命体征及各种出血情况。高热伴发斑者,可头置冰枕或冰帽,或用凉水毛巾擦身。禁用乙醇擦浴。

（3）中药汤剂宜偏凉服，服后宜卧床休息，禁止活动。服药期间，不能同时服用辛辣、滋补之品，忌烟酒。

（4）有呕血或便血者，暂时禁食，并迅速建立静脉通道，以补充水分、扩充血容量。

知识导图

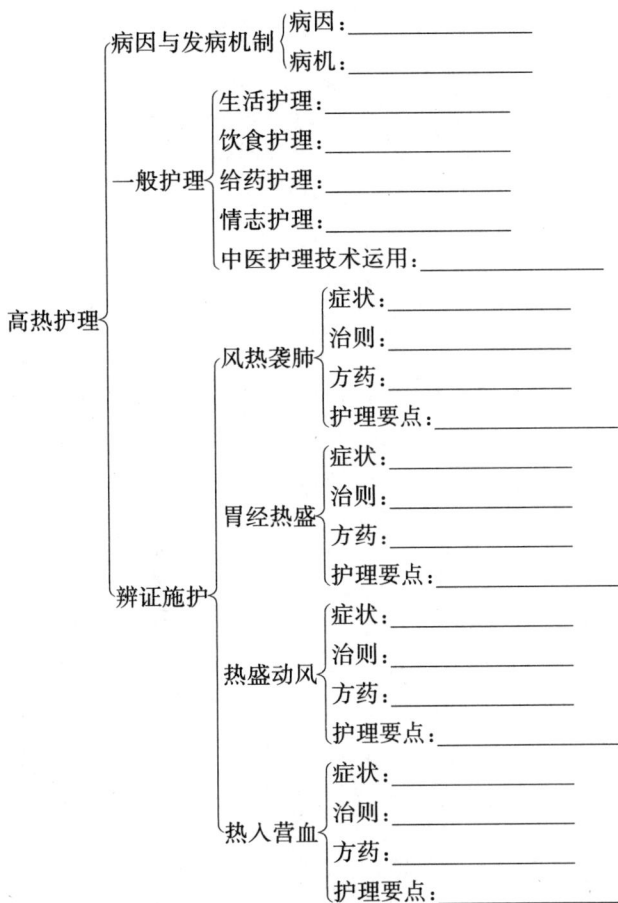

对接护考

1. 关于高热的说法，错误的是 　　　　　　　　　　　　　　　　　　　（　　）

   A. 又称壮热 　　　　　　　　　　　B. 属中医外科范畴

   C. 体温一般高于 39℃ 　　　　　　D. 主要表现有身热、面赤、脉数等

2. 下列高热的护理措施，正确的是 　　　　　　　　　　　　　　　　（　　）

   A. 饮食宜清淡 　　　　　　　　　　B. 每日服药一次

   C. 服药困难时，不必勉强用药 　　　D. 物理降温时，降得越快说明效果越好

3. 不属于高热中医护理技术的是 （　　）

    A. 荆芥水擦浴　　　B. 针刺大椎　　　C. 刮痧退热　　　D. 静脉补液

4. 高热面赤,渴喜冷饮,咳嗽,胸闷,痰黏不爽,舌红苔黄,脉洪大或滑数,证属 （　　）

    A. 风热袭肺　　　B. 胃经热盛　　　C. 热盛动风　　　D. 热入营血

5. 高热热入营血证见呕血时,错误的是 （　　）

    A. 建立静脉通道　　B. 补充水分　　　C. 正常进食　　　D. 扩充血容量

任务十八　神　昏

学习目标

知识目标：
1. 能说出神昏的病因病机。
2. 能说出神昏的一般护理。
3. 能说出神昏的主要证候及其辨证施护要点。

能力目标：
1. 会对神昏患者进行辨证施护。
2. 会对神昏患者进行健康宣教。

素质目标：
了解职业素养的内涵，努力提高技术技能并培育高尚的医德，树立正确的价值观。

案例

钱某，女，61岁。突发猝倒，不省人事，双手紧握，牙关紧闭，舌红苔黄，脉弦数。如何进行辨证施护？

神昏即神志昏迷不清，是指以神志障碍为特征的病证。轻者神志恍惚，重者不省人事，又称为昏迷、昏聩或昏不知人，以突然头晕呕恶、呼吸困难、不省人事、移时或经治而解为主要表现。现代医学中的流行性脑脊髓膜炎、流行性乙型脑炎、肺源性脑病、心源性脑缺血综合征、癫痫、肝性脑病以及中暑、电击、中毒等疾病所出现的昏迷，均可参考本证护理。

一、病因与发病机制

神昏病位在脑或清窍，将其病因病机归为以下几个方面：

（一）外感邪热

六淫之邪，蒙蔽心窍，毒热灼伤营血而内陷心包，或热结肠胃，上扰神明，热郁气逆，闭塞清窍等，均可致神昏。

（二）风痰上扰

阴虚阳亢，风痰上冲，蒙蔽清窍而神昏。

（三）湿浊内阻

湿毒秽浊之邪，郁结于内，气机郁闭，蒙蔽心窍而神昏。

（四）阴阳俱虚

素体虚衰，病邪猖獗；病久体弱，邪盛正衰；或邪气内闭日久，阴精耗竭，阳无所附，以致阴阳离决,而出现神昏。

二、一般护理

(一)生活护理

1. 患者宜住单间病房,室内整洁,空气新鲜,光线、温湿度适中,要根据气候增减衣服,以防复感外邪。躁动者,加设床挡,修剪指甲,取下活动性义齿;抽搐者,可用牙垫置于上下臼齿间。

2. 昏迷患者宜采取中凹卧位(头胸部抬高 10°～20°,有利于气道通畅,改善缺氧症状;下肢抬高 30°有利于静脉回流,增加心排出量)与平卧位交替,左肩下垫一枕头,以增加肺活量,同时也可防止腹腔脏器压迫膈肌,从而增加脏器的血液供应,将患者头偏向一侧,口角向下,以利于口腔分泌物的流出,防止痰液及呕吐物吸入气管而引起窒息或吸入性肺炎。定时翻身,按摩受压部位,眼睑不能闭合者,用生理盐水冲洗双眼,并覆盖湿纱布。做好皮肤、口腔及眼睛的护理。

3. 四肢厥冷者,注意保暖,防止冻伤和烫伤,伴有肢体瘫痪者,要保持肢体功能位,进行肢体按摩和被动活动,翻身时要自下而上轻拍其背部,以利于痰液排出,防止肢体畸形和坠积性肺炎。

(二)饮食护理

饮食宜给予细软、清淡易消化、高营养、高维生素饮食,要保证供给足够的营养和水分,液体摄入量应达每天 1 500～2 000 ml。神昏初期可从静脉补充营养和水分,2～3 天后仍神昏不醒,可采用鼻饲法供给营养。神昏初期以实证居多,鼻饲饮食宜清淡易消化,如米汤、果汁、牛奶、豆浆、鸡蛋等,鼻饲一次间隔 2～3 小时,每次注入的液体量为 150～200 ml,注入食物的温度要适宜。后期多转虚证或虚实夹杂,可辨证给予营养丰富易消化吸收的食品,待患者恢复吞咽动作,再改用口服进食。

(三)情志护理

患者易产生恐惧、紧张的心理变化,应以耐心和蔼的态度劝慰和安抚患者,鼓励其树立战胜疾病的信心,避免不良的精神刺激。

(四)给药护理

中药汤剂宜温服;丸剂可研碎后调成糊状喂服;鼻饲给药时,应先将胃内容物抽净后再给药,给药后再注入 20 ml 温开水。服药后应观察药效和副作用。

(五)中医护理技术运用

可针刺内关、中脘、关元、气海等腧穴;高热神昏者,可用温水擦浴,也可十宣放血或针刺大椎、曲池等穴;脱证亡阳者,给予参附汤鼻饲,灸气海、关元、百会等穴;突然昏迷、牙关紧闭、不省人事,可针刺人中、十宣、合谷等穴。

三、辨证施护

神昏患者的辨证施护,首先应辨明虚实。实证为闭证,虚证为脱证。

（一）闭证

1. 风火闭窍

（1）证治

猝倒，不省人事，口眼㖞斜，面赤气粗，两手握固，牙关紧闭，甚则抽搐，角弓反张，舌红或绛，苔黄而燥或焦黑，脉弦数。治宜熄风降火、辛凉开窍，方用至宝丹或安宫牛黄丸。

（2）护理

①采用鼻饲饮食，注意营养和水分的摄入。鼻饲液温度在 38℃左右，每次注入量不超过 200 ml，每天进水量 1 500～2 000 ml。

②高热者头部置冰帽或冰枕，可用温水或 25％～30％的酒精擦浴。高热 39℃以上患者，降温后每 30 分钟测量体温一次，并做好记录。

③严密观察生命体征、面色、神志、瞳孔等的变化，注意四肢保暖。

2. 痰热闭窍

（1）证治

烦躁，谵语或昏聩不知，肢厥，舌謇，或喉间痰鸣如拽锯，身热鼻鼾，大便秘结，舌红苔厚腻，脉滑数。治宜清热降火、涤痰开窍，方用安宫牛黄丸合涤痰汤加减。

（2）护理

①痰液壅盛者，及时清除口腔、肺内痰液，保持呼吸道通畅。必要时吸痰，并做好气管插管或气管切开的准备。

②目开不合者，可按摩上下眼睑，尽量使其闭合。闭合不全者，可用生理盐水冲洗双眼，并覆盖湿纱布；或用凡士林纱布覆盖眼睑，以免角膜干燥受损。

③保持大便通畅，必要时给予缓泻剂。小便失禁或尿潴留者，可在无菌操作下行导尿术，留置尿管。保持臀部及床单位清洁干燥。

3. 痰蒙清窍

（1）证治

神昏，时清时昧，时有谵语，面色晦垢，痰涎壅盛，四肢逆冷，舌淡，苔白而厚腻，脉滑。治宜豁痰开窍，方用苏合香丸合涤痰汤加减。

（2）护理

①鼻饲温热流质饮食，忌肥甘厚腻之品。

②保持呼吸道通畅，及时清除口、鼻腔内分泌物。昏迷者，头偏向一侧，防止痰液及呕吐物吸入气管而引起窒息或吸入性肺炎。

③做好皮肤、眼部、口腔护理。每天用温水擦身 2 次，用生理盐水冲洗眼睛，滴抗生素眼药水，用生理盐水或银花甘草液漱口。

4. 瘀阻脑络

（1）证治

神志痴呆、错乱，甚或昏迷，头部刺痛，或久痛不止，头晕目眩，健忘失眠，或面唇紫暗，舌暗或有斑点，脉弦涩。治宜活血化瘀、开窍通闭，方用通窍活血汤加减。

（2）护理

①保持呼吸道通畅，及时清除口、鼻腔内分泌物。头痛剧烈、呕吐者，应严密观察患者神志、瞳孔的变化，并及时报告医生进行处理。

②鼻饲温热流质饮食，忌肥甘厚腻之品。

（二）脱证

1. 证治

神昏，面色苍白或晦滞，鼻鼾息微，手撒肢厥，目合口张，大汗如雨，二便自遗，唇色青紫，舌暗淡或萎缩，舌苔白腻，脉微欲绝。治宜益气固脱、回阳救逆，方用参附汤合生脉散加减。

2. 护理

（1）严密观察患者生命体征、神志、瞳孔、面色、汗出、尿量等情况，准确记录 24 小时尿量。

（2）病室宜温暖，室温 22～24℃，避免强光、噪声等不良刺激。

（3）患者取去枕平卧位，头偏向一侧，中流量吸氧，以改善重要脏器的供氧供血。注意保暖，减少搬动。改变患者体位时，动作宜轻柔、缓慢，以免耗伤气血。

（4）维持有效静脉输液通道，根据不同用药及病情调整滴速，并观察局部有无外渗、红肿等情况。

知识导图

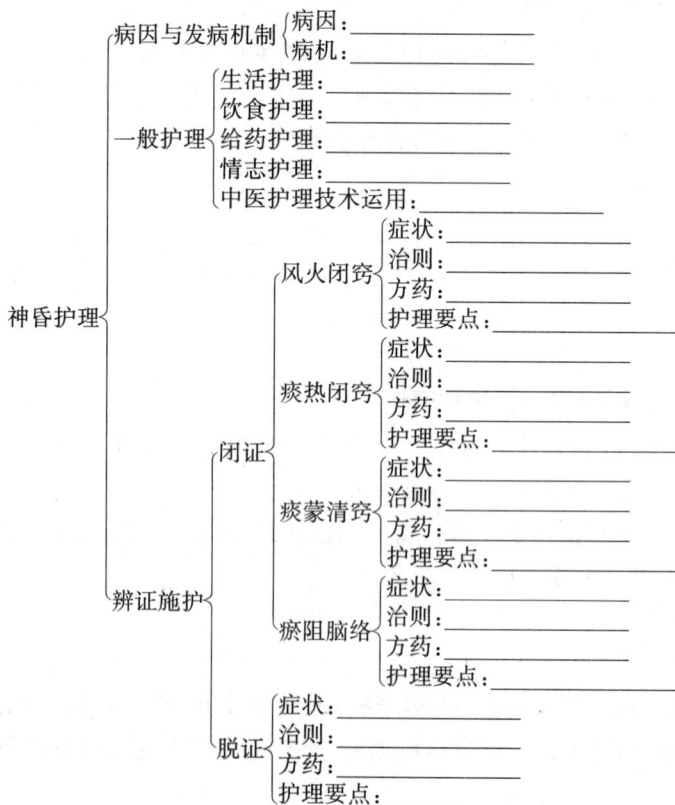

对接护考

1. 关于神昏的病因病机,不包括 （   ）
   A. 外感邪热
   B. 风痰上扰
   C. 湿浊内阻
   D. 胃经热盛

2. 下列神昏的护理措施,正确的是 （   ）
   A. 病室应关紧门窗
   B. 躁动者应取下活动性义齿
   C. 昏迷患者应取侧卧位
   D. 四肢厥冷者应不需防止烫伤

3. 下列神昏的中医护理技术,不恰当的是 （   ）
   A. 针刺内关
   B. 高热神昏者可十宣放血
   C. 脱证亡阴者,给予参附汤鼻饲
   D. 突然昏迷者,可针刺人中

4. 猝倒,不省人事,口眼㖞斜,面赤气粗,两手握固,牙关紧闭,甚则抽搐,角弓反张,舌红或绛,苔黄而燥或焦黑,脉弦数,证属 （   ）
   A. 风火闭窍
   B. 痰热闭窍
   C. 痰蒙清窍
   D. 瘀阻脑络

5. 关于神昏脱证的描述,错误的是 （   ）
   A. 治宜益气固脱、回阳救逆
   B. 严密观察患者生命体征
   C. 方用独参汤
   D. 维持有效静脉通道

任务十九　痉　证

学习目标

知识目标：

1. 能说出痉证的病因病机。

2. 能说出痉证的一般护理。

3. 能说出痉证的主要证候及其辨证施护要点。

能力目标：

1. 会对痉证患者进行辨证施护。

2. 会对痉证患者进行健康宣教。

素质目标：

了解职业素养的内涵，努力提高技术技能并培育高尚的医德，树立正确的价值观。

案例

李某，女，51岁。壮热头痛，四肢抽搐，手足躁动，牙关紧闭，项背强直，舌红，苔黄燥，脉弦数。如何进行辨证施护？

痉证是指因阴津亏虚、阴阳失调，以项背强直、四肢抽搐，甚至口噤、角弓反张为主要临床表现的一种病证，病位在肝。西医的热性惊厥及流行性脑脊髓膜炎、流行性乙型脑炎、中毒性脑病等可参照本病护理。

一、病因与发病机制

痉证的病因可分为外感和内伤两方面。外感是风寒湿邪，侵袭人体，壅阻经络，气血不畅，或热极动风或热灼津液。内因是阴血虚少，虚风内动，筋脉失养。两方面的病因虽异，但病机都是阴阳失调、阳动而阴不濡。

其主要病机是阴血亏虚，不能濡养筋脉。风寒湿邪，壅滞脉络，气血运行不畅，筋脉失养，拘急而成痉；热甚于里，阴津灼伤，脉络失养，发为痉证；素体阴血虚衰，或失治误治，汗、吐、下太过，阴血受损，筋脉失于濡养而成痉证。

二、一般护理

（一）生活护理

1. 病室应保持安静通风，光线柔和暗淡，避免噪声和强光等刺激。

2. 神昏谵语者应派专人守护，加设床挡，以防患者坠床、跌伤。痉病发作后应绝对卧床休息,床铺要平整松软,待病情稳定 3 天以上,症状已减轻时,方可适当下床活动。病情较重者可用压舌板或开口器塞入上下臼齿间以防咬破舌头。

3. 对发痉较甚和长期卧床者,应加强口腔护理、皮肤护理、大小便护理,协助生活护理,预防褥疮等并发症的发生。

4. 重症患者应住单间,必要时实施保护性约束。急性发作时,应有特别护理,加设床挡,以防跌扑损伤。具有传染性者,执行传染病隔离制度。有义齿者要取下并垫上牙垫,以免脱落而堵塞气道。治疗与护理力求集中进行,动作轻柔,减少刺激,以免加重病情或引起抽搐。

（二）饮食护理

在痉证发作期暂时禁食。待痉止后再根据证型给予相应的饮食,必要时予以鼻饲,以保证营养供给。

（三）情志护理

患者常有紧张、恐惧心理,向患者讲解与疾病相关的知识,以增强其信心,使其安心养病。

（四）给药护理

1. 遵医嘱用药,不得随意增减或停药,注意观察药物疗效。

2. 热甚、腹部胀满硬痛便秘者,给予大承气汤灌肠以通腑泄热,或遵医嘱给予大黄浸液或番泻叶泡水服用。

（五）中医护理技术运用

1. 惊厥者可穴位按摩或指掐人中、十宣、百会、合谷、内关等穴止痉。

2. 发热者可针刺大椎、曲池、合谷等穴;或用中药煎汤擦浴,如荆芥水、石膏水擦浴;或用温水、酒精擦浴;或用冷水灌肠等方法。

三、辨证施护

（一）邪壅经络

1. 证治

头痛,项背强直,恶寒发热,无汗或汗出,肢体酸重,甚至口噤不能语,四肢抽搐,舌苔薄白或白腻,脉浮紧。治宜祛风散寒、燥湿和营,方用羌活胜湿汤加减。

2. 护理

（1）保持病室干燥、保暖、通风,但患者不宜直接吹风受凉,以防感邪。避免强光及噪声刺激。

（2）饮食宜清淡,忌食肥甘厚腻、辛辣刺激之品。可饮用苏叶、厚朴水,或服用葱、姜、韭菜等辛温散寒的食物,以助温经通络之效。

（3）中药汤剂不宜久煎,宜热服。服药后覆盖衣被并食热粥以和胃气,助药力。药后观察患者体温、头痛、舌苔、脉象的变化。药后无汗或汗出不畅,可服热粥或热饮料,以助发汗。以全身微汗为度,不可大汗。及时更换汗湿衣物,防止受凉。

（4）可针刺大椎、风池、曲池、合谷、足三里等穴位。

（二）阳明热盛

1. 证治

壮热汗出，项背强急，手足挛急，甚则角弓反张，腹满便结，口渴喜冷饮，舌质红，苔黄燥，脉弦数。治宜清泄胃热、增液止痉，方用白虎汤合增液承气汤加减。

2. 护理

（1）病床加设床挡，以防患者抽搐时发生意外坠床。保持臀部及床单位清洁干燥。

（2）病室宜安静，光线宜暗，避免强光及噪声刺激。

（3）以半流质、少渣饮食为主，温度宜偏凉。鼓励患者多饮水，可食西瓜汁、藕汁、绿豆汤、苦瓜汤、梨汁等以生津止渴。可选用莲心茶、鲜芦根汁等清热解毒之饮品，或以石斛煎水代茶饮。忌食辛辣刺激、硬固、油腻之品。

（4）中药汤剂宜凉服、分次服。可腹部按摩保持大便通畅，必要时给予缓泻剂。

（5）可针刺合谷、曲池、足三里等穴。

（三）肝经火旺

1. 证治

壮热头痛，手足躁动，牙关紧闭，项背强直，四肢抽搐，角弓反张，舌红，苔黄燥，脉弦数。治宜清肝泄热、通络镇痉，方用龙胆泻肝汤加减。

2. 护理

（1）壮热头痛者，遵医嘱给予鼻饲推注羚羊角粉，在推注过程中，注意是否存在呕吐及鼻饲管外脱情况，并观察其疗效，及时做好记录。

（2）病室宜安静，光线宜暗，避免强光及噪声刺激。

（3）可针刺内关、太冲、三阴交等穴位。

（四）瘀血内阻

1. 证治

头痛如针刺，项背强直，形瘦神疲，四肢抽搐，舌紫暗，边有瘀斑，脉沉细而涩。治宜益气化瘀、活络止痉，方用通窍活血汤加减。

2. 护理

（1）遵医嘱给予复方丹参注射液静脉滴注，在滴注过程中注意观察局部有无红肿、输液外渗情况以及点滴的速度，并及时调整。

（2）观察患者头痛情况，如疼痛剧烈、抽搐、烦躁、呕吐等，应及时报告医生进行处理。

（五）阴血亏虚

1. 证治

项背强急，四肢麻木，抽搐或筋惕，头目昏眩，自汗，神疲气短，或低热，舌质淡或舌红无苔，脉细数。治宜滋阴养血、息风止痉，方用四物汤合大定风珠加减。

2. 护理

（1）保持病室安静，减少刺激因素。

（2）宜给予营养丰富、易消化的饮食，如银耳、百合、甲鱼、海参等，并坚持服用紫河车、龟胶等以补益精血、濡养筋脉。

（3）中药汤剂宜久煎、饭前温服。因失血所致的痉证，除给予药补、食补外，还要做好输血准备。

（4）痉证发作时取头低脚高位，头偏向一侧，防止窒息，对失血、汗、下太过者给予口服补液。

知识导图

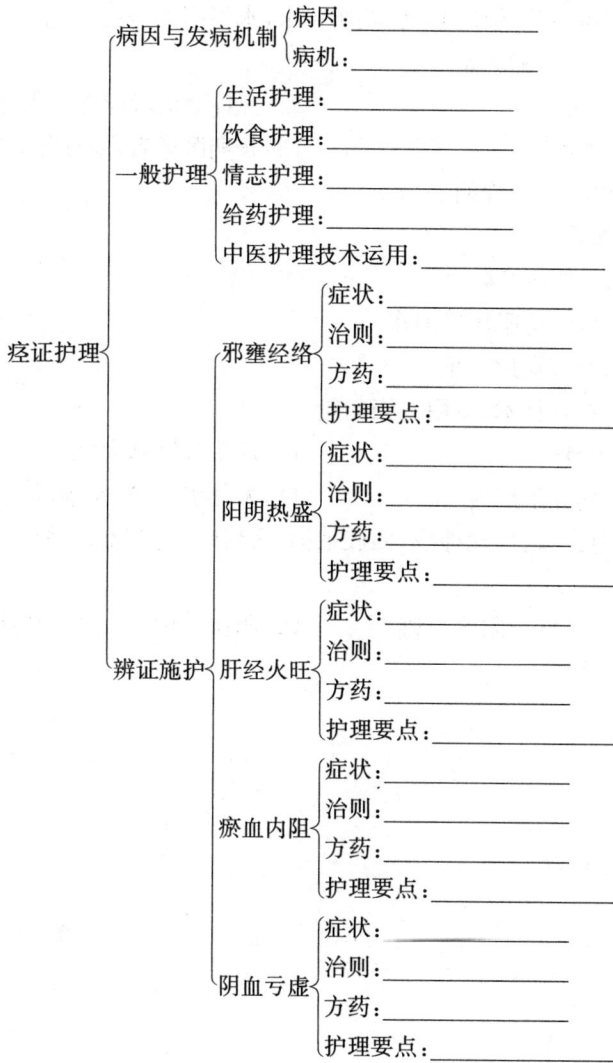

对接护考

1. 关于痉证的病因病机,描述不恰当的是 （　　）

    A. 风寒湿邪,壅滞脉络,气血运行不畅

    B. 筋脉失养,拘急而成痉;热甚于里,阴津灼伤,脉络失养,发为痉证

    C. 素体阴血虚衰,或失治或误治,汗、吐、下太过,阴血受损,筋脉失于濡养而成痉证

    D. 纵欲过度,房事不节,引动心火,耗伤肾水,水不制火,发为痉证

2. 关于痉证的护理,不正确的是 （　　）

    A. 病室应保持安静   B. 神昏谵语者应派专人守护

    C. 发作期正常饮食   D. 长期卧床者,应加强口腔、皮肤护理

3. 关于痉证的饮食护理,正确的是 （　　）

    A. 痉证应长期禁食

    B. 邪壅经络者,可饮用苏叶水

    C. 热甚发痉者,应坚持服用紫河车

    D. 阴血亏虚者,应多食用苦瓜

4. 下列痉证的中医护理技术,应用不当的是 （　　）

    A. 惊厥者针刺曲池   B. 发热者针刺大椎

    C. 发热者,可用荆芥水擦浴   D. 发热者,可冷水灌肠

5. 头痛如针刺,项背强直,形瘦神疲,四肢抽搐,舌紫暗,边有瘀斑,脉沉细而涩,证属 （　　）

    A. 邪壅经络   B. 阳明热盛   C. 阴血亏虚   D. 瘀血内阻

任务二十　中　风

学习目标

知识目标：

1. 能说出中风的病因病机。

2. 能说出中风的一般护理。

3. 能说出中风的主要证候及其辨证施护要点。

能力目标：

1. 会对中风患者进行辨证施护。

2. 会对中风患者进行健康宣教。

素质目标：

了解职业素养的内涵，努力提高技术技能并培育高尚的医德，树立正确的价值观。

案例

蔡某，女，61岁。突然发生口眼㖞斜，言语不利，半身不遂，烦躁不眠，头晕耳鸣，盗汗，舌质红绛，少苔，脉弦细数。如何进行辨证施护？

中风是由于气血逆乱，产生风、火、痰、瘀，导致脑脉痹阻或血溢于脑脉之外，以猝然昏仆、不省人事、半身不遂、口眼㖞斜、语言不利为主症的病证，病轻者可无昏仆而仅见半身不遂及口眼㖞斜等症状，因其发病突然，亦称为卒中。西医学中的急性脑血管疾病与之相近，包括缺血性中风和出血性中风，其他如短暂性脑缺血发作、局限性脑梗死、原发性脑出血和蛛网膜下腔出血等，均可参照本证进行辨证施护。

一、病因与发病机制

（一）病因

1. 内伤积损

素体阴亏血虚，阳盛火旺，或年老体衰，肝肾阴虚，致使阴虚阳亢，气血上逆，上蒙神窍，突发本病。

2. 劳欲过度

烦劳过度，耗气伤阴，阳气暴涨，引动风阳上旋，气血上逆，壅阻清窍；纵欲过度，房事不节，引动心火，耗伤肾水，水不制火，则阳亢风动。

3. 饮食不节

饮食不节致使脾失健运，聚湿生痰，痰湿生热，热极生风，终致风火痰热内盛，窜犯络脉,上阻清窍。

4. 情志所伤

忧郁恼怒,肝气不舒,气郁化火,则肝阳暴亢,引动心火,气血上冲于脑,神窍闭阻,遂致卒倒无知;或长期烦劳过度,精神紧张,虚火内燔,阴精暗耗,日久导致肝肾阴虚,阳亢风动。

5. 气虚邪中

气血不足,脉络空虚,尤其在气候突变之际,风邪乘虚入中,气血痹阻,或痰湿素盛,形盛气衰,外风引动内风,痰湿闭阻经络,而致㖞僻不遂。

（二）发病机制

基本病机属阴阳失调,气血逆乱。肝肾阴虚,则肝阳易于上亢,复加饮食起居不当、情志刺激或感受外邪,气血上冲于脑,神窍闭阻,故猝然昏仆,不省人事。多属本虚标实,发病之初,风阳痰火炽盛,故以标实为主;如病情剧变,在病邪的猛烈攻击下,正气急速溃败,以正虚为主,甚则出现正气虚脱。后期因正气未复而邪气独留,可留有半身不遂、口歪或不语等后遗症。

由于病位浅深、病情轻重的不同,有中经络和中脏腑之别。轻者中经络,重者中脏腑。若肝风夹痰,横窜经络,血脉瘀阻,气血不能濡养机体,则见中经络之证,表现为半身不遂,口眼㖞斜,不伴神志障碍;若风阳痰火蒙蔽神窍,气血逆乱,上冲于脑,则见中脏腑重证。

根据病程长短,分为三期。急性期为发病后2周以内,中脏腑可至1个月;恢复期指发病2周后或1个月至半年内;后遗症期指发病半年以上。

二、一般护理

（一）病情观察

中脏腑昏迷时,须密切观察面色、呼吸、汗出等变化。

（二）饮食护理

饮食有节,宜食清淡易消化之物,忌肥甘厚味、动风、辛辣刺激之品,戒烟酒。

（三）生活护理

起居有常,注意防寒保暖。加强口腔护理,及时清除痰涎,喂服或鼻饲中药应少量多次。恢复期要加强偏瘫肢体的被动活动,进行各种功能锻炼,并配合针灸。偏瘫严重者,要防止患肢受压而发生变形;语言不利者,加强语言训练;长期卧床者,保护局部皮肤,防止发生褥疮。

（四）用药护理

遵医嘱用药,不得随意增减或停药,注意观察药物疗效。

（五）情志护理

要保持心情舒畅,做到五志平和,以防止复中。

三、辨证施护

(一)中经络

1. 风痰阻络

(1)证治

肌肤不仁,手足麻木,突然发生口眼㖞斜,语言不利,口角流涎,舌强语謇,甚则半身不遂,或兼见手足拘挛、关节酸痛等症,舌苔薄白,脉浮数。治宜祛风化痰通络,方用化痰通络汤加减。

(2)护理

①生活护理:保持居室安静、清爽,眩晕重者宜卧床休息。长期卧床者,注意保护局部皮肤清洁、干燥,防止受压发生压疮。加强口腔护理,及时清除痰涎。保持大便通畅。

②饮食护理:饮食宜清淡易消化,多食芹菜、冬瓜、黄瓜、木耳、绿豆等;忌食辛辣、肥甘厚味之品。

③情志护理:针对患者的紧张、焦虑、恐惧等情绪进行及时有效的疏导,鼓励患者积极配合治疗。

④中医护理技术的应用:针刺肩髃、曲池、手三里、外关、合谷、环跳、阳陵泉、解溪、昆仑、地仓、颊车、合谷、内庭、太冲等穴,用泻法,配合推拿按摩促进气血运行。

2. 风阳上扰

(1)证治

平素头晕头痛,耳鸣目眩,突然发生口眼㖞斜,舌强语謇,或手足重滞,甚则半身不遂等症,舌质红苔黄,脉弦。治宜平肝潜阳、活血通络,方用天麻钩藤饮加减。

(2)护理

①生活护理:保持居室安静,空气新鲜,光线柔和,温湿度适宜,忌当风直吹,保持大便通畅。长期卧床者,注意防止褥疮和坠积性肺炎。

②饮食护理:饮食宜清淡易消化,宜多食芹菜、冬瓜、黄瓜、木耳、绿豆、梨等甘寒之品;忌食辛辣、肥甘厚味之品。

③用药护理:遵医嘱定时定量服用降压药物。

④情志护理:嘱患者保持情绪稳定,学会自我控制情绪,避免不良刺激,以防病情加重。

⑤中医护理技术的应用:针刺曲池、手三里、外关、合谷、环跳、阳陵泉、足三里、解溪、昆仑、地仓、颊车、合谷、内庭、太冲等穴,用泻法。

3. 阴虚风动

(1)证治

突然发生口眼㖞斜,言语不利,手指瞤动,甚或半身不遂,伴有烦躁不眠,头晕耳鸣,腰酸,烦热,盗汗,舌质红绛,少苔,脉弦细数。治宜滋阴潜阳、息风通络,方用镇肝息风汤加减。

（2）护理

①生活护理：保持居室安静，空气新鲜，光线柔和，温湿度适宜，忌当风直吹，保持大便通畅。长期卧床者，注意防止压疮和坠积性肺炎。

②饮食护理：饮食宜清淡易消化，宜多食芹菜、冬瓜、黄瓜、木耳、绿豆、梨等；忌食辛辣、肥甘厚味之品。

③情志护理：嘱患者保持情绪稳定，学会自我控制情绪，避免不良刺激，帮助患者解除对突发疾病的恐惧、急躁、忧虑情绪，鼓励患者积极配合治疗。

④中医护理技术的应用：针刺肩髃、曲池、手三里、外关、合谷、环跳、解溪、昆仑、地仓、颊车、合谷、内庭、太冲等穴，用补法或平补平泻法。

（二）中腑脏

1. 痰热腑实

（1）证治

素有头痛眩晕，心烦易怒，突然发病，半身不遂，口舌歪斜，舌强语謇或不语，神识欠清或昏糊，肢体拘急，痰多而黏，伴腹胀，便秘，舌质暗红，或有瘀点瘀斑，苔黄腻，脉弦滑或弦涩。治宜通腑泄热、息风化痰，方用星蒌承气汤加减。

（2）护理

①生活护理：保持居室安静，空气新鲜，光线柔和，温湿度适宜，忌当风直吹，保持大便通畅。长期卧床者，注意防止压疮和坠积性肺炎。

②饮食护理：饮食宜清淡易消化，宜多食芹菜、冬瓜、黄瓜、木耳、绿豆、梨等；忌食辛辣、肥甘厚味之品。

③情志护理：嘱患者保持情绪稳定，学会自我控制情绪，避免不良刺激，帮助患者解除对突发疾病的恐惧、忧虑情绪，鼓励患者积极配合治疗。

④中医护理技术的应用：针刺肩髃、曲池、手三里、外关、合谷、环跳、解溪、昆仑、地仓、颊车、合谷、内庭、太冲等穴，用泻法。

2. 痰火瘀闭

（1）证治

突然昏仆，不省人事，牙关紧闭，口噤不开，两手握固，大小便闭，肢体强痉，面赤身热，气粗口臭，躁扰不宁，苔黄腻，脉滑数。治宜息风清火、豁痰开窍，方用羚羊钩藤汤加减。

（2）护理

①生活护理：保持居室安静、凉爽，空气新鲜，绝对卧床休息，取头高足低卧位，切勿搬动患者，翻身时尽量减少头部活动。

②用药护理：羚羊钩藤汤加减灌服，或口服安宫牛黄丸或至宝丹。服药物时要防止呛咳，必要时采取鼻饲给药法。

③中医护理技术的应用：十二井穴点刺放血，针刺水沟、太冲、劳宫、颊车、下关、丰隆等穴，用泻法。

3. 痰浊瘀闭

（1）证治

突然昏仆，不省人事，牙关紧闭，口噤不开，两手握固，大小便闭，肢体强痉，面白唇暗，静卧不烦，四肢不温，痰涎壅盛，舌暗苔白腻，脉沉滑。治宜化痰息风、宣郁开窍，方用涤痰汤加减。

（2）护理

①生活护理：保持居室安静、温暖，空气新鲜，防止窒息，长期卧床休息者，注意防止压疮、肺炎等并发症。

②用药护理：涤痰汤加减灌服，亦可用苏合香丸。服药物时要防止呛咳，必要时采取鼻饲给药法。

③中医护理技术的应用：十二井穴点刺放血，针刺水沟、太冲、劳宫、颊车、下关、丰隆等穴，用泻法。

4. 脱证（阴竭阳亡）

（1）证治

突然昏仆，不省人事，目合口张，鼻鼾息微，手撒肢冷，汗多，大小便自遗，肢体软瘫，脉微欲绝。治宜益气回阳固脱，方用参附汤合生脉散加减。

（2）护理

①生活护理：保持居室安静、温暖，空气新鲜，如喉中痰鸣，去枕平卧，头偏向一侧或侧卧位，必要时吸痰，防止窒息。

②用药护理：参附汤合生脉散加减，亦可用参麦注射液静脉滴注。

③中医护理技术的应用：艾灸关元、神阙、气海等穴。

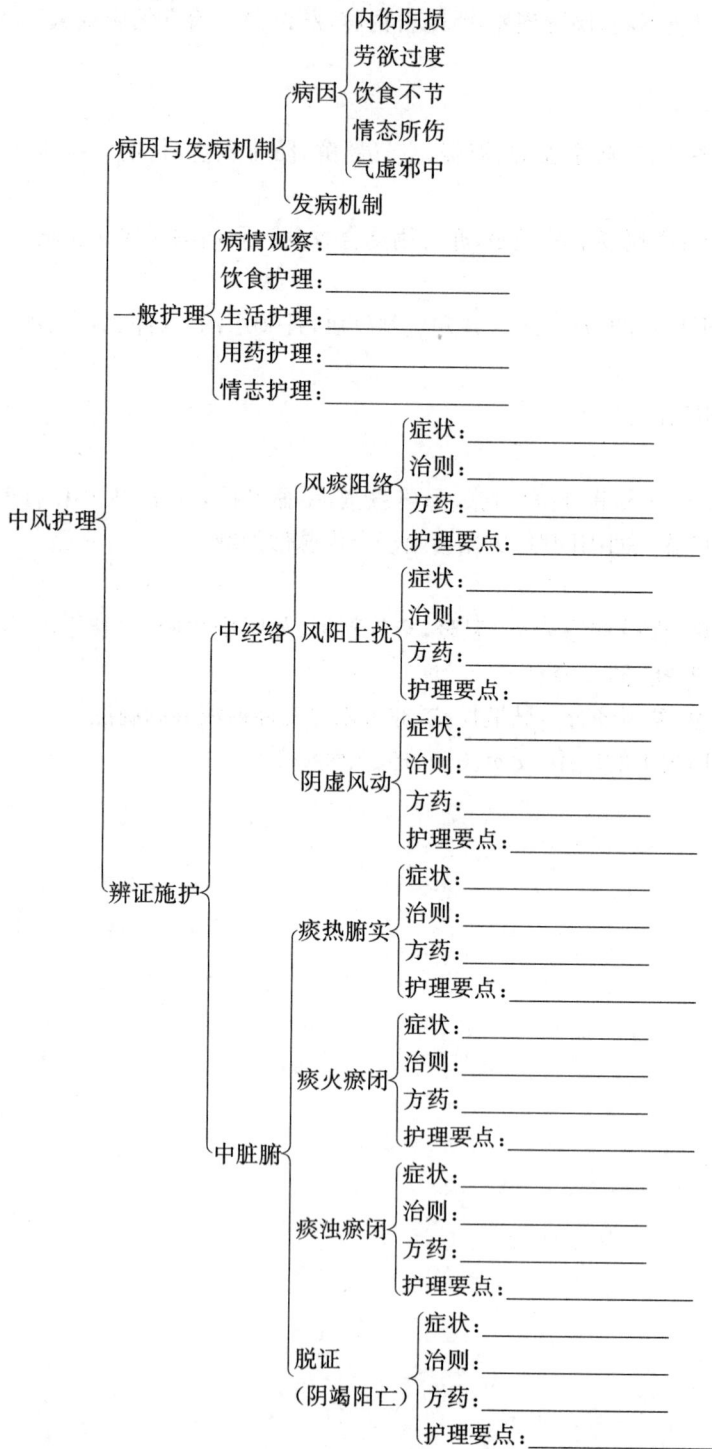

知识导图

```
                                  ┌ 内伤阴损
                                  │ 劳欲过度
                          ┌ 病因 ┤ 饮食不节
                          │       │ 情态所伤
        病因与发病机制 ┤       └ 气虚邪中
                          │
                          └ 发病机制

                          ┌ 病情观察：_____
                          │ 饮食护理：_____
        一般护理 ┤ 生活护理：_____
                          │ 用药护理：_____
                          └ 情志护理：_____

中风护理 ┤                         ┌ 症状：_____
                          │       ┌ 风痰阻络 ┤ 治则：_____
                          │       │            │ 方药：_____
                          │       │            └ 护理要点：_____
                          │       │
                          │       │            ┌ 症状：_____
                          │ 中经络┤ 风阳上扰 ┤ 治则：_____
                          │       │            │ 方药：_____
                          │       │            └ 护理要点：_____
                          │       │
                          │       │            ┌ 症状：_____
                          │       └ 阴虚风动 ┤ 治则：_____
                          │                    │ 方药：_____
        辨证施护 ┤                    └ 护理要点：_____
                          │
                          │                    ┌ 症状：_____
                          │       ┌ 痰热腑实 ┤ 治则：_____
                          │       │            │ 方药：_____
                          │       │            └ 护理要点：_____
                          │       │
                          │       │            ┌ 症状：_____
                          │       │ 痰火瘀闭 ┤ 治则：_____
                          │       │            │ 方药：_____
                          │ 中脏腑┤            └ 护理要点：_____
                          │       │
                          │       │            ┌ 症状：_____
                          │       │ 痰浊瘀闭 ┤ 治则：_____
                          │       │            │ 方药：_____
                          │       │            └ 护理要点：_____
                          │       │
                          │       │ 脱证       ┌ 症状：_____
                          │       └（阴竭阳亡）┤ 治则：_____
                          │                    │ 方药：_____
                          │                    └ 护理要点：_____
```

对接护考

1. 关于中风的病因描述,不正确的是 　　　　　　　　　　　　　　　　（　　）
   A. 瘀血内阻 　　　　　　　　　　B. 饮食不节
   C. 情志所伤 　　　　　　　　　　D. 气虚邪中

2. 关于中风的一般护理,不恰当的是 　　　　　　　　　　　　　　　　（　　）
   A. 中脏腑昏迷时,密切观察面色、呼吸、汗出等变化
   B. 宜食用清淡易消化食物,忌肥甘厚味之品
   C. 起居有常,注意防寒保暖
   D. 无需使用药物,进行各种功能锻炼即可

3. 关于中风的分期,正确的是 　　　　　　　　　　　　　　　　　　　（　　）
   A. 急性期为发病后 1 周内
   B. 中脏腑的急性期为发病后 2 周内
   C. 恢复期是指发病 2 周后或一个月至半年内
   D. 后遗症期指发病一年以上

4. 属于中经络的证型是 　　　　　　　　　　　　　　　　　　　　　　（　　）
   A. 痰热腑实 　　B. 风阳上扰 　　C. 痰火瘀闭 　　D. 痰浊瘀闭

5. 突然发生口眼喎斜,言语不利,手指困动,半身不遂,伴有烦躁不眠,头晕耳鸣,腰酸,烦热,盗汗,舌质红绛,少苔,脉弦细数,证属 　　　　　　　　　　　　　（　　）
   A. 痰热腑实 　　B. 痰火瘀闭 　　C. 风阳上扰 　　D. 阴虚风动

任务二十一　咳　嗽

学习目标

知识目标：

1. 能说出咳嗽的病因病机。

2. 能说出咳嗽的一般护理。

3. 能说出咳嗽的主要证候及其辨证施护要点。

能力目标：

1. 会对咳嗽患者进行辨证施护。

2. 会对咳嗽患者进行健康宣教。

素质目标：

了解职业素养的内涵，努力提高技术技能并培育高尚的医德，树立正确的价值观。

案例

柳某，女，41岁。咳嗽，痰多，质黏稠色黄，有腥味，胸胁胀满，苔薄黄腻，质红，脉滑数。如何进行辨证施护？

咳嗽是六淫外邪侵袭肺系或脏腑功能失调，肺失宣降，肺气上逆，冲击气道，发出咳声或伴有咳痰的一种病症。有声无痰谓之咳，有痰无声谓之嗽，但在临床上一般都是痰声并见，故统称咳嗽。咳嗽的病名首见于《内经》。西医学中的上呼吸道感染、支气管炎、支气管扩张、肺炎、肺结核等病证可参照本病进行辨证施护。

一、病因与发病机制

（一）病因

天气冷热失常，气候突变，以风邪为先导自口鼻、皮毛侵入人体，肺气壅遏，失于宣降而咳嗽；起居不慎，寒温失宜，过度疲劳，卫外功能减退、失调亦可致咳嗽。

情志不畅，郁怒伤肝，肝失条达，气郁化火，气火循经，上犯于肺；饮食不节，脾失健运，痰湿内生，上渍于肺；肺脏的多种疾病迁延不愈，损伤肺气，灼伤肺阴；各种因素导致的肺气上逆，肺失宣降，肺气上逆，均可致咳嗽。

（二）病机

病位在肺，与肝、脾密切相关，外感、内伤咳嗽，均累及肺脏受病，日久及肾，内外邪气干肺，致肺失宣降，肺气上逆而咳嗽，故咳嗽是内外病邪犯肺、肺脏祛邪外达的一种病理反应。外感咳嗽与内伤咳嗽可相互影响与转化。外感咳嗽迁延失治，邪伤肺气易反复感邪,咳嗽屡作,转为内伤咳嗽;内伤咳嗽因肺脏有病,卫外不固,感受外邪则引发或加重外感咳嗽。痰与火亦可互为因果,相互转化,痰浊郁而化热生火,火邪炼液为痰。

二、一般护理

(一)病情观察

观察患者咳嗽的声音、时间、性质,咳痰的颜色、性状、气味,体温的变化等,如有异常及时报告医生。

(二)饮食护理

宜清淡易消化富营养,忌辛辣、油腻、煎炸制品,多饮水,不宜过甜、过咸或酸辣。

(三)生活护理

居室内保持空气新鲜,温度适宜,患者应注意起居有节,劳逸结合。鼓励患者深呼吸有效咳痰,注意防寒保暖。

(四)用药护理

注意中药煎法及服用方法,用药后观察疗效及副作用。

(五)情志护理

对久咳不愈、肝胆火盛或忧愁伤感的患者,要做好情志调护,保持心情舒畅,避免性情急躁。

三、辨证施护

(一)风寒袭肺

1. 证治

咽痒气急,咳嗽声重,恶寒发热无汗,头痛,肢体酸楚,鼻塞流清涕,咳痰稀薄色白,苔薄白,脉浮紧。治宜疏风散寒、宣肺止咳,方用止嗽散或杏苏散加减。

2. 护理

(1)生活护理:保持室内空气清新,注意保暖,避免刺激性气体,戒烟。

(2)饮食护理:饮食宜清淡、易于消化,忌食生冷、油腻之品。可用白萝卜1个切片,甜杏仁10 g捣碎去皮尖,冰糖30 g,蒸熟热服,连续7天。剧烈咳嗽时,可饮用热梨汁、枇杷汁、柑橘汁等。

(3)用药护理:煎汤热服,服药后加盖被褥,以利驱邪外出。及时更换汗湿衣物。

(4)情志护理:指导患者保持心情愉悦、五志平和。

(5)中医护理技术应用:针刺肺俞、列缺、合谷、天突、风门、外关等穴,用泻法。

(二)风热犯肺

1. 证治

咳嗽,气粗,或咳声嘶哑、咯痰不爽,痰黏稠或稠黄,喉燥咽痛,口渴,鼻流黄涕,头痛,肢楚,恶风身热汗出,苔薄黄,脉浮数或浮滑。治宜疏风清热、宣肺止咳,方用桑菊饮加减。

2. 护理

(1)生活护理:保持室内空气清新,室温宜清爽,高热患者可物理降温。及时更换汗湿衣物。

（2）饮食护理：饮食清淡、易消化，忌食辛辣、油腻、刺激性食物，戒烟酒。可取鲜枇杷叶15 g，水煎去渣后加入粳米适量，煮粥服用。

（3）用药护理：汤药宜轻煎温服。

（4）情志护理：指导患者保持心情愉悦、五志平和。

（5）中医护理技术应用：针刺肺俞、列缺、合谷、天突、大椎、曲池等穴；伴咽喉肿痛者，加少商、尺泽等穴。

（三）风燥伤肺

1. 证治

咽痒干咳，连声作呛，唇鼻干燥，无痰或痰少而黏连成丝，不易咳出，或痰中带血丝，鼻塞、头痛、微寒、身热，舌质红干而少津，苔薄白或薄黄，脉细数。治宜疏风清肺、润燥止咳，方用桑杏汤加减。

2. 护理

（1）生活护理：室内空气宜湿润，可常在地面洒水，保持空气流通，避免当风直吹，以免加重病情。

（2）饮食护理：多食藕或藕粉、梨、荸荠、西瓜、蜂蜜等清凉润肺之品。

（3）用药护理：汤药分多次频服。

（4）情志护理：指导患者保持心情愉悦、五志平和。

（5）中医护理技术应用：针刺肺俞、太渊、脾俞、丰隆、太白、三阴交等穴，平补平泻。

（四）痰湿蕴肺

1. 证治

咳嗽反复发作，咳声重浊，痰黏腻，或稠厚成块，痰多易咳，早晨或食后咳痰多，进甘甜油腻物加重，胸闷，呕恶，食少，体倦，大便时溏，苔白腻，脉滑。治宜健脾燥湿、化痰止咳，方用二陈汤合三子养亲汤加减。

2. 护理

（1）生活护理：保持室内空气清新，注意劳逸结合，不宜思虑过度，以免伤脾生痰。患者宜常坐位拍背，以助排痰。

（2）饮食护理：忌烟酒、辛辣、肥腻等助湿生痰之物，可常食用、柑橘、梨、枇杷、百合等有健脾燥湿、降气化痰作用的食品。

（3）用药护理：汤剂温服。

（4）情志护理：指导患者保持心情愉悦、五志平和。

（5）中医护理技术应用：针刺肺俞、太渊、脾俞、丰隆、太白等穴，平补平泻。

（五）痰热郁肺

1. 证治

咳嗽气息粗促，或喉中有痰声，痰多，质黏稠色黄，或有腥味，难咯，或咯吐血痰，胸胁胀满，苔薄黄腻，质红，脉滑数。治宜清热化痰、肃肺止咳，方用清金化痰汤加减。

2.护理

（1）生活护理：保持室内空气清新，温度宜偏低。

（2）饮食护理：饮食宜清淡，忌辛辣，戒烟酒。可用鸭梨1只去皮核，川贝10 g，煮熟，食梨饮汤。

（3）情志护理：指导患者保持心情愉悦、五志平和。

（4）中医护理技术应用：针刺肺俞、尺泽、大椎、曲池等穴，用泻法。

（六）肺阴亏耗

1.证治：干咳、咳声短促，痰少黏白，或痰中带血，口干咽燥，手足心热，午后潮热，颧红，形瘦神疲，舌红少苔，脉细数。治宜滋阴润肺、化痰止咳，方用沙参麦冬汤加减。

2.护理

（1）生活护理：经常观察患者的体温和病情变化，室内宜湿，空气要清新。

（2）饮食护理：饮食可选清凉滋润之品，如梨、枇杷、蜂蜜、甲鱼、木耳等；忌食辛辣、油腻之品，戒烟酒，以防伤阴助火。亦可用沙参、麦冬煎汤代茶饮。

（3）情志护理：指导患者保持心情愉悦、五志平和。

（4）中医护理技术应用：针刺肺俞、太渊、三阴交等穴，用补法。

知识导图

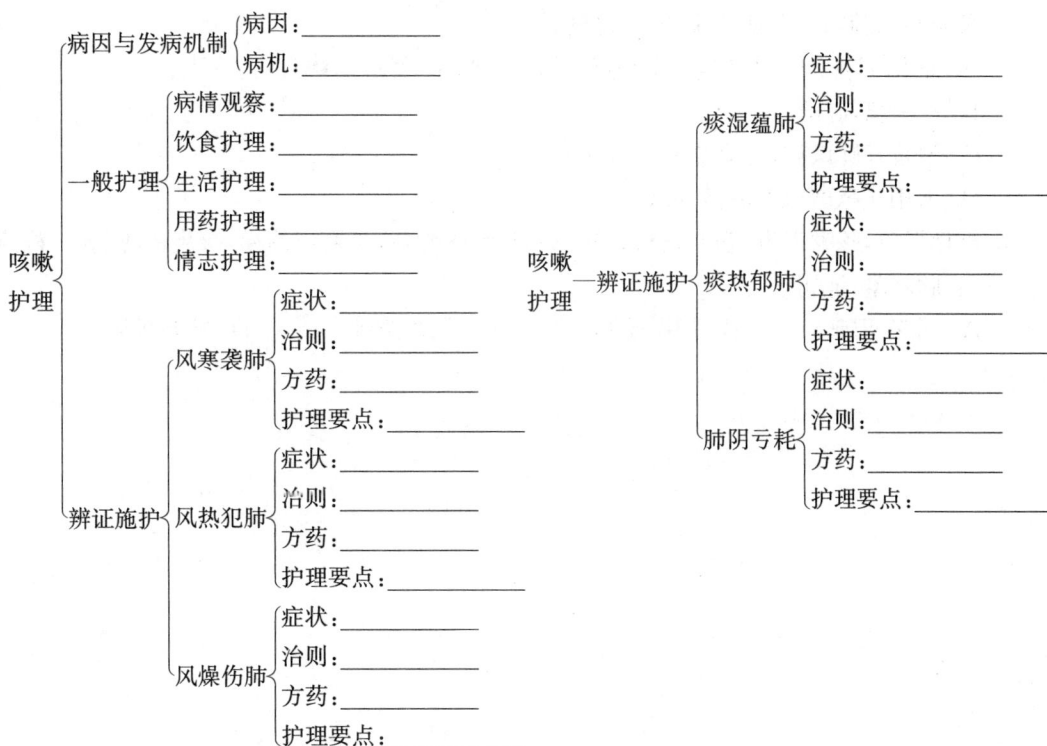

对接护考

1. 关于咳嗽的说法,正确的是   （   ）

    A. 咳嗽都是外感六淫所致

    B. 有痰无声谓之咳

    C. 有痰有声谓之嗽

    D. 咳嗽病名首见于《伤寒杂病论》

2. 关于咳嗽的生活护理,错误的是   （   ）

    A. 观察患者咳嗽的声音、时间、性质

    B. 起居有常,劳逸结合

    C. 鼓励患者深呼吸,有效咳痰

    D. 饮食应以辛辣为主

3. 关于咳嗽风热犯肺证的说法,不恰当的是   （   ）

    A. 证见痰黏稠或稠黄,喉燥咽痛,口渴,鼻流黄涕,恶风身热汗出

    B. 舌红少苔,脉细数

    C. 治宜疏风清热、宣肺止咳

    D. 方用桑菊饮加减

4. 关于咳嗽肺阴亏耗证的说法,正确的是   （   ）

    A. 证见干咳、咳声短促,口干咽燥,手足心热,午后潮热,颧红

    B. 苔白腻,脉滑

    C. 治宜健脾燥湿、化痰止咳

    D. 方用止嗽散或杏苏散加减

5. 咽痒气急,咳嗽声重,恶寒发热无汗,头痛,肢体酸楚,鼻塞流清涕,咳痰稀薄色白,苔薄白,脉浮紧,证属   （   ）

    A. 风热犯肺   B. 痰湿蕴肺   C. 风寒袭肺   D. 痰热郁肺

任务二十二　胃脘痛

学习目标

知识目标：
1. 能说出胃脘痛的病因病机。
2. 能说出胃脘痛的一般护理。
3. 能说出胃脘痛的主要证候及其辨证施护要点。

能力目标：
1. 会对胃脘痛患者进行辨证施护。
2. 会对胃脘痛患者进行健康宣教。

素质目标：
了解职业素养的内涵，努力提高技术技能并培育高尚的医德，树立正确的价值观。

案例

洪某，男，38岁。冷饮后突发胃痛，恶寒喜暖，得温痛减，遇寒加重，口淡不渴，舌红苔薄白，脉弦紧。如何进行辨证施护？

胃脘痛又称胃痛，是以上腹（剑突下）胃脘近心窝处疼痛为主证的病证，常伴有嗳气、泛恶、脘闷、大便不调等症状。西医学中的急慢性胃炎、消化性溃疡、胃痉挛、胃下垂、胃黏膜脱垂症、十二指肠炎、功能性消化不良等疾患均可参照本病辨证施护。

一、病因与发病机制

（一）病因

1. 外邪犯胃

外感寒、热、湿邪或过食寒凉之物，使胃脘气机阻滞，胃气失和，不通则痛。

2. 饮食伤胃

饮食不节，饥饱无常，损伤脾胃，胃失和降，胃气滞，不通则痛；过食辛辣刺激、肥甘厚味，恣饮酒浆，灼扰胃腑，蕴湿生热，湿热中阻，引起胃痛。

3. 情志不畅

忧思恼怒，情志不遂，肝失疏泄，气失条达，胃失和降；肝郁日久化火，郁火乘胃，肝胃郁热，胃络不畅，胃脘灼热而痛。

4. 脾胃虚弱

素体脾胃虚弱，劳倦过度，饮食所伤，久病致中焦虚寒，胃失温养而作痛。

（二）发病机制

感受外邪，内伤饮食，情志失调，劳倦过度，伤及于胃，胃气失和，气机郁滞，不通则痛；阳气不足，中焦虚寒，胃络失于温养而作痛；胃阴不足，胃失濡养，脉络拘急，气血运行不畅，不通则痛。

二、一般护理

（一）病情观察

注意观察疼痛发作的频率、持续的时间、疼痛的性质，呕吐物的量、色、质，监测生命体征，如有异常及时报告医生并配合处理。

（二）饮食护理

忌暴饮暴食，饥饱无常。胃痛发作时进流质或半流质饮食，少食多餐，以清淡易消化食物为主，忌食粗糙多纤维食物，尽量避免进食浓茶、咖啡和辛辣食物，进食宜细嚼慢咽，戒烟酒。

（三）生活护理

起居有常，注意防寒保暖，加强身体锻炼，以提高机体免疫力。

（四）用药护理

慎用对胃有刺激的药物，如水杨酸、肾上腺皮质激素等。

（五）情志护理

避免七情内伤，保持情志平和，避免精神紧张、恼怒。

三、辨证施护

（一）寒邪客胃

1. 证治

胃痛暴作，恶寒喜暖，得温则痛减，遇寒加重，口淡不渴，或喜热饮，苔薄白，脉弦紧。治宜温胃散寒、行气止痛，方用良附丸加减。

2. 护理

（1）生活护理：居室应温暖向阳，注意腹部保暖。

（2）饮食护理：饮食宜软而热，忌生冷食物。可服用生姜红糖汤或黄酒一杯，温热顿服。

（3）用药护理：良附丸加减，汤剂宜饭前热服。

（4）情志护理：指导患者保持心情愉悦、五志平和。

（5）中医护理技术应用：针刺中脘、足三里、内关、公孙等穴。艾灸中脘、足三里穴。局部热敷。

（二）饮食伤胃

1. 证治

胃痛，脘腹胀满，嗳腐吞酸，得食痛剧，拒按，恶心，呕后痛减，大便不爽，舌苔厚腻，脉弦滑。治宜消食导滞、和胃止痛，方用保和丸加减。

2. 护理

(1) 生活护理：起居有常,保持大便通畅。

(2) 饮食护理：定时定量用餐,可给予清淡流质或半流质食物,多食有宽中理气作用的食物,如萝卜、山楂、金橘、苹果等。可食用曲米粥,以神曲 30 g 煎取药汁,加入 100 g 粳米煮粥服食,连服 1～2 天。

(3) 情志护理：指导患者保持心情愉悦、五志平和。

(4) 中医护理技术应用：针刺天枢、内庭、足三里、内关等穴,用泻法。顺时针方向按摩腹部,或按摩中脘、气海、关元、天枢、足三里、脾俞、胃俞、肝俞等穴。

(三) 肝气犯胃

1. 证治

胃脘胀痛,痛连两胁,遇烦恼则痛作或痛甚,脘闷嗳气,善太息,大便不畅,苔薄白,脉弦。治宜疏肝理气、和胃止痛,方用柴胡疏肝散加减。

2. 护理

(1) 生活护理：保持居室温暖,环境安静清洁。

(2) 饮食护理：饮食宜清淡,少食生冷及甜黏食品,可食用萝卜、柑橘等行气开胃之品。亦可用橙皮 10 g、生姜 10 g,水煎服,每天 2 次。

(3) 用药护理：疼痛发作时,可用木香粉 1.5 g、元胡粉 1 g 调服。

(4) 情志护理：指导患者保持心情愉悦、情绪稳定。

(5) 中医护理技术应用：针刺中脘、足三里、章门、太冲、行间、内关等穴。按摩中脘、气海、关元、天枢、足三里、脾俞、胃俞、肝俞、膻中等穴。

(四) 瘀血停滞

1. 证治

胃脘疼痛,如锥刺刀割,痛有定处,拒按,夜甚,或有呕血、黑便,舌质紫暗,有瘀斑瘀点,脉弦涩。治宜活血化瘀、和胃止痛,方用失笑散合丹参饮加减。

2. 护理

(1) 生活护理：保持居室温暖,环境清洁。密切观察病情变化,及时发现并发症并报告医生。

(2) 饮食护理：饮食应以流质或半流质为主,忌用粗糙、坚硬之品。呕血、便血者应暂时禁食。

(3) 用药护理：失笑散合丹参饮加减。或用阿胶 10 g 烊化,加入三七 0.5 g,温开水送服。

(4) 情志护理：指导患者消除紧张和恐惧心理。

(5) 中医护理技术应用：针刺中脘、足三里、内关、梁丘等穴,用泻法。按摩中脘、气海、关元、天枢、足三里、脾俞、胃俞、肝俞等穴。

(五) 脾胃虚寒

1. 证治

胃痛隐隐,绵绵不休,喜温喜按,空腹痛甚,得食痛减,劳累或受凉后发作或加重,时呕清水,神疲纳少,四肢倦怠乏力,手足不温,大便溏薄,舌淡,脉软弱。治宜温中健脾、和胃止痛,方用黄芪建中汤加减。

2. 护理

(1) 生活护理:保持居室温暖向阳,环境清洁,注意防寒保暖。

(2) 饮食护理:饮食宜温热,可多食有补益脾胃作用的食品,如桂圆、莲子、大枣、瘦肉等。可用粳米 100 g,待煮熟之时下吴茱萸末 3 g,葱白、生姜少许服用。或将饴糖温水化服,每次 1～2 匙,每天 3 次。

(3) 用药护理:黄芪建中汤加减,汤药水煎温服;或用附子理中丸。

(4) 情志护理:加强情志护理,指导患者消除紧张和恐惧心理。

(5) 中医护理技术应用:针刺中脘、足三里、内关、梁丘等穴,用补法。按摩中脘、气海、关元、天枢、足三里、脾俞、胃俞、肝俞等穴。

(六) 胃阴亏虚

1. 证治

胃脘隐隐灼痛,饥而不欲食,口干咽燥,或口渴思饮,消瘦乏力,大便干结,五心烦热,舌红少津,脉细数。治宜养阴益胃、和中止痛,方用一贯煎合芍药甘草汤加减。

2. 护理

(1) 生活护理:保持居室凉爽、清静,避免噪声,不宜用热敷等温热疗法。

(2) 饮食护理:可多食润燥生津之品,如雪梨、莲藕、百合、银耳、蜂蜜等;忌食辛辣之物,便秘时可每日服用蜂蜜或以番泻叶泡水代茶饮。

(3) 情志护理:指导患者消除紧张和恐惧心理,帮助患者建立战胜疾病的信心。

(4) 中医护理技术应用:针刺中脘、足三里、脾俞、胃俞等穴,用补法。按摩中脘、气海、关元、天枢、足三里、脾俞、胃俞等穴。

知识导图

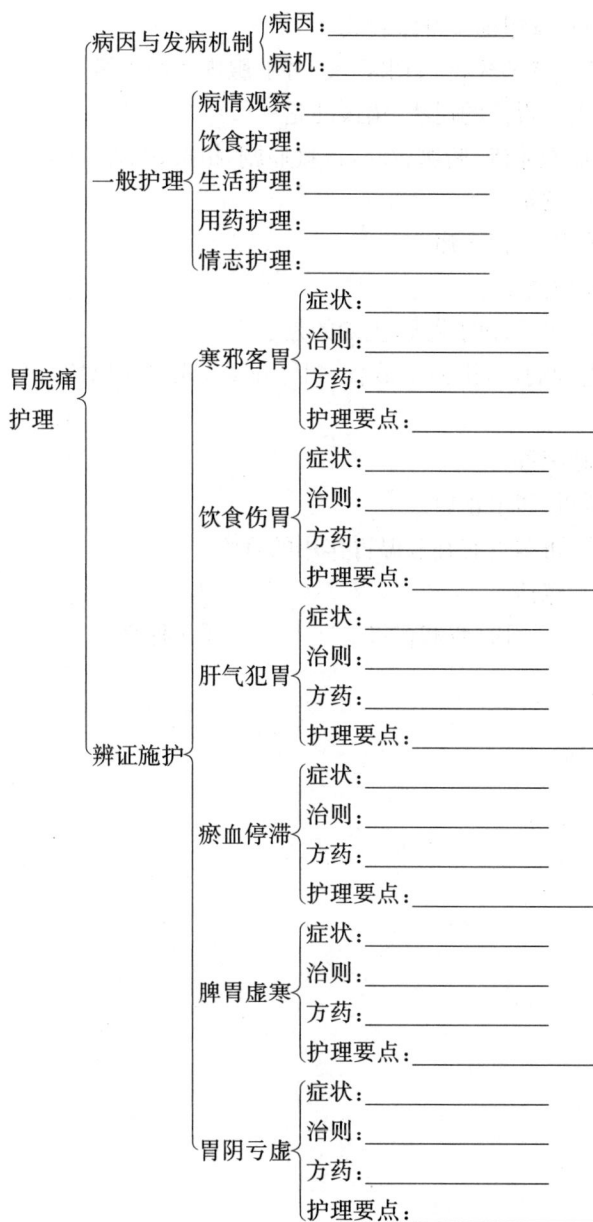

病因与发病机制
　病因：＿＿＿＿＿＿＿＿
　病机：＿＿＿＿＿＿＿＿

一般护理
　病情观察：＿＿＿＿＿＿＿＿
　饮食护理：＿＿＿＿＿＿＿＿
　生活护理：＿＿＿＿＿＿＿＿
　用药护理：＿＿＿＿＿＿＿＿
　情志护理：＿＿＿＿＿＿＿＿

胃脘痛护理

辨证施护

寒邪客胃
　症状：＿＿＿＿＿＿＿＿
　治则：＿＿＿＿＿＿＿＿
　方药：＿＿＿＿＿＿＿＿
　护理要点：＿＿＿＿＿＿＿＿

饮食伤胃
　症状：＿＿＿＿＿＿＿＿
　治则：＿＿＿＿＿＿＿＿
　方药：＿＿＿＿＿＿＿＿
　护理要点：＿＿＿＿＿＿＿＿

肝气犯胃
　症状：＿＿＿＿＿＿＿＿
　治则：＿＿＿＿＿＿＿＿
　方药：＿＿＿＿＿＿＿＿
　护理要点：＿＿＿＿＿＿＿＿

瘀血停滞
　症状：＿＿＿＿＿＿＿＿
　治则：＿＿＿＿＿＿＿＿
　方药：＿＿＿＿＿＿＿＿
　护理要点：＿＿＿＿＿＿＿＿

脾胃虚寒
　症状：＿＿＿＿＿＿＿＿
　治则：＿＿＿＿＿＿＿＿
　方药：＿＿＿＿＿＿＿＿
　护理要点：＿＿＿＿＿＿＿＿

胃阴亏虚
　症状：＿＿＿＿＿＿＿＿
　治则：＿＿＿＿＿＿＿＿
　方药：＿＿＿＿＿＿＿＿
　护理要点：＿＿＿＿＿＿＿＿

对接护考

1. 胃脘痛的病因不包括　　　　　　　　　　　　　　　　　　　　　（　　）

　A. 外邪犯胃　　　　B. 饮食伤胃　　　　C. 脾胃虚弱　　　　D. 冲任瘀阻

2. 关于胃脘痛的生活护理,不恰当的是 （   ）

    A. 注意观察疼痛发作的频率、持续的时间、疼痛的性质,呕吐物的量、色、质

    B. 忌暴饮暴食、饥饱无常

    C. 胃痛发作时进食粗糙多纤维食物

    D. 慎用对胃有刺激的药物,如水杨酸、肾上腺皮质激素等

3. 关于胃脘痛饮食伤胃证的说法,错误的是 （   ）

    A. 证见胃痛,脘腹胀满,嗳腐吞酸,得食痛剧,拒按,恶心,呕后痛减,大便不爽

    B. 舌苔薄白,脉弦紧

    C. 治宜消食导滞、和胃止痛

    D. 方用保和丸加减

4. 关于胃脘痛脾胃虚寒证的说法,正确的是 （   ）

    A. 证见胃脘隐隐灼痛,饥而不欲食,口干咽燥,或口渴思饮,消瘦乏力,大便干结,五心烦热

    B. 舌红少津,脉细数

    C. 治宜养阴益胃、和中止痛

    D. 饮食宜温热,可多食有补益温胃作用的食物

5. 胃脘痛的证型不包括 （   ）

    A. 湿浊内阻　　　B. 寒邪客胃　　　C. 肝气犯胃　　　D. 瘀血停滞

任务二十三　消　渴

学习目标

知识目标：

1. 能说出消渴的病因病机。
2. 能说出消渴的一般护理。
3. 能说出消渴的主要证候及其辨证施护要点。

能力目标：

1. 会对消渴患者进行辨证施护。
2. 会对消渴患者进行健康宣教。

素质目标：

了解职业素养的内涵，努力提高技术技能并培育高尚的医德，树立正确的价值观。

案例

万某，女，51岁。口渴多饮，尿频量多，腰膝酸软，乏力，头晕耳鸣，口干唇燥，皮肤干燥，瘙痒，舌红苔少，脉细数。如何进行辨证施护？

消渴是以多饮、多食、多尿、消瘦、乏力或尿有甜味为主要临床表现的一种疾病。西医学中的糖尿病、尿崩症等，可参照本病辨证施护。

一、病因与发病机制

（一）病因

1. 禀赋不足

《灵枢·五变》中说，"五脏皆柔弱者，善病消瘅"，其中尤以阴虚体质最易罹患。

2. 饮食不节

长期过食肥甘、醇酒厚味、辛辣香燥之品，损伤脾胃，致脾胃运化失职，积热内蕴，化燥伤津，消谷耗液，发为消渴。

3. 情志失调

郁怒伤肝，肝气郁结，或劳心竭虑，营谋强思等，以致郁久化火，火热内燔，消灼肺胃阴津而发为消渴。

4. 劳欲过度

房事不节，劳欲过度，肾精亏损，虚火内生，则火因水竭益烈，水因火烈而益干，终致肾虚肺燥胃热俱现，发为消渴。

（二）发病机制

消渴的病机主要在于阴津亏损，燥热偏胜，而以阴虚为本，燥热为标。二者互为因果，阴愈虚则燥热愈盛，燥热愈盛则阴愈虚。病变的脏腑主要在肺、胃、肾，尤以肾为关键。

二、一般护理

（一）病情观察

定期监测血糖、糖化血红蛋白、血脂、眼底、体重等变化，每日检查双足，观察有无感染、恶心、呕吐、嗜睡、呼吸深快、呼气有烂苹果味等酮症酸中毒的症状；若患者出现嗜睡、幻觉、定向障碍甚至昏迷时，考虑为高渗性昏迷。

（二）饮食护理

饮食中限制糖、水果、蜂蜜、果汁类甜食和酒类，饮食宜以适量米、麦、杂粮，配以蔬菜、豆类、瘦肉、鸡蛋等，在保证总热量不变的情况下平衡饮食，多食高纤维素食物，定时定量进餐，戒烟酒、浓茶及咖啡等。

（三）生活护理

生活起居有度，注意防寒保暖，劳逸结合，避免感受外邪或发生损伤。指导患者进行运动，以有氧运动为主，如步行、打太极、慢跑等，要循序渐进，持之以恒。

（四）用药护理

遵医嘱正确服药，不得随意增减。观察用药疗效，可根据证型选用消渴方加减、玉女煎加减或六味地黄丸加减。

（五）情志护理

鼓励患者说出自己的感受，耐心向患者解释病情，使其保持情志平和，消除紧张和焦虑心理，避免肝气郁结而加重病情。

三、辨证施护

（一）肺热津伤（上消）

1. 证治

口渴多饮，口舌干燥，尿频量多，烦热多汗，舌边尖红，苔薄黄，脉洪数。治宜清热润肺、生津止渴，方用消渴方加减。

2. 护理

（1）生活护理：定期监测空腹血糖，按时服用降糖药物。起居有常，劳逸结合，进行适当的体育运动，运动量以不感疲惫为度。

（2）饮食护理：严格控制饮食，限制粮食、油脂的摄入，多吃蔬菜，禁食含糖量高的食物，如糖、水果、果汁、蜂蜜等。可取生地 30 g，水煎取汁，另煮小米 60 g，将熟之时加入药汁，制成地黄粥，煮熟服用。

（3）情志护理：保持情志平和，避免肝气郁结。

（二）胃热炽盛（中消）

1. 证治

多食易饥，口渴，尿多，形体消瘦，大便干燥，苔黄，脉滑实有力。治宜清胃泻火、养阴增液，方用玉女煎加减。

2. 护理

（1）生活护理：定期监测空腹血糖，按时服用降糖药物。起居有常，劳逸结合，进行适当的体育运动，运动量以不感疲惫为度。

（2）饮食护理：严格控制饮食，禁食含糖量高的食物，如糖、水果、果汁、蜂蜜等。饥饿时，在保证总热量不变的情况下，可取新鲜叶类蔬菜，清水煮食。

（3）情志护理：保持心情愉悦，避免情志刺激。

（三）肾阴亏虚（下消）

1. 证治

尿频量多，混浊如脂膏，或尿甜，腰膝酸软，乏力，头晕耳鸣，口干唇燥，皮肤干燥，瘙痒，舌红苔少，脉细数。治宜滋阴固肾，方用六味地黄丸加减。

2. 护理

（1）生活护理：起居有常，坚持适当的体育锻炼，避免过度劳累，节制房事。

（2）饮食护理：严格控制饮食，禁食含糖量高的食物，可给予黑豆、猪胰、猪肾等补肾之品，忌食辛辣、肥甘厚味之品等。

（3）情志护理：保持心情愉悦，避免情志刺激，坚定治疗信心。

知识导图

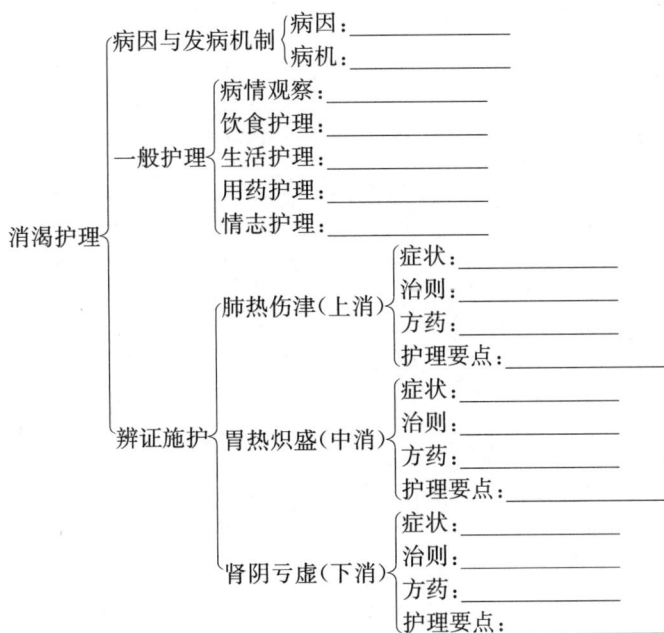

对接护考

1. 消渴的病因不包括　　　　　　　　　　　　　　　　　　　　　　（　　）

    A. 禀赋不足　　　　B. 饮食不洁　　　　C. 情志失调　　　　D. 劳欲过度

2. 关于消渴的护理,错误的是　　　　　　　　　　　　　　　　　　　（　　）

    A. 定期监测血糖、糖化血红蛋白、血脂等变化

    B. 每日检查双足

    C. 观察有无感染、恶心、呕吐、嗜睡、呼吸深快

    D. 呼气有烂苹果味,考虑为高渗性高血糖昏迷

3. 关于消渴的饮食护理,不恰当的是　　　　　　　　　　　　　　　　（　　）

    A. 在保证总热量不变的情况下平衡饮食,多食高纤维素食物

    B. 定时定量进餐

    C. 饮食中不限制糖、水果

    D. 戒烟酒、浓茶及咖啡等

4. 患者多食易饥,口渴,尿多,形体消瘦,大便干燥,苔黄,脉滑实有力,正确的是　（　　）

    A. 属消渴肾阴亏虚证

    B. 治宜滋阴固肾

    C. 方用六味地黄丸加减

    D. 进行适当的体育运动,运动量以不感疲惫为度,要循序渐进,持之以恒

5. 上消是指　　　　　　　　　　　　　　　　　　　　　　　　　　（　　）

    A. 肺热津伤　　　　B. 胃热炽盛　　　　C. 肾阴亏虚　　　　D. 痰热郁肺

任务二十四 便 秘

学习目标

知识目标：

1. 能说出便秘的病因病机。

2. 能说出便秘的一般护理。

3. 能说出便秘的主要证候及其辨证施护要点。

能力目标：

1. 会对便秘患者进行辨证施护。

2. 会对便秘患者进行健康宣教。

素质目标：

了解职业素养的内涵，努力提高技术技能并培育高尚的医德，树立正确的价值观。

案例

龙某，女，43 岁。大便干结，腹胀腹痛，面红身热，口干口臭，心烦不安，小便短赤，舌红，苔黄燥，脉滑数。如何进行辨证施护？

便秘是由于大肠传导失司导致排便周期延长，大便秘结，或周期不长，但粪质干结，排出艰难，或粪质不硬，虽有便意，但排出不畅的一类病证。西医学中各种原因所致的便秘，均可参照本病辨证施护。

一、病因与发病机制

（一）病因

1. 热灼伤津

素体阳盛，或热病之后，余热留恋，或肺热肺燥，下移大肠，或过食醇酒厚味，或过食辛辣之品，或过服热药，均可致肠胃积热，耗伤津液，肠道干涩失润，粪质干燥，难于排出。

2. 气机郁滞

忧愁思虑，抑郁恼怒，或久坐少动，均可导致腑气郁滞，通降失常，传导失职，糟粕内停，不得下行，或欲便不出，或出而不畅，或大便干结。

3. 阴寒积滞

恣食生冷，凝滞胃肠，或外感寒邪，直中肠胃，或过服寒凉，阴寒内结，均可导致阴寒内盛、凝滞胃肠、传导失常、糟粕不行。

4. 气虚阳衰

饮食劳倦,脾胃受损,或素体虚弱,阳气不足,或年老体弱,气虚阳衰,或久病产后,正气未复,或过食生冷,损伤阳气,或苦寒攻伐,伤阳耗气,均可导致气虚阳衰。气虚则大肠传导无力,阳虚则肠道失于温煦,阴寒内结,便下无力,使排便时间延长,形成便秘。

5. 阴亏血少

素体阴虚,津亏血少,或病后产后,阴血虚少,或失血夺汗,伤津亡血,或年高体弱,阴血亏虚,或过食辛香燥热之品,损耗阴血,均可导致阴亏血少。血虚则大肠不荣,阴亏则大肠干涩,肠道失润,大便干结,便下困难,而成便秘。

(二)发病机制

本病病位在大肠,并与脾、胃、肺、肝、肾密切相关。其基本病机是邪滞大肠,腑气闭塞不通或肠失温润,推动无力,导致大肠传导功能失常。

二、一般护理

(一)生活护理

增加体力活动,加强腹肌锻炼,避免久坐少动,养成定时排便的习惯。

(二)饮食护理

应注意饮食调节,便干量少者,适当多食富含纤维素的粗粮、蔬菜、水果,避免辛辣燥火之品。

(三)情志护理

应保持心情舒畅,戒忧思恼怒。

三、辨证施护

(一)实热便秘

1. 证治

大便干结,腹胀腹痛,面红身热,口干口臭,口舌生疮,心烦不安,小便短赤,舌红,苔黄燥,脉滑数。治宜泻热导滞、润肠通便,方用麻子仁丸加减。

2. 护理

(1)生活护理:保持病室安静、凉爽、通风良好,避免强光和噪声的刺激。

(2)饮食护理:饮食宜清淡、偏凉润,忌食辛辣肥甘之品,多饮水。可食用蜂蜜、西瓜、苦瓜、核桃、松子、香蕉等润肠之品。

(3)用药护理:麻子仁丸加减。可用番泻叶 6～10 g 或生大黄 6 g 水煎代茶饮。

(4)情志护理:保持五志平和,戒忧思恼怒。

(5)中医护理技术应用:针刺大肠俞、天枢、支沟、上巨虚、合谷、曲池等穴,用泻法。并可按揉天枢、大横、大肠俞、足三里等穴。

(二)气滞便秘

1. 证治

大便干结,或不甚干结,欲便不得出,或便而不畅,肠鸣矢气,腹中胀痛,胸胁满闷,嗳气频作,食少纳呆,苔薄白而腻,脉弦。治宜顺气导滞,方用六磨汤加减。

2.护理

(1)生活护理:保持病室安静、凉爽、通风良好,避免强光和噪声的刺激。做适当运动,养成每日定时排便的习惯。

(2)饮食护理:应注意饮食调节,便干量少者,适当多食富含纤维素的粗粮、蔬菜、水果及有疏利作用的食品,如香菇、竹笋、萝卜、藕、香蕉等;忌食肥甘、生冷、辛辣燥火、不易消化之品。

(3)用药护理:六磨汤加减。可用番泻叶 6 g 或生大黄 6 g 水煎代茶饮,或元明粉 10 g 温水化服。

(4)情志护理:保持五志平和,戒忧思恼怒,避免不良情绪影响。

(5)中医护理技术应用:针刺大肠俞、天枢、支沟、上巨虚、合谷、曲池等穴,用泻法。可按揉中脘、天枢、大横、大肠俞、足三里、长强等穴。

(三)寒积便秘

1.证治

大便艰涩,腹痛拘急,胀满拒按,胁下偏痛,四肢不温,呃逆呕吐,舌苔白腻,脉弦紧。治宜温里散寒、通便导滞,方用大黄附子汤或温脾汤加减。

2.护理

(1)生活护理:病室应温暖向阳,注意防寒保暖,适当参加体育锻炼。

(2)饮食护理:饮食宜营养丰富,如牛羊肉、鸡蛋、牛奶等。可用松子仁、黑芝麻、胡桃肉各等份,共研细末,每次 10 g,加蜂蜜调服。

(3)情志护理:保持五志平和,戒忧思恼怒,避免不良情绪影响。

(4)中医护理技术的应用:针刺大肠俞、肾俞、关元俞、天枢、支沟、气海等穴,用泻法。

(四)气虚便秘

1.证候

排便困难,粪质不干,需努挣方出,便后乏力,体质虚弱,面白神疲,肢倦懒言,舌淡苔白,脉弱。治宜补气润肠、健脾升阳,方用黄芪汤加减。

2.护理

(1)生活护理:劳逸结合,适当锻炼,促使气血运行。

(2)饮食护理:饮食清淡,易消化。可用核桃、芝麻各 30 g,捣碎,空腹时开水冲服,每天 1 次。

(3)情志护理:保持稳定的情绪,戒五志过极,避免不良情绪影响。

(4)中医护理技术的应用:针刺脾俞、胃俞、大肠俞、天枢、支沟、上巨虚等穴,用补法。按揉中脘、天枢、大横、大肠俞、足三里、支沟等穴。无力排便时,可顺着结肠方向反复按摩腹部 10～15 分钟。

(五)血虚便秘

1.证治

大便干结难下,排出困难,面色无华,失眠多梦,心悸气短,健忘,口唇色淡,脉细。治宜养血润燥,方用润肠丸加减。

2. 护理

(1) 生活护理:居室宜安静,避免嘈杂,温湿度适宜,注意保暖,适当参加体育锻炼。

(2) 饮食护理:饮食以易消化、补益的食物为主,如饴糖、花生、大枣、芝麻、桑椹等。可用黑芝麻 60 g,捣碎,用蜂蜜调食,每天 1～2 次。

(3) 情志护理:保持稳定的情绪,戒五志过极,避免不良情绪影响。

(4) 中医护理技术的应用:针刺脾俞、胃俞、大肠俞、天枢、支沟、气海等穴位。按摩中脘、天枢、大肠俞、长强、足三里、支沟等穴。

知识导图

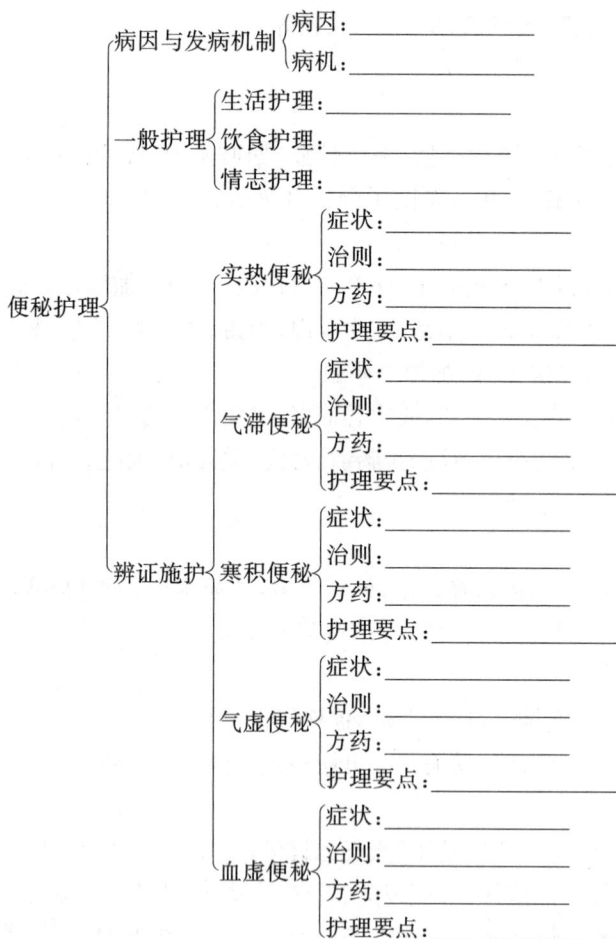

对接护考

1. 便秘的病因不包括 　　　　　　　　　　　　　　　　　　　　（　　）
   A. 风热犯肺　　　　B. 素体阳盛　　　　C. 阴寒积滞　　　　D. 气虚阳衰

2. 关于便秘的病位在 　　　　　　　　　　　　　　　　　　　　（　　）
   A. 肺　　　　　　　B. 脾　　　　　　　C. 胃　　　　　　　D. 大肠

3. 关于便秘的护理,不恰当的是 　　　　　　　　　　　　　　　（　　）
   A. 增加体力活动,加强腹肌锻炼
   B. 避免久坐少动,养成定时排便的习惯
   C. 便干量少者,减少食用富含纤维素的粗粮、蔬菜、水果
   D. 应保持心情舒畅,戒忧思恼怒

4. 关于实热便秘的护理,不恰当的是 　　　　　　　　　　　　（　　）
   A. 饮食宜清淡、偏凉润,忌食辛辣肥甘之品,多饮水
   B. 可食用蜂蜜、西瓜、苦瓜、核桃、松子、香蕉等润肠之品
   C. 针刺大肠俞、天枢、支沟、上巨虚、合谷、曲池等穴,用泻法
   D. 治宜补气润肠、健脾升阳,方用黄芪汤加减

5. 便秘的证型不包括 　　　　　　　　　　　　　　　　　　　（　　）
   A. 实热便秘　　　　B. 痰湿蕴肺　　　　C. 气虚便秘　　　　D. 血虚便秘

任务二十五　痔

学习目标

知识目标：

1. 能说出痔的病因病机。

2. 能说出痔的一般护理。

3. 能说出痔的主要证候及其辨证施护要点。

能力目标：

1. 会对痔患者进行辨证施护。

2. 会对痔患者进行健康宣教。

素质目标：

了解职业素养的内涵，努力提高技术技能并培育高尚的医德，树立正确的价值观。

案例

李某，男，51岁。肛缘肿物突起，排便时增大，有异物感，可有胀痛或坠痛，局部可触及硬性结节，舌紫暗，舌苔薄黄，脉弦涩。如何进行辨证施护？

痔是直肠末端齿状线附近黏膜下和肛管皮肤下的直肠静脉丛发生扩大、曲张所形成的柔软的静脉团、血栓或皮肤赘生物等突起物，是外科常见病之一，男女老幼皆可得病。根据发病部位的不同，又可分为内痔、外痔和混合痔。现代医学中的各期内痔及炎性外痔，均可参照本证辨证施护。

一、内痔

内痔好发于成年人，发生在齿状线以上，好发于截石位的 3、7、11 点处，其特点是便血、痔核脱出、肛门有不适感。

（一）病因病机

本证的发生多因过食辛辣刺激食物、便秘、久泻久痢、久坐久立、负重远行等导致湿热下注、风热肠燥，使经络阻滞、瘀血浊气下注肛门。日久气虚下陷，摄纳无权则常见痔核脱出。

（二）一般护理

1. 生活护理

病室宜安静、整洁，室内阳光充足，空气流通，温湿度适宜。鼓励患者平时多饮水，注意休息。起床前自行腹部顺时针按摩 10～15 分钟，以促进肠蠕动。穿着内裤宜宽松、柔软、透气,经常更换,不穿化纤制品,防止局部摩擦引起疼痛及痔核破裂出血。养成每日排便的良好习惯,保持肛门清洁卫生。若痔核脱出,应立即将痔核还纳肛内,局部用1∶5 000 高锰酸钾溶液 3 000 ml 熏洗坐浴。

2. 饮食护理

饮食宜清淡,多吃新鲜水果、蔬菜,忌食辛辣刺激食物。可选用鸡冠花粥,先将鲜鸡冠花 45 g 洗净,水煎,去渣取汁,加水与糯米同煮为粥便可食用。

3. 给药护理

内服中药应根据患者整体证候辨证施护,应结合熏洗法、敷药法、塞药法等各种外治法。便秘者可用番泻叶代茶饮,或用蜂蜜睡前冲服。

4. 情志护理

应加强情志护理,消除患者紧张恐惧感,随时解释与疾病有关的医疗常识,使患者保持心情舒畅,配合治疗。

5. 中医护理技术应用

(1)熏洗法

适用于各期内痔及内痔脱出时,将药物加水煮沸,先熏后洗,或湿敷。常选用具有收敛止痛消肿等作用的中药,如五倍子汤、苦参汤等。

(2)敷药法

适用于各期内痔及手术后换药,将药膏或药散敷于患处,常选用具有消肿止痛、收敛止血或生肌收口等作用的中药,如马应龙痔疮膏、桃花散、生肌玉红膏等。

(3)塞药法

适用于各期内痔,将药物制成栓剂,塞入肛内,常选用具有消肿止痛、止血作用的药物,如化痔栓。

(三)辨证施护

1. 风邪挟热

(1)证治

大便带血、滴血或喷射状出血,血色鲜红,或有肛门瘙痒,舌红苔薄白,脉浮数。治宜清热解毒、祛风凉血,内服可选槐角丸或地榆槐角丸。

(2)护理

①生活护理:保持病室安静、凉爽、通风良好,避免强光和噪声的刺激。

②饮食护理:平时可多食用木耳和芝麻。饮食宜清淡、易消化,多吃新鲜水果、蔬菜,忌食辛辣刺激、肥甘厚味食物及酒。可选用绿豆粥,先煮适量绿豆、薏仁至熟,再加入米熬成粥服用。

③用药护理:外用五倍子汤、苦参汤水煎先熏后洗,或消痔膏外敷患处。

④情志护理:保持五志平和,戒忧思恼怒。

⑤中医护理技术应用:取长强、次髎、承山、百会、二白、血海、膈俞、曲池、会阳等穴,用泻法。

2. 湿热下注

（1）证治

便血色鲜，量多，肛门内肿物外脱，可自行回缩，肛门灼热，苔薄黄腻，脉弦数。治宜清热利湿、凉血止血，内服脏连丸或萆薢渗湿汤加减。

（2）护理

①生活护理：保持病室安静、凉爽、通风良好，避免强光和噪声的刺激。

②饮食护理：饮食宜清淡、易消化，多吃新鲜水果、蔬菜，忌食辛辣刺激、肥甘厚味食物及酒。可选用绿豆粥，先煮适量绿豆、薏仁至熟，再加入米熬成粥服用。

③用药护理：可用苦参汤坐浴，每次用药 100 ml，加水至 2 000 ml，水温 40℃左右，坐浴时间 20～30 分钟。

④情志护理：保持五志平和，戒忧思恼怒。

⑤中医护理技术应用：取长强、承山、会阳、阴陵泉、三阴交、二白、商丘、血海、膈俞等穴，用泻法。

3. 脾虚气陷

（1）证治

便血色鲜或淡，肛门坠胀，伴有贫血，面色少华，头昏神疲，少气懒言，纳少便溏，舌体胖，边有齿痕，舌苔薄白，脉弦。治宜健脾益气摄血，方用补中益气汤加减。

（2）护理

①生活护理：保持病室安静、凉爽、通风良好，避免强光和噪声的刺激。

②饮食护理：多食补中益气之品，如莲子、扁豆、山药、红枣、赤豆等，可用红枣 30 g、黄芪 30 g 煎汤代茶。

③用药护理：可用五倍子汤等坐浴，每次用药 100 ml，加水至 2 000 ml，水温 40℃左右，坐浴时间 20～30 分钟。

④情志护理：保持五志平和，戒忧思恼怒。

⑤中医护理技术应用：针刺合谷、内关、涌泉、足三里等穴，用补法。灸百会、关元、中极、足三里等穴。

4. 阴虚火旺

（1）证治

便血鲜红，肛内隐痛，伴烘热感，大便干结，五心烦热，舌红，少苔，脉细数。治宜养阴滋肾、润燥止血，方用三地汤加减。

（2）护理

①生活护理：保持病室安静、凉爽、通风良好，避免强光和噪声的刺激。

②饮食护理：平时多吃生梨、西瓜、荸荠、马兰头、鲜藕、百合、瘦肉等清淡、营养丰富、易消化的食物。

③用药护理：便秘者可食有滋阴生津益气功效的食物，如银耳红枣汤。可用蜂蜜睡前冲服。

④情志护理：保持五志平和，戒忧思恼怒。

⑤中医护理技术应用:针刺长强、承山穴,用泻法;针刺足三里、阴陵泉、三阴交、血海等穴,用补法;刺络拔罐法选八髎、天枢等穴。

二、外痔

外痔发于齿状线以下,其特点是自觉肛门坠胀、疼痛、有异物感。

（一）病因与发病机制

肛门裂伤,邪毒外侵,或大便努责、产育努力,以致气血瘀滞,加之外邪入侵,日久不散,则肌肤增生形成赘皮。

（二）一般护理

1. 生活护理

病室宜清洁、安静,室内阳光充足、空气流通,保持适宜的温湿度。鼓励患者按时起居,不劳累过度,保证有充足的睡眠。内裤应是纯棉制品,宽松、柔软、透气,经常更换洗涤,防止局部创面受损引起不适。平时多饮水,保持肛门清洁卫生,养成定时排便的习惯,大便后或换药前后用中药熏洗或1∶5 000高锰酸钾溶液3 000 ml坐浴,保持创面干燥。中药熏洗时,注意温度,避免烫伤皮肤与黏膜,加重病情。患者应适量运动,不宜久坐久站。

2. 饮食护理

多食新鲜蔬菜、水果,多饮水,可用柠檬皮9 g或佛手9 g煎水代茶。忌生冷、刺激性食物。

3. 情志护理

应做好精神护理,消除患者紧张恐惧感,随时解释与疾病有关的医疗常识,使患者保持心情舒畅,配合治疗。

4. 中医护理技术应用

常用外治法有中药熏洗、敷药、注射法、结扎疗法等,必要时采用手术疗法。

（三）辨证施护

1. 气滞血瘀

（1）证治

肛缘肿物突起,排便时增大,有异物感,可有胀痛或坠痛,局部可触及硬性结节,舌紫暗,舌苔薄黄,脉弦涩。治宜理气化瘀,方用活血散瘀汤加减。

（2）护理

①生活护理:保持病室安静、凉爽、通风良好,避免强光和噪声的刺激。

②饮食护理:多进食活血化瘀、润肠通便之品,或以桃仁15 g、粳米100 g煮粥食疗。

③用药护理:外治先用苦参汤熏洗坐浴,外敷金黄膏、消痔膏等消肿止痛。

④情志护理:保持五志平和,戒忧思恼怒。

⑤中医护理技术应用:注射法、结扎疗法等,必要时采用手术疗法。

2. 湿热下注

（1）证治

便后肛缘肿物隆起不缩小,坠胀明显,甚则灼热疼痛或有滋水,便干或便溏,舌红苔黄腻,脉滑数。治宜清热利湿、凉血止血,方用脏连丸或萆薢渗湿汤加减。

（2）护理

①生活护理：保持病室安静、凉爽、通风良好，避免强光和噪声的刺激。

②饮食护理：饮食宜清淡、易消化，多吃新鲜水果、蔬菜，忌食辛辣刺激、肥甘厚味食物及酒。可选用绿豆粥，先煮适量绿豆、薏仁至熟，再加入米熬成粥服用。

③用药护理：外治先用苦参汤熏洗坐浴，外敷黄连膏、消痔膏、金黄膏等消肿止痛。

④情志护理：保持五志平和，戒忧思恼怒。

⑤中医护理技术应用：注射法、结扎疗法等，必要时采用手术疗法。

3. 脾虚气陷

（1）证治

肛缘肿物隆起，肛门坠胀，似有便意，神疲乏力，纳少便溏，舌淡胖，苔薄白，脉细无力。治宜健脾益气摄血，方用补中益气汤加减。

（2）护理

①生活护理：保持病室安静、凉爽、通风良好，避免强光和噪声的刺激。

②饮食护理：多食补中益气之品，如莲子、扁豆、山药、红枣、赤豆等，可用红枣 30 g、黄芪 30 g 煎汤代茶。

③用药护理：外治先用苦参汤熏洗坐浴，外敷消痔膏、金黄膏、黄连膏等消肿止痛。

④情志护理：保持五志平和，戒忧思恼怒。

⑤中医护理技术应用：注射法、结扎疗法等，必要时采用手术疗法。

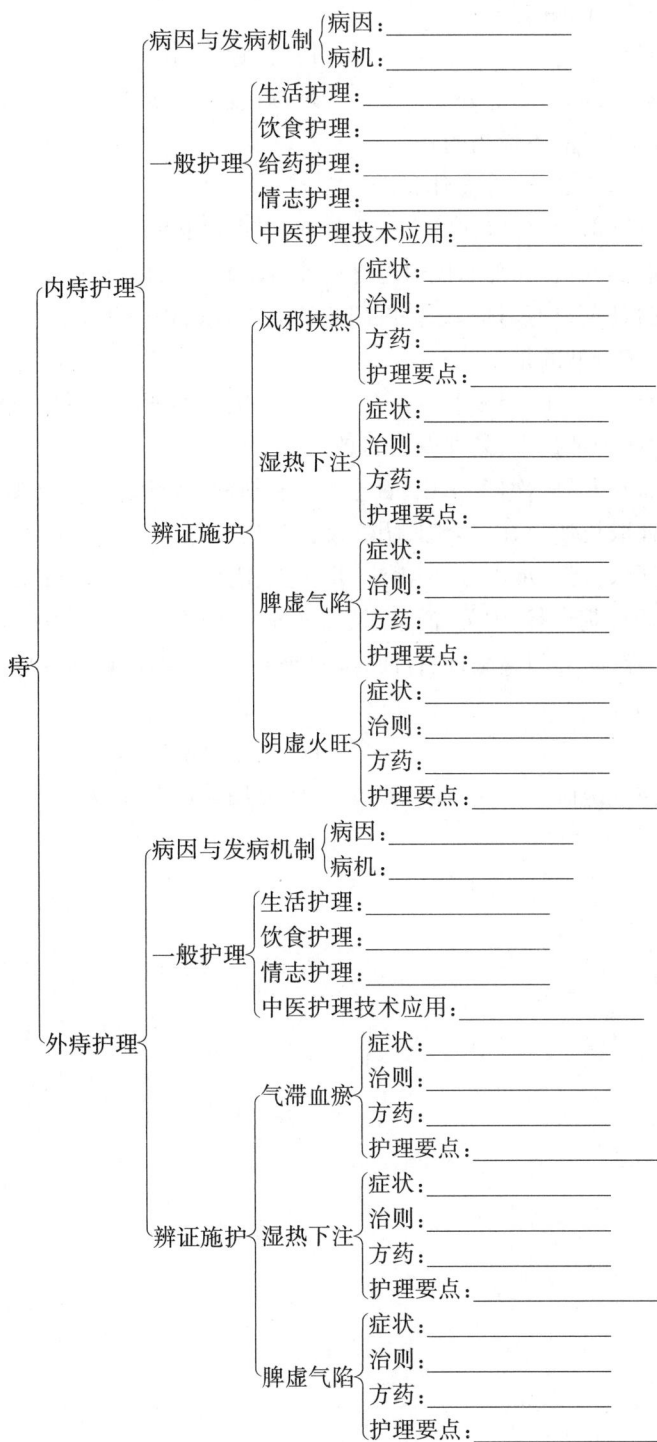

知识导图

痔
- 内痔护理
  - 病因与发病机制
    - 病因：＿＿＿＿＿＿＿＿＿＿＿
    - 病机：＿＿＿＿＿＿＿＿＿＿＿
  - 一般护理
    - 生活护理：＿＿＿＿＿＿＿＿＿
    - 饮食护理：＿＿＿＿＿＿＿＿＿
    - 给药护理：＿＿＿＿＿＿＿＿＿
    - 情志护理：＿＿＿＿＿＿＿＿＿
    - 中医护理技术应用：＿＿＿＿＿
  - 辨证施护
    - 风邪挟热
      - 症状：＿＿＿＿＿＿＿＿＿＿＿
      - 治则：＿＿＿＿＿＿＿＿＿＿＿
      - 方药：＿＿＿＿＿＿＿＿＿＿＿
      - 护理要点：＿＿＿＿＿＿＿＿＿
    - 湿热下注
      - 症状：＿＿＿＿＿＿＿＿＿＿＿
      - 治则：＿＿＿＿＿＿＿＿＿＿＿
      - 方药：＿＿＿＿＿＿＿＿＿＿＿
      - 护理要点：＿＿＿＿＿＿＿＿＿
    - 脾虚气陷
      - 症状：＿＿＿＿＿＿＿＿＿＿＿
      - 治则：＿＿＿＿＿＿＿＿＿＿＿
      - 方药：＿＿＿＿＿＿＿＿＿＿＿
      - 护理要点：＿＿＿＿＿＿＿＿＿
    - 阴虚火旺
      - 症状：＿＿＿＿＿＿＿＿＿＿＿
      - 治则：＿＿＿＿＿＿＿＿＿＿＿
      - 方药：＿＿＿＿＿＿＿＿＿＿＿
      - 护理要点：＿＿＿＿＿＿＿＿＿
- 外痔护理
  - 病因与发病机制
    - 病因：＿＿＿＿＿＿＿＿＿＿＿
    - 病机：＿＿＿＿＿＿＿＿＿＿＿
  - 一般护理
    - 生活护理：＿＿＿＿＿＿＿＿＿
    - 饮食护理：＿＿＿＿＿＿＿＿＿
    - 情志护理：＿＿＿＿＿＿＿＿＿
    - 中医护理技术应用：＿＿＿＿＿
  - 辨证施护
    - 气滞血瘀
      - 症状：＿＿＿＿＿＿＿＿＿＿＿
      - 治则：＿＿＿＿＿＿＿＿＿＿＿
      - 方药：＿＿＿＿＿＿＿＿＿＿＿
      - 护理要点：＿＿＿＿＿＿＿＿＿
    - 湿热下注
      - 症状：＿＿＿＿＿＿＿＿＿＿＿
      - 治则：＿＿＿＿＿＿＿＿＿＿＿
      - 方药：＿＿＿＿＿＿＿＿＿＿＿
      - 护理要点：＿＿＿＿＿＿＿＿＿
    - 脾虚气陷
      - 症状：＿＿＿＿＿＿＿＿＿＿＿
      - 治则：＿＿＿＿＿＿＿＿＿＿＿
      - 方药：＿＿＿＿＿＿＿＿＿＿＿
      - 护理要点：＿＿＿＿＿＿＿＿＿

对接护考

1. 关于内痔的说法,正确的是　　　　　　　　　　　　　　　　　　（　　）
   A. 发生在齿状线以上　　　　　　　　B. 自觉肛门坠胀、疼痛、有异物感
   C. 好发于截石位的 9、12 点处　　　　D. 好发于青少年

2. 关于内痔的生活护理,不恰当的是　　　　　　　　　　　　　　　　（　　）
   A. 鼓励患者平时多饮水,注意休息
   B. 起床前自行腹部逆时针按摩 10～15 分钟,以促进肠蠕动
   C. 不穿化纤制品,防止局部摩擦引起疼痛及痔核破裂出血
   D. 养成每日排便的良好习惯,保持肛门清洁卫生,以免痔核脱出

3. 不属于内痔临床分型的是　　　　　　　　　　　　　　　　　　　（　　）
   A. 风邪挟热证　　B. 湿热下注证　　C. 脾虚气陷证　　D. 气滞血瘀证

4. 关于内痔的中医护理技术,处理得当的是　　　　　　　　　　　　　（　　）
   A. 风邪挟热证取长强、次髎、承山、百会、二白、血海、膈俞、曲池、会阳等穴,用泻法
   B. 脾虚气陷证取长强、承山、会阳、阴陵泉、三阴交、商丘、血海、膈俞等穴,用泻法
   C. 湿热下注证取长强、承山穴,用泻法;足三里、阴陵泉、三阴交、血海等穴,用补法
   D. 阴虚火旺证针刺合谷、内关、涌泉、足三里等穴,灸百会、关元、中极、足三里

5. 患者肛缘肿物隆起,肛门坠胀,似有便意,神疲乏力,纳少便溏,舌淡胖,苔薄白,脉细无
   力,说法正确的是　　　　　　　　　　　　　　　　　　　　　　（　　）
   A. 是内痔　　　　　　　　　　　　　B. 气滞血瘀证
   C. 治宜健脾益气摄血　　　　　　　　D. 方用脏连丸加减

任务二十六　肩周炎

学习目标

知识目标：

1. 能说出肩周炎的基本概念、病因病机。

2. 能说出肩周炎的分期及一般护理。

3. 能说出肩周炎的辨证施护要点。

能力目标：

1. 会对肩周炎患者进行辨证护理。

2. 会对肩周炎患者进行健康宣教。

素质目标：

了解职业素养的内涵，努力提高技术技能并培育高尚的医德，树立正确的价值观。

案例

张某，女，53岁。右侧肩部疼痛，明显萎缩，平举不超过 $30°$，疼痛致夜不能寐，舌淡苔白浊，脉滑。如何进行辨证施护？

肩周炎是以肩关节疼痛和活动不便为主要症状的常见病证，又称为冻结肩或肩凝证。本病起病缓慢，病程较长，一般在1年以内，较长者可达到 $1\sim2$ 年。肩周炎的好发年龄在50岁左右，因此又称为"五十肩"，女性发病率略高于男性，多见于体力劳动者。如得不到有效的治疗，有可能严重影响肩关节的功能活动。本病一般分为三期：

1. 急性期

又称粘连前期，主要症状为肩周部疼痛，夜间加重，甚至影响睡眠，肩关节功能活动正常或轻度受限。

2. 粘连期

又称冻结期，肩痛较为减轻，但疼痛酸重不适，肩关节功能活动受限严重，各方向的活动范围明显缩小，甚至影响日常生活。

3. 恢复期

又称缓解期，疼痛改善，粘连消除，肩关节功能活动改善。

一、病因与发病机制

肩周炎的病因为慢性劳损，外伤筋骨，气血不足或感受风寒湿邪所致。肩关节周围软组织常受到来自各方向的牵拉和摩擦，容易引起慢性劳损，致使韧带、肌腱、关节囊等软组织充血水肿及渗出,增厚,久之则发生粘连,肩袖钙化,导致肩关节活动功能严重障碍。人到 50 岁左右,肝肾精气开始衰退,气血不足,血脉周流运行迟涩,不能濡养筋骨,筋脉失其所养,血虚生痛,筋脉拘急而不用。

本病的发生与风寒湿三邪的侵袭有关。其中湿邪长期滞留于关节,是导致关节运动功能障碍的主要原因,因湿性重浊黏滞,使气血运行迟涩,易使肩部诸筋粘连。在日常生活中,患者久居湿地,夜寐露肩当风,肩部受寒,以致风寒湿邪客于血脉筋肉,血受寒则凝,使筋脉失养,脉络拘急而疼痛;寒湿之邪浸淫于筋肉关节,则关节屈伸不利。

二、一般护理

1. 生活护理

保持病房整洁、安静、空气清新,温湿度适宜。注意局部保暖,防止受凉,以免加重病情,影响治疗效果。恢复期要加强功能锻炼。

2. 饮食护理

宜食用营养丰富、清淡、易消化及含钙高的食物,如牛奶、鸡蛋、黑木耳、羊肉、黑芝麻、当归等;忌生冷、肥腻之物,忌烟酒。

3. 给药护理

中药汤剂一般温服,也可根据病情需要选择中成药,如舒筋定痛片、小活络丸、骨筋丸胶囊等。

4. 情志护理

因疼痛较重,对患者的心理疏导要贯通治疗的始终,让患者安心治病,消除恐惧,告诉患者肩周炎可防可治,树立其战胜疾病的信心,并积极配合治疗。

5. 中医护理技术应用

(1) 推拿手法

以舒筋活络、活血止痛、滑利关节为治疗原则进行辨证治疗,取手三阳经、手三阴经和足太阳膀胱经,在患肩处于被动外展放松位的情况下对锁肩及上臂周围软组织进行推拿等操作,之后做肩关节摇晃、扳、抖等动作,顺序操作托肘摇肩、扛肩环转、内收扳肩、后伸摸腰等动作,要求循序渐进,先易后难,每一次被动活动以患者能够忍耐为限度,最后手法放松。推拿治疗每 2 天 1 次,治疗 4 周。

(2) 针刺疗法

常选用肩髃、肩髎、肩井、肩前、曲池、巨骨、阳陵泉等穴位,还可取阿是穴。采取强刺激手法,每天 1 次。随证取穴:肩内廉痛,加尺泽;肩前廉痛,加合谷、列缺;肩后廉痛,加后溪、小海;肩外廉痛,加外关。

(3) 艾灸拔罐法

可在局部腧穴或压痛点用艾灸法或拔火罐,10~15 分钟。艾灸可用艾炷灸或艾条灸,风寒严重者用温灸器长灸,每次 2~4 小时,则温经散寒止痛效果更佳。若瘀滞严重可刺络拔罐,采用皮肤针叩刺或三棱针点刺压痛点,使少量出血,再加拔火罐 1~2 只,留罐 10~15 分钟。

（4）针刀疗法

取结节间沟区、肩关节囊后下方、肩峰下等区域松解粘连挛缩带，并可配合手法，恢复关节活动度。

（5）熏蒸法

选用具有活血散瘀、通络止痛作用的中药（如海桐皮汤），通用熏蒸使药力渗透皮肤，直达病变之所在，能迅速有效地改善局部微循环，加速新陈代谢，起到镇痛、肩关节功能恢复正常的作用。

三、辨证施护

1. 风寒湿型

（1）证治

肩部窜痛，遇风寒痛增，得温痛缓，畏风恶寒；或肩部有沉重感，舌淡、舌苔薄白或腻，脉弦滑或弦紧。治宜祛风散寒、利湿通络，方药用蠲痹汤加减、独活寄生汤或乌头汤等。

（2）护理

①生活护理：保持病室安静、温暖，避免强光和噪声的刺激。注意局部保暖，防止受凉，以免加重病情，影响治疗效果。

②饮食护理：宜食用营养丰富、清淡、易消化及含钙高的食物，如牛奶、鸡蛋、羊肉、黑芝麻、当归等；忌生冷、肥腻之物，忌烟酒。

③用药护理：中药汤剂宜热服，也可选择风湿骨痛胶囊、附桂骨痛胶囊等中成药。

④情志护理：保持五志平和，戒忧思恼怒。

⑤中医护理技术应用：推拿法、针刺、艾灸、拔罐、熏洗等，必要时采用针刀疗法。

2. 瘀滞型

（1）证治

肩部肿痛，疼痛拒按，以夜间为甚，或按之有硬结，肩关节活动受限，动则痛甚，舌暗或有瘀斑，舌苔白或薄黄，脉弦或细涩。治宜活血祛瘀、舒筋通络，方药用舒筋活血汤加减或桃红四物汤加减等。

（2）护理

①生活护理：病房整洁、安静、空气清新，温湿度适宜，避免强光和噪声的刺激。注意局部保暖。

②饮食护理：宜食用调理气血、舒筋活络的食材，如当归、木瓜、鸡血藤、羊肉等；忌生冷、肥腻之物，忌烟酒。

③用药护理：中药汤剂宜温服，也可选择七厘胶囊或云南白药胶囊等中成药。

④情志护理：保持五志平和，戒忧思恼怒。

⑤中医护理技术应用：推拿法、针刺、艾灸、拔罐、熏洗等，必要时采用针刀疗法。

3. 气血虚型

（1）证治

肩部酸痛，劳累后疼痛加重，关节活动受限，日久可见肌肉萎缩，伴头晕目眩，气短懒言,心悸失眠,四肢乏力,舌淡,少苔或舌苔白,脉细弱或沉。治宜补气养血、通络止痛,方药用黄芪桂枝五物汤加减或当归鸡血藤汤加减。

（2）护理

①生活护理:病房整洁、安静、空气清新,温湿度适宜,避免强光和噪声的刺激。注意局部保暖。

②饮食护理:宜食用营养丰富、清淡、易消化及含钙高的食物,如牛奶、鸡蛋、黑木耳、羊肉、黑芝麻、当归等;忌生冷、肥腻之物,忌烟酒。

③用药护理:中药汤剂宜温服,也可选择归脾丸、补中益气丸、六味地黄丸等中成药内服。

④情志护理:保持五志平和,戒忧思恼怒。

⑤中医护理技术应用:推拿法、针刺、艾灸、拔罐、熏洗等。

知识导图

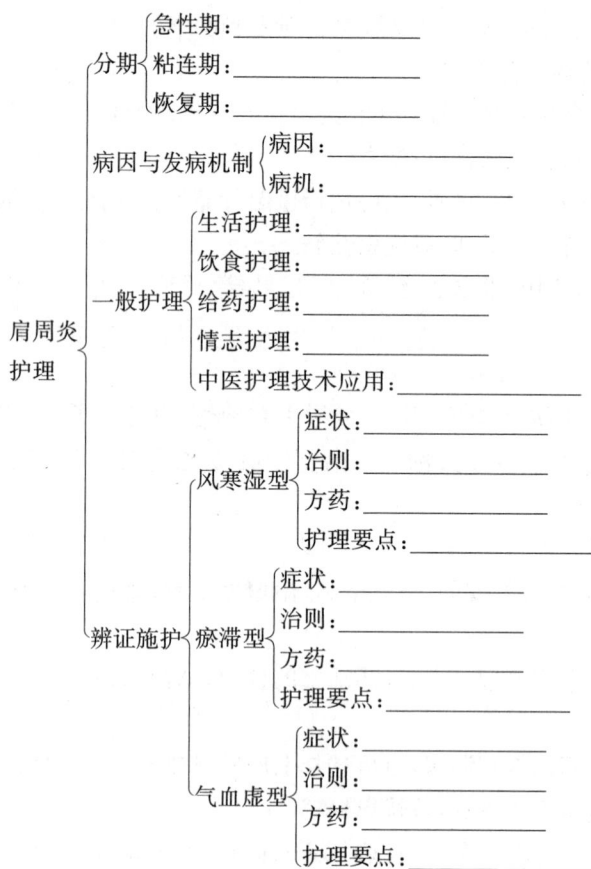

对接护考

1. 关于肩周炎的说法,错误的是 （   ）

   A. 肩周炎是以肩关节疼痛和活动不便为主要症状的常见病证

   B. 起病缓慢,病程较长,一般在 1 年以内

   C. 肩周炎的好发年龄在 50 岁左右,因此又称为"五十肩"

   D. 本病早期肩关节功能活动受限严重,各方向的活动范围明显缩小

2. 关于肩周炎的分期,正确的是 （   ）

   A. 急性期,又称粘连前期,主要症状为肩周部疼痛

   B. 粘连期,又称冻结前期,肩痛较为减轻,但疼痛酸重不适

   C. 冻结前期,肩关节功能活动受限严重

   D. 恢复期,又称粘连期,疼痛改善,粘连消除,肩关节功能活动改善

3. 关于肩周炎的护理,不恰当的是 （   ）

   A. 注意局部保暖,防止受凉

   B. 恢复期要加强功能锻炼

   C. 粘连期应加强营养,以肥甘厚腻之品为主

   D. 因疼痛较重,要对患者进行心理疏导

4. 关于肩周炎的中医护理技术,不恰当的是 （   ）

   A. 推拿手法要循序渐进,先易后难,每一次被动活动均要达到关节活动度的极限

   B. 针刺疗法常选用肩髃、肩髎、肩井等位,采取强刺激手法

   C. 针刀疗法取结节间沟区、肩关节囊后下方、肩峰下等区域,松解粘连挛缩带

   D. 可在局部腧穴或压痛点用艾灸法或拔火罐,10～15 分钟

5. 肩部肿痛,疼痛拒按,以夜间为甚,或按之有硬结,肩关节活动受限,动则痛甚,舌暗或有瘀斑,舌苔白或薄黄,脉弦或细涩,证属 （   ）

   A. 风热型 　　　　B. 瘀滞型 　　　　C. 风寒湿型 　　　　D. 气血虚型

任务二十七　月经不调

学习目标

知识目标：

1. 能说出月经不调的病因病机。

2. 能说出月经不调的一般护理。

3. 能说出月经不调的主要证候及其辨证施护要点。

能力目标：

1. 会对月经不调患者进行辨证施护。

2. 会对月经不调患者进行健康宣教。

素质目标：

了解职业素养的内涵，努力提高技术技能并培育高尚的医德，树立正确的价值观。

案例

李某，女，21岁。月经先后不定期，量少色暗有块，小腹胀满，胸胁乳房胀痛，嗳气食少，烦躁易怒，舌红苔薄白，脉弦细。如何进行辨证施护？

月经不调是妇科常见病之一，凡月经周期、经期或经量异常者均可称为月经不调，包括月经先期、后期、无定期和月经量多、量少及经间期出血。现代医学中的功能性子宫出血、盆腔炎、子宫肌瘤、子宫内膜异位症、子宫内膜结核等疾病引起的月经紊乱均可参考本病辨证施护。

一、病因与发病机制

本证发生的主要病因为外感六淫、内伤七情、房劳多产、饮食不节、体质因素等导致脏腑功能失调、气血不和、冲任二脉损伤。

二、一般护理

1. 注意患者的情绪变化，做好心理疏导，调畅其情志，让患者保持心情舒畅。

2. 宜食热粥等易消化食物，忌生冷、肥甘厚腻、辛辣香燥之品。

3. 住所应安静、整洁、空气流通、阳光充足。

4. 观察月经的周期、量、色、质及全身一般状况、舌脉等变化并详细记录。

5. 经期要注意休息，劳逸结合，避免过劳，减少剧烈活动。

6. 保持外阴部清洁，经期禁止游泳、盆浴、房事。

三、辨证施护

1. 肾虚

（1）证治

经来或先或后,量少色淡,伴头晕耳鸣,腰膝酸软,足后跟痛,夜尿多,脉沉细无力。治宜温里散寒、化瘀止痛,方用归肾丸加减。

（2）护理

①生活护理:保持室内温暖,慎避风寒,经期要注意休息,避免负重。

②饮食护理:选用肉桂粥,先将肉桂 15 g 加水煮 10 分钟待用,将粳米 50 g,红枣 10 余枚劈开置入锅内煮粥,待粥快熟时加入红糖适量,再加入煮好待用的肉桂汁稍煮即可服用。

③情志护理:进行心理疏导,调畅情志。

④药物疗法:归肾丸加当归、白芍、大枣,水煎服。

⑤中医护理技术的应用:针刺三阴交、合谷、血海、气海等穴,用补法。灸关元穴。

2. 脾虚

（1）证治

经行后期量少,色淡质稀,伴全身倦怠乏力,腹满纳呆,手足麻木,脉沉细无力。治宜健脾开胃、补血调经,方用归脾丸加减。

（2）护理

①生活护理:保持室内温暖,经期要注意休息,避免劳累。

②饮食护理:选用当归粥,先将当归 15 g 加水煮半小时待用,将粳米 50 g 煮粥,待粥快熟时加入红枣、红糖适量,再加入待用的当归汁稍煮即可服用。

③情志护理:疏导患者,调畅情志。

④中医护理技术的应用:针刺三阴交、足三里、归来、天枢、血海、气海等穴,用补法。

3. 肝郁

（1）证治

月经延后,或先后不定期,量少色暗有块,伴小腹胀满,胸胁乳房胀痛,嗳气食少,烦躁易怒,脉弦细。治宜柔肝解郁、化瘀调经,方用逍遥散加减。

（2）护理

①生活护理:保持室内温暖、温馨,经期要注意休息,避免劳累。

②饮食护理:选用佛手粥,先将大米 50 g 和佛手 20 g 放入开水锅内煮粥,待粥快熟时放入蜂蜜、陈皮,稍煮即可服用。

③情志护理:疏导患者,调畅情志,保持心情愉悦。

④中医护理技术的应用:针刺太冲、归来、血海、气海等穴,用泻法。

4. 血热

（1）证治

月经提前而至,量多,色深红或紫红,质黏而稠,伴心烦,口干,面红,尿黄,便干,舌红苔黄,脉滑数。治宜清热凉血、收敛止血,方用保阴煎加减。

（2）护理

①生活护理：室内宜偏凉。

②饮食护理，选用小米粥，将小米 50 g 加水煮熟，加冰糖少许服用。

③情志护理：疏导患者，调畅情志。

④药物疗法：保阴煎加减，阴虚血热先期可予两地汤加减。

⑤中医护理技术的应用：针刺三阴交、合谷、气海等穴，用泻法。

5. 气虚

（1）证治

经行提前，量多色淡，质清稀，伴神疲乏力，心悸气短，食少，大便稀软，舌淡，苔薄，脉沉细无力。治宜健脾益气、固冲调经，方用举元煎加减。

（2）护理

①生活护理：保持室内温暖，经期要注意休息，避免劳累。

②饮食护理：选用莲子粥，先将大米 50 g 和莲子 20 g 放入开水锅内煮粥，待粥快熟时加入红枣 10 g，稍煮即可服用。

③情志护理：疏导患者，调畅情志。

④中医护理技术的应用：针刺三阴交、足三里、内关、气海等穴，用补法。

6. 血寒

（1）证治

经期延后，色暗量少，伴小腹冷痛，得热痛减，面色苍白，脉沉迟。治宜温里散寒、化瘀止痛，方用温经汤加减。

（2）护理

①生活护理：保持室内温暖，注意保暖，慎避风寒。

②饮食护理：选用艾叶粥，先将艾叶 30 g 水煎去渣待用，将粳米 50 g 放入开水锅内煮粥，待粥快熟时加入红糖适量，再加入待用的艾叶汁稍煮即可服用。

③情志护理：疏导患者，调畅情志。

④中医护理技术的应用：针刺三阴交、关元、气海等穴，用泻法。灸关元、足三里穴。

7. 血瘀

（1）证治

经来量多，或多时不净，色紫暗，有血块或伴小腹疼痛拒按，舌质紫暗或有瘀点，脉细涩。治宜活血理气、化瘀调经，方用失笑散加减。

（2）护理

①生活护理：室内温暖，慎避风寒。

②饮食护理：选用益母草粥，先将益母草 15 g 加水煮，去渣，再将粳米 50 g 放入开水锅内煮粥，待粥快熟时加入红糖适量，再加入益母草汁稍煮即可服用。

③情志护理：心理疏导，调畅情志。

④药物疗法：失笑散加当归、川芎、益母草、香附、延胡索、没药、茜草。

　　⑤中医护理技术的应用：针刺三阴交、间使、血海、气海等穴，平补平泻。灸关元、足三里穴。

知识导图

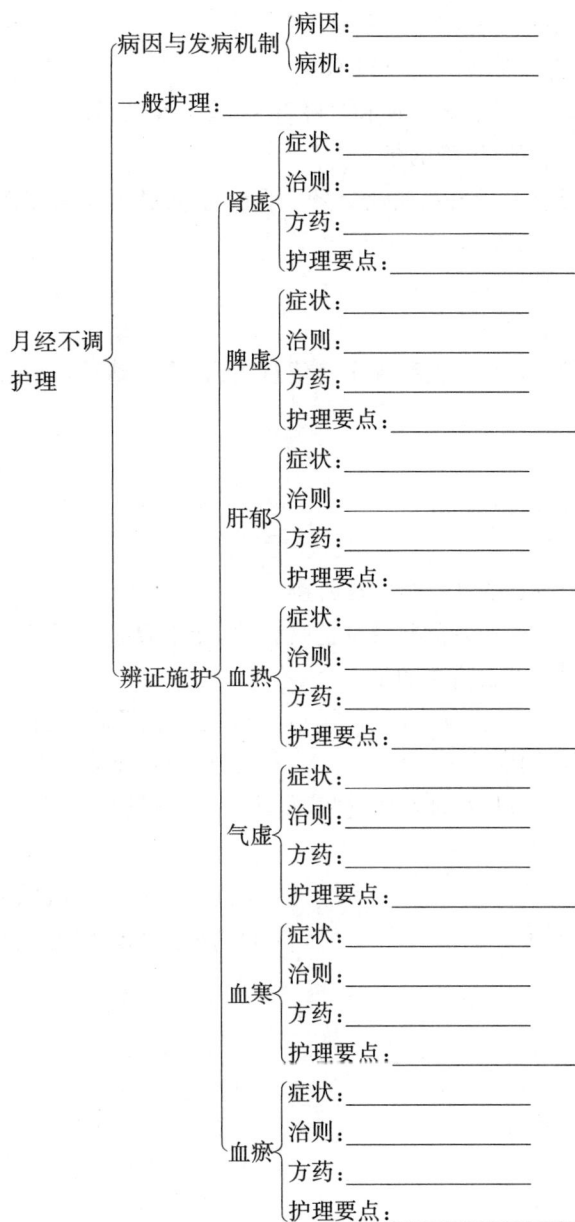

对接护考

1. 关于月经不调的说法,错误的是 （ ）
   A. 是妇科常见病之一
   B. 月经周期经期异常者属月经不调
   C. 月经周期经量异常者不属月经不调
   D. 包括月经先期、后期、无定期和月经量多、量少及经间期出血

2. 关于月经不调的护理,正确的是 （ ）
   A. 观察月经的周期、量、色、质及全身一般状况、舌脉等变化并详细记录
   B. 宜食辛辣香燥之品
   C. 经期要进行剧烈活动
   D. 经期可游泳、盆浴、房事

3. 患者经行后期量少,色淡质稀,伴全身倦怠乏力,腹满纳呆,手足麻木,脉沉细无力,说法正确的是 （ ）
   A. 证属肾虚
   B. 治宜健脾开胃、补血调经
   C. 方用右归丸加减
   D. 取三阴交、合谷、气海等穴,泻法针刺

4. 患者月经延后,或先后不定期,量少色暗有块,伴小腹胀满,胸胁乳房胀痛,嗳气食少,烦躁易怒,脉弦细,说法错误的是 （ ）
   A. 证属肝郁
   B. 治宜柔肝解郁、化瘀调经
   C. 饮食护理可选用佛手粥
   D. 方用归脾丸加减

5. 患者经期延后,色暗量少,伴小腹冷痛,得热痛减,面色苍白,脉沉迟,说法错误的是 （ ）
   A. 证属血寒
   B. 治宜活血理气、化瘀调经
   C. 方用温经汤加减
   D. 注意保暖,慎避风寒

任务二十八　痛　经

学习目标

知识目标：
1. 能说出痛经的病因病机。
2. 能说出痛经的一般护理。
3. 能说出痛经的主要证候及其辨证施护要点。

能力目标：
1. 会对痛经患者进行辨证施护。
2. 会对痛经患者进行健康宣教。

素质目标：
了解职业素养的内涵，努力提高技术技能并培育高尚的医德，树立正确的价值观。

案例

李某，女，19岁。经期小腹冷痛，得热则舒，经量少，色紫暗有块，小便清长，舌红苔白，脉细。如何进行辨证施护？

痛经，又称经行腹痛，是指外感六淫，内伤情志，或素体禀赋不足等导致经期或经行前后出现下腹部疼痛、坠胀，伴有腰酸或其他不适，甚则晕厥，是妇科常见病证，以初潮后2～3年的青年妇女为多见。月经将至或经行初期，有轻微的小腹胀痛或腰部酸痛，但不影响工作或生活，月经过后自然消失者，一般不需处理。子宫内膜异位症以继发性痛经和进行性加重为特点，可参考本节辨证施护。

一、病因与发病机制

痛经的病因有情志所伤、起居不慎或外感六淫等，并与体质及经期、经期前后的特殊生理有关。

发病机制主要是在经期受到致病因素的影响，导致冲任瘀阻或寒凝经脉，使气血运行不畅，胞宫胞脉阻滞，以致不通则痛；或冲任、胞宫失于濡养，不荣则痛。其病位在冲任、胞宫，变化在气血，表现为痛证。

二、一般护理

1. 向患者宣讲月经生理卫生有关知识，使患者了解痛经可能出现的各种反应，避免由于知识缺乏导致不必要的恐慌，做好心理疏导。

2. 保持阴部清洁,预防感染。勤换内裤、卫生巾,经期忌盆浴、房事和游泳。

3. 注意劳逸结合,保证充足睡眠,月经来潮前 3~5 天不宜参加重体力劳动和剧烈运动。

4. 饮食规律营养,经期忌食辛辣香燥及寒凉生冷等刺激性食物。

5. 注意精神调养,保持心情舒畅,消除急躁易怒及经前畏惧感。

6. 起居有常,经前经期注意保暖,防御外邪。经期避免涉水、淋雨等,忌坐卧潮湿之地。

三、辨证施护

1. 气血瘀滞

(1) 证治

经前或经期小腹胀痛拒按,或伴乳房胀痛,经行量少不畅,色紫黑有块,快下痛减,舌质紫暗或有瘀点,脉沉弦或涩。治宜疏肝理气、化瘀止痛,方用失笑散加减。

(2) 护理

①生活护理:保持室内温暖,经期要注意休息、保暖,注意外阴部清洁。

②饮食护理:可选用红花砂仁粥,将红花 15 g、砂仁 10 g 加水煮 15 分钟,再加入粳米 50 g 水煮,待粥快熟时加入红糖适量,再煮 5 分钟即可服用。

③情志护理:疏导患者,调畅情志,保持乐观、开朗情绪。

④药物疗法:失笑散加当归、川芎、延胡索。

⑤中医护理技术的应用:针刺中极、次髎、地机、三阴交等穴,用泻法。灸气海穴。

2. 寒邪凝滞

(1) 证治

经行小腹冷痛,得热则舒,经量少,色紫暗有块,伴形寒肢冷,小便清长,苔白,脉细或沉紧。治宜温里散寒、活血止痛,方用温经汤加减。

(2) 护理

①生活护理:注意室内温暖,慎避风寒,经期要注意休息。

②饮食护理:可选用肉桂粥,将肉桂 15 g 加水煮 10 分钟,另用粳米 50 g 煮粥,待粥快熟时加入红枣、红糖适量,再加入肉桂汁稍煮即可服用。

③情志护理:疏导患者,调畅情志。

④中医护理技术的应用:针刺中极、地机、血海、气海等穴,用泻法。隔姜灸气海、关元穴。

3. 湿热蕴结

(1) 证治

经前或经期小腹疼痛,或痛及腰骶,或感腹内灼热。经行量多质稠,色鲜或紫,有小血块,时伴乳胁胀痛,大便干结,小便短赤,平素带下黄稠,舌质红,苔黄腻,脉弦数。治宜清热利湿、化瘀止痛,方用龙胆泻肝汤加减。

(2) 护理

①生活护理:室内宜偏凉,保持外阴部清洁。

②饮食护理:选用栀子粥,先将栀子 15 g 加水煮半小时,另用粳米 50 g 煮粥,待粥快熟时加入适当白糖,再加入栀子稍煮即可服用。

③情志护理:疏导患者,调畅情志,保持乐观、开朗情绪。

④中医护理技术的应用:针刺三阴交、血海、气海等穴,用泻法。

4. 气血亏虚

(1)证治

行经期或经期后小腹隐痛喜按,经行量少质稀,形寒肢疲,头晕眼花,心悸气短,舌质淡,苔薄,脉细弦。治宜补气养血、活血止痛,方用八珍汤加减。

(2)护理

①生活护理:保持室内温暖,经期注意休息,避免劳累。

②饮食护理:选用当归莲子粥,先将当归 15 g、莲子 20 g 加水煮半小时,另用粳米 50 g 煮粥,待粥快熟时加入红枣、红糖适量,再加入当归莲子汁稍煮即可服用。

③情志调护:疏导患者,调畅情志,消除忧思。

④中医护理技术的应用:针刺三阴交、肾俞、命门、气海等穴,用补法。灸气海、关元穴。

5. 肝肾亏损

(1)证治

经期或经后小腹绵绵作痛,经行量少,色红无块,腰膝酸软,头晕耳鸣,舌淡红,苔薄,脉细弦。治宜补肾益肝、行血止痛,方用定经汤加减。

(2)护理

①生活护理:保持室内温暖,经期要注意休息、保暖,避免劳累,减少活动,保持外阴部清洁。

②饮食护理:选用菟丝子粥,先将菟丝子 15 g 加水煮半小时,另用粳米 50 g 煮粥,待粥快熟时加入红糖、龙眼肉适量,再加菟丝子汁稍煮即可服用。

③情志护理:疏导患者,调畅情志,保持乐观、开朗的情绪,消除忧思。

④中医护理技术的应用:针刺三阴交、肾俞、命门、气海等穴,用补法。灸气海、关元穴。

知识导图

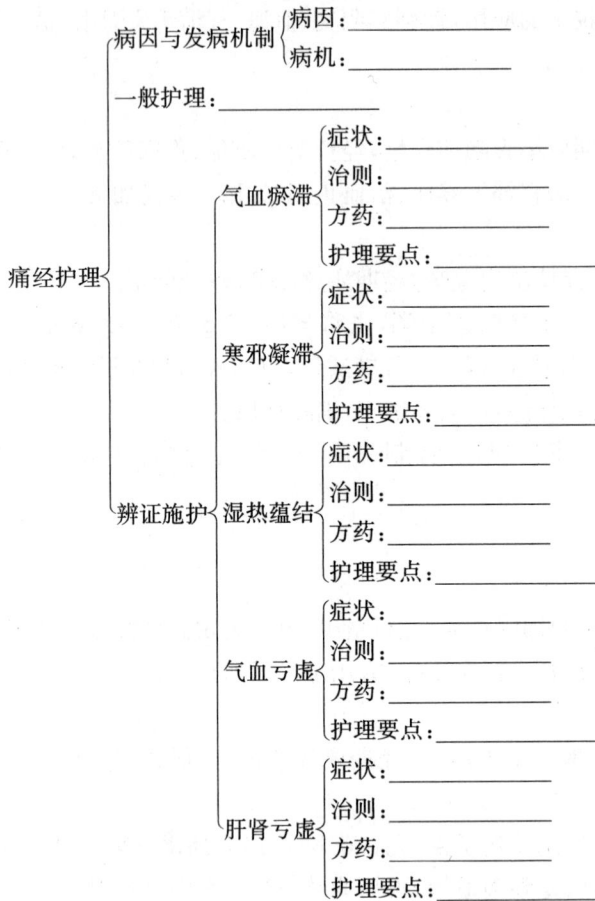

病因与发病机制 —— 病因：＿＿＿＿＿＿＿
　　　　　　　 病机：＿＿＿＿＿＿＿

一般护理：＿＿＿＿＿＿＿

痛经护理

辨证施护

气血瘀滞 —— 症状：＿＿＿＿＿＿＿
　　　　　　治则：＿＿＿＿＿＿＿
　　　　　　方药：＿＿＿＿＿＿＿
　　　　　　护理要点：＿＿＿＿＿＿＿

寒邪凝滞 —— 症状：＿＿＿＿＿＿＿
　　　　　　治则：＿＿＿＿＿＿＿
　　　　　　方药：＿＿＿＿＿＿＿
　　　　　　护理要点：＿＿＿＿＿＿＿

湿热蕴结 —— 症状：＿＿＿＿＿＿＿
　　　　　　治则：＿＿＿＿＿＿＿
　　　　　　方药：＿＿＿＿＿＿＿
　　　　　　护理要点：＿＿＿＿＿＿＿

气血亏虚 —— 症状：＿＿＿＿＿＿＿
　　　　　　治则：＿＿＿＿＿＿＿
　　　　　　方药：＿＿＿＿＿＿＿
　　　　　　护理要点：＿＿＿＿＿＿＿

肝肾亏虚 —— 症状：＿＿＿＿＿＿＿
　　　　　　治则：＿＿＿＿＿＿＿
　　　　　　方药：＿＿＿＿＿＿＿
　　　　　　护理要点：＿＿＿＿＿＿＿

对接护考

1. 关于痛经的说法，错误的是　　　　　　　　　　　　　　　　　　（　　）

    A. 又称经行腹痛

    B. 是妇科常见病证

    C. 以中年妇女为多见

    D. 经期或经行前后出现下腹部疼痛、坠胀

2. 关于痛经的病因病机，说法错误的是　　　　　　　　　　　　　　（　　）

    A. 病因有情志所伤、起居不慎或外感六淫等

    B. 与体质及经期、经期前后的特殊生理有关

    C. 痛经发病有虚有实，虚者多责之于肾之虚，实者多责之于寒、热、湿之侵

    D. 痛经实多虚少，一般本实标虚

3. 关于痛经的一般护理,正确的是 　　　　　　　　　　　　　　　(　)

    A. 月经来潮前 3 天应进行剧烈运动

    B. 经期忌食辛辣香燥及寒凉生冷等刺激性食物

    C. 保持心情舒畅,消除急躁易怒及经前畏惧感

    D. 保持阴部清洁,预防感染

4. 关于气血瘀滞型痛经的辨证施护,正确的是 　　　　　　　　　　(　)

    A. 治宜补肾益肝、行血止痛

    B. 方用失笑散加减

    C. 饮食护理可选用菟丝子粥

    D. 中医护理技术可取三阴交、肾俞、命门、气海等穴,补法针刺。灸气海、关元。

5. 行经期或经期后小腹隐痛喜按,经行量少质稀,形寒肢疲,头晕眼花,心悸气短,舌质淡,苔薄,脉细弦,证属 　　　　　　　　　　　　　　　　　　　　　(　)

    A. 气血亏虚　　　　B. 气血瘀滞　　　　C. 寒邪凝滞　　　　D. 湿热蕴结

任务二十九　妊娠恶阻

学习目标

知识目标：

1. 能说出妊娠恶阻的病因病机。

2. 能说出妊娠恶阻的一般护理。

3. 能说出妊娠恶阻的主要证候及其辨证施护要点。

能力目标：

1. 会对妊娠恶阻患者进行辨证施护。

2. 会对妊娠恶阻患者进行健康宣教。

素质目标：

了解职业素养的内涵，努力提高技术技能并培育高尚的医德，树立正确的价值观。

案例

李某，女，31岁。妊娠2个月，呕吐酸水，恶闻油腥，胸满痛，心烦口苦，嗳气叹息，舌淡红，苔微黄，脉滑。如何进行辨证施护？

妊娠恶阻是指妊娠早期出现呕吐厌食、头晕倦息，甚至食入即吐出，又称为子病，一般发生于妊娠早期的3个月内。若仅见恶心吐涎、择食嗜酸，属早孕反应，不属病态，一般3个月后逐渐消失。

一、病因与发病机制

本病的病因主要是胃虚、肝热、痰滞，主要病机是冲气上逆、胃失和降，其发生与孕早期生理上的特殊改变及体质因素相互作用有关。

二、一般护理

1. 注意患者的情绪变化，了解患者的心理状态，热情关注患者，态度和蔼，疏导患者，调畅情志，消除紧张情绪。

2. 正确指导饮食，为患者制定菜谱，应适当增加营养，如牛奶、鸡、红枣、桂圆等。可选用姜汁米汤，取生姜汁5～7滴，入米汤内，少量频服。

3. 室内应安静、整洁、空气流通、阳光充足。

4. 观察面色、体温、脉象、血压等变化并详细记录，为治疗提供依据。

5. 注意休息,避免劳累,减少活动。

三、辨证施护

1. 肝胃不和

(1)证治

妊娠初期呕吐酸水或苦水,恶闻油腻,胸满胁痛,心烦口苦,嗳气叹息,头胀而晕,舌淡红,苔微黄,脉滑。治宜清肝和胃、降逆止呕,方用橘皮竹茹汤加减。

(2)护理

①生活护理:保持室内温暖,慎避风寒,避免劳累,减少活动。

②饮食护理:可选用姜汁米汤或砂仁藕粉,取生姜汁5~7滴,入米汤内饮服;或用砂仁1.5 g,木香1 g,共研面,和藕粉、白糖一起冲服。

③情志护理:疏导患者,调畅情志,保持乐观、开朗的情绪。

④中医护理技术的应用:针刺内关、天柱、足三里等穴,用泻法。将刀豆壳烧灰研为细末,将姜汁加入刀豆壳灰中调和,掺入米醋制成膏贴于患者脐孔上,盖以纱布,用胶布固定。

2. 脾胃虚弱

(1)证治

妊娠初起,呕吐不食,或吐清水,头晕体倦,脘痞腹胀,舌淡,苔白,脉缓滑。治宜健脾和胃、降逆止呕,方用香砂六君子汤加减。

(2)护理

①生活护理:保持室内温暖,避免劳累,减少活动。

②饮食护理:饮食宜清淡、易消化而富于营养,据孕妇喜好而进食健脾和胃之品,如山药、莲子、南瓜、大枣、薏苡仁等。忌食生冷瓜果及寒性食物,以免进一步损伤脾胃。切不可因恶心呕吐而停止进食。

③药物疗法:中药汤液宜浓煎,少量频服,药液宜温热。服药前用鲜生姜片擦舌或姜汁滴舌,也可将姜汁滴入汤药中服用,以温中降逆止呕。可用苏梗、生姜、大枣、陈皮共煎取汁,代茶服饮。

④中医护理技术的应用:针刺内关、合谷、三阴交等穴,用补法。取鲜生姜汁1小杯、米醋适量,将姜汁与米醋适量制成膏贴于患者脐孔上,盖以纱布,用胶布固定。

⑤健康教育:向患者讲解孕后的生理变化,使之理解妊娠早期偶有呕吐为正常现象,从而减少焦虑,保持心情舒畅,消除忧虑、郁怒、焦虑等不良情绪。孕期适当做活动,如做保健操、散步等。

3. 气阴两虚

(1)证治

恶心呕吐日久,精神萎靡,形体消瘦,眼眶下陷,发热口渴,尿少便结,唇舌干燥,呕吐带血水样物,舌红,苔薄黄或光剥,脉细数无力。治宜益气养阴、和胃止呕,方用生脉散合增液汤。

（2）护理

①生活护理：保持室内温暖，避免劳累，减少活动。

②饮食护理：饮食宜清淡、易消化而富于营养，据孕妇喜好而进食益气养阴之品，如鸡蛋、香菇、扁豆、鸡肉、西洋参等。忌食生冷瓜果及寒性食物，切不可因恶心呕吐而停止进食。

③药物疗法：中药汤液宜少量频服，药液宜温服。可用西洋参切薄片，泡开水，代茶饮。亦可取鲜老藕、粳米、红糖或蜂蜜适量，藕去节，洗净，切薄片，与粳米、红糖或蜂蜜同煮，忌用铁锅煮，早晚服用。

④健康教育：保持心情舒畅，消除忧虑、郁怒、焦虑等不良情绪。孕期适当做活动，如做保健操、散步等。

知识导图

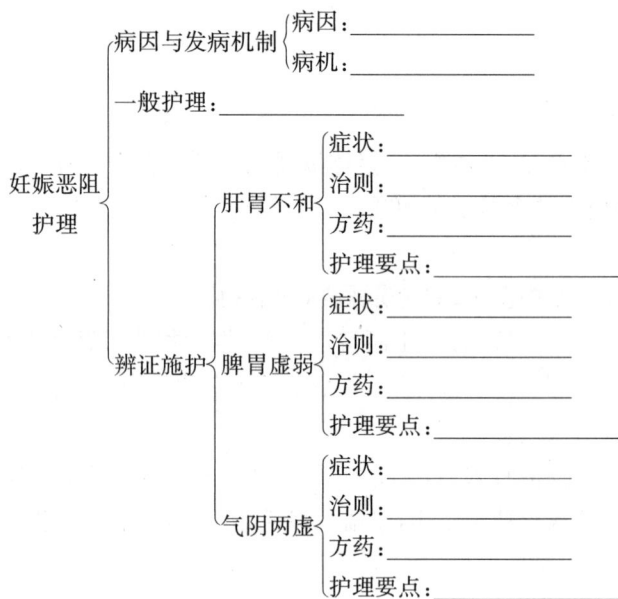

对接护考

1. 关于妊娠恶阻的说法，正确的是 （　　）

    A. 指妊娠中期出现呕吐厌食、头晕倦息，甚至食入即吐出

    B. 一般发生于妊娠早期的 3 个月内

    C. 若仅见恶心吐涎、择食嗜酸，属病态妊娠恶阻

    D. 早孕反应不属病态，一般不会消失

2. 关于妊娠恶阻的一般护理,错误的是　　　　　　　　　　　　　　（　　）

    A. 为其制定利于本病的菜谱,应适当增加营养

    B. 室内应安静、整洁、空气流通、阳光充足

    C. 观察面色、体温、脉象、血压等变化并详细记录

    D. 要增加活动强度

3. 妊娠恶阻的证型不包括　　　　　　　　　　　　　　　　　　　（　　）

    A. 气阴两虚　　　　　B. 肝胃不和　　　　　C. 风寒犯肺　　　　　D. 脾胃虚弱

4. 妊娠初期呕吐酸水或苦水,恶闻油腥,胸满胁痛,心烦口苦,嗳气叹息,头胀而晕,舌淡红,苔微黄,脉滑,证属　　　　　　　　　　　　　　　　　　　　　（　　）

    A. 气阴两虚　　　　　B. 肝胃不和　　　　　C. 风寒犯肺　　　　　D. 脾胃虚弱

5. 患者妊娠初起,呕吐不食,或吐清水,头晕体倦,脘痞腹胀,舌淡,苔白,脉缓滑,辨证施护不恰当的是　　　　　　　　　　　　　　　　　　　　　　　　　（　　）

    A. 治宜益气养阴、和胃止呕

    B. 方用香砂六君子汤加减

    C. 饮食宜清淡、易消化而富于营养

    D. 中医护理技术可取内关、合谷、三阴交等穴,补法针刺

任务三十　水　痘

学习目标

知识目标：

1. 能说出水痘的病因病机。

2. 能说出水痘的一般护理。

3. 能说出水痘的主要证候及其辨证施护要点。

能力目标：

1. 会对水痘患儿进行辨证施护。

2. 会对水痘患儿及家属进行健康宣教。

素质目标：

了解职业素养的内涵，努力提高技术技能并培育高尚的医德，树立正确的价值观。

案例

乐某某，男，1岁零3月。头面出现水痘，皮肤发痒，夜烦惊惕，咳嗽，两目生眵，大便溏薄，小便短黄，舌尖赤，脉浮数。如何进行辨证施护？

水痘又名水疱、水花，是由外感时邪所致的急性疱疹性传染病。以发热及皮肤和黏膜成批出现周身性红色斑丘疹、疱疹、结痂为特征，其形椭圆如豆，浆液澄清，颜色透明，皮疹呈向心性分布，主要发生在胸、腹、背，四肢很少。

本病一年四季都有发生，但多见于冬春两季。任何年龄都可发病，而以1～4岁小儿为多见。本病传染性强，容易造成流行。预后一般良好，愈后皮肤不留瘢痕，患病后可获终身免疫。若是接受肾上腺皮质激素或免疫抑制剂治疗的患者罹患本病，症状严重，甚至可危及生命。

一、病因与发病机制

水痘病因为外感时行邪毒，上犯于肺、下郁于脾而发病，其病在肺脾两经。

时行邪毒由口鼻而入，蕴郁于肺，故见发热、流涕、咳嗽等肺卫症状。病邪郁于肺脾，肺主皮毛，脾主肌肉，时邪与内湿相搏，外透于肌表，则发为水痘。若毒邪尚轻，病在卫表者，则疱疹稀疏，点粒分明，全身症状轻浅；少数患儿素体虚弱，感邪较重，邪毒炽盛，内犯气营，可见疱疹稠密，色呈紫红，多伴有壮热口渴。甚者毒热化火，内陷心肝，出现神昏、抽搐。如有邪毒内犯，闭阻于肺，宣肃失司，可见咳嗽、气喘、鼻翼扇动等重症。

二、一般护理

1. 注意避风,衣被宜柔软舒适,以防复感外邪。
2. 皮肤清洁,剪短指甲,防抓破皮疹。
3. 注意口腔、眼、鼻腔黏膜和外阴部的清洁卫生,加强护理。
4. 高热期应注意卧床休息,鼓励患儿多饮水,促进邪毒外泄。
5. 病情观察,做好护理记录。观察水痘透发的疏密、部位、形态、色泽等变化。出现痘大而密、痘色紫暗、痘浆浑浊时,报告医师,配合处理。

三、辨证施护

1. 邪伤肺卫

(1) 证治

发热轻微,或无发热,鼻塞流涕,伴有喷嚏及咳嗽,1～2 日皮肤出疹,疹色红润,疱浆清亮,根盘红晕不明显,点粒稀疏,此起彼伏,以躯干为多,舌苔薄白,脉浮数。治宜疏风清热、利湿解毒,方用银翘散加减。

(2) 护理

①生活护理:注意避风,衣被宜柔软舒适,减少活动。

②饮食护理:疹期饮食宜清淡,以富营养、易消化流质或半流质饮食为主。恢复期应给予营养丰富的饮食,注意补充水分。忌辛辣荤腥发物。

③情志护理:患儿因瘙痒严重而哭闹时,应转移患儿注意力,避免情绪激动。

④给药护理:中药汤剂宜温服。

⑤中医护理技术的应用:肤痒者,可在疱疹未破溃处遵医嘱涂擦 5% 碳酸氢钠溶液,疱疹破溃处宜保持干燥。

2. 毒炽气营

(1) 证治

壮热不退,烦躁不安,口渴欲饮,面红目赤,水痘分布较密,根盘红晕显著,疹色紫暗,疱浆混浊,大便干结,小便黄赤,舌红或舌绛,苔黄糙而干,脉洪数。治宜清热凉营、解毒渗湿,方用清胃解毒汤加减。

(2) 护理

①生活护理:注意避风,衣被宜柔软舒适,减少活动。

②饮食护理:疹期饮食宜清淡,以富营养、易消化流质或半流质饮食为主。恢复期应给予营养丰富的饮食,注意补充水分。忌辛辣荤腥发物。

③情志护理:患儿哭闹时,应转移患儿注意力,避免情绪激动。

④给药护理:中药汤剂宜偏凉服。遵医嘱给予中药煎水代茶饮。大便秘结者,可给予蜂蜜、香蕉、果仁等润肠通腑之品。

⑤中医护理技术的应用:肤痒者,可在疱疹未破溃处遵医嘱涂擦 5% 碳酸氢钠溶液,疱疹破溃处宜保持干燥。

知识导图

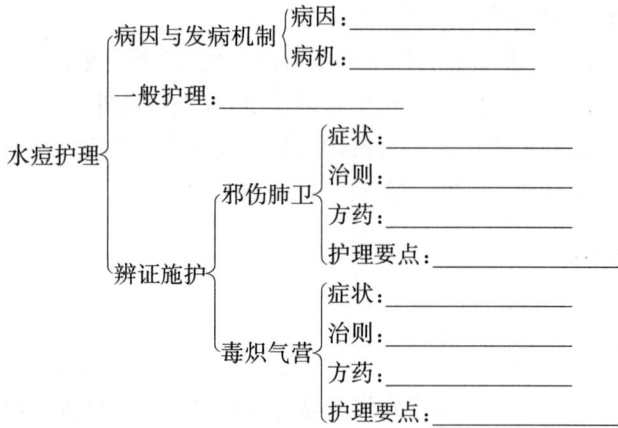

病因与发病机制 { 病因：＿＿＿＿＿＿＿＿
病机：＿＿＿＿＿＿＿＿

一般护理：＿＿＿＿＿＿＿＿

水痘护理 {
辨证施护 {

邪伤肺卫 { 症状：＿＿＿＿＿＿＿＿
治则：＿＿＿＿＿＿＿＿
方药：＿＿＿＿＿＿＿＿
护理要点：＿＿＿＿＿＿＿＿

毒炽气营 { 症状：＿＿＿＿＿＿＿＿
治则：＿＿＿＿＿＿＿＿
方药：＿＿＿＿＿＿＿＿
护理要点：＿＿＿＿＿＿＿＿

对接护考

1. 关于水痘的说法，正确的是 （ ）
   A. 又名水疱、水花，是由外感时邪所致的急性疱疹性传染病
   B. 以发热及皮肤和黏膜成批出现周身性白色斑丘疹、疱疹、痂疹为特征
   C. 皮疹主要分布在四肢
   D. 本病一年四季都有发生，但多见于夏秋两季

2. 关于水痘的病因病机，错误的是 （ ）
   A. 病因为外感时行邪毒，上犯于肺、下郁于脾而发病，其病在肺脾两经
   B. 时行邪毒由口鼻而入，蕴郁于肺，故见发热、流涕、咳嗽等肺卫症状
   C. 若毒邪尚轻，病在卫表者，则疱疹稀疏，点粒分明，全身症状轻浅
   D. 预后一般良好，愈后皮肤会留瘢痕，患病后不会获得免疫

3. 关于水痘的一般护理，不恰当的是 （ ）
   A. 皮肤清洁，剪短指甲，防抓破皮疹
   B. 注意避风，衣被宜柔软舒适，以防复感外邪
   C. 出现痘大而密、痘色紫暗、痘浆浑浊时，属正常现象，无需处理
   D. 高热期应注意卧床休息，鼓励患儿多饮水，促进邪毒外泄

4. 患儿发热轻微，或无发热，鼻塞流涕，伴有喷嚏及咳嗽，1～2日皮肤出疹，疹色红润，疱浆清亮，根盘红晕不明显，点粒稀疏，此起彼伏，以躯干为多，舌苔薄白，脉浮数，证属 （ ）
   A. 毒炽气营   B. 邪伤肺卫
   C. 风寒犯肺   D. 痰热郁肺

5. 患儿壮热不退,烦躁不安,口渴欲饮,面红目赤,水痘分布较密,根盘红晕显著,疹色紫暗,疱浆混浊,大便干结,小便黄赤,舌红或舌绛,苔黄糙而干,脉洪数,辨证施护不当的是 （　　）

 A. 治宜疏风清热、利湿解毒

 B. 方用清胃解毒汤加减

 C. 忌辛辣荤腥发物

 D. 肤痒者,可在疱疹未破溃处遵医嘱涂擦5%碳酸氢钠溶液,疱疹破溃处宜保持干燥

任务三十一　小儿厌食

学习目标

知识目标：
1. 能说出小儿厌食的病因病机。
2. 能说出小儿厌食的一般护理。
3. 能说出小儿厌食的主要证候及其辨证施护要点。

能力目标：
1. 会对厌食患儿进行辨证施护。
2. 会对厌食患儿及其家属进行健康宣教。

素质目标：
了解职业素养的内涵，努力提高技术技能并培育高尚的医德，树立正确的价值观。

案例

叶某某，男，5岁。食量减少，形体偏瘦，面色少华，精神欠振，大便溏薄夹不消化物，舌质淡，苔薄白。如何进行辨证施护？

小儿厌食指小儿较长时间不思进食、厌恶摄食的一种病症，好发于1～6岁的小儿。若是其他外感、内伤疾病中出现厌食症状，则不属于本病。

一、病因与发病机制

形成本病的病因较多，多由于饮食不节、喂养不当而致病，以及他病失调、脾胃受损、先天不足、后天失养、暑湿熏蒸、脾阳失展、情志不畅、思虑伤脾等。小儿时期脾常不足，加之饮食不知自调，挑食、偏食，喜吃零食，食不按时，饥饱不一，或家长缺少正确的喂养知识，婴儿期喂养不当，乳食品种调配、变更失宜，或纵儿所好，杂食乱投，甚至滥进补品，均易损伤脾胃。也有原本患其他疾病脾胃受损，或先天禀赋脾胃薄弱，加之饮食调养护理不当而成病。

厌食的病变脏腑在脾胃，脾运胃纳功能失常可致厌食。小儿由于各种病因，易造成脾胃受损、运纳功能失常。厌食为脾胃轻症，多数患儿病变以运化功能失健为主，虚象不著，因饮食喂养不当，或湿浊、气滞困脾；脾气失展，胃纳不开。部分患儿素体不足，或病程较长，脾气虚弱、胃阴不足，皆能导致受纳、运化失职而厌食。

二、一般护理

1. 纠正不良的饮食习惯,如贪吃零食、偏食、挑食、不按时饮食等。
2. 少进甘肥厚味、生冷干硬之类食品,更不能滥服补品、补药等。
3. 食物不要过于精细,鼓励患儿多吃蔬菜及粗粮。
4. 对患儿喜爱的某些简单食物,如豆腐乳、萝卜干等,应允其进食,以诱导开胃。
5. 注意饮食调节,掌握正确的喂养方法,饮食起居按时、有度。

三、辨证施护

1. 脾运失健

（1）证治

厌恶进食,饮食乏味,食量减少,或有胸脘痞闷、嗳气泛恶,偶尔多食后脘腹饱胀,大便不调,精神如常,舌苔薄白或白腻。治宜调和脾胃、运脾开胃,方用金不换正气散加减。

（2）护理

①生活护理:饮食起居按时、有度。

②饮食护理:鼓励患儿多吃蔬菜及粗粮,避免甘肥厚味、生冷干硬之类食物。

③情志护理:保持患儿心情愉悦。

④给药护理:方用金不换正气散加减。舌苔白腻者,加半夏、佩兰燥湿助运;舌苔黄腻者,加薏苡仁、青蒿清化湿热;腹胀便干者,加枳实、厚朴理气通导;大便偏稀者,加山药、焦建曲健脾化食;乳食不化者,加麦芽、莱菔子。

⑤中医护理技术的应用:常规消毒后刺四缝出血,3日后重复1次。推补脾经3分钟,揉一窝风3分钟,分阴阳2分钟,逆运内八卦3分钟,推四横纹4分钟,推清天河水2分钟,1日1次,14日为1疗程。

2. 脾胃气虚

（1）证治

不思进食,食不知味,食量减少,形体偏瘦,面色少华,精神欠振,或有大便溏薄夹不消化物,舌质淡,苔薄白。治宜健脾益气、佐以助运,方用异功散加味。

（2）护理

①生活护理:饮食起居按时、有度。

②饮食护理:鼓励患儿多吃蔬菜及粗粮,避免甘肥厚味、生冷干硬之类食物。

③情志护理:保持患儿心情愉悦。

④给药护理:方用异功散加味。舌苔白腻者,加苍术、扁豆燥湿助运;脘腹作胀者,加木香、香附理气助运;大便稀溏者,加煨姜、益智仁温运脾阳;水谷不化者,加山药、焦山楂健脾化食;多汗易感者,加黄芪、防风固护卫表。

⑤中医护理技术的应用:艾灸足三里穴,每日1次。

3. 脾胃阴虚

（1）证治

不思进食，食少饮多，口舌干燥，大便偏干，小便色黄，面黄少华，皮肤失润，舌红少津，苔少或花剥，脉细数。治宜滋脾养胃、佐以助运，方用养胃增液汤加减。

（2）护理

①生活护理：饮食起居按时、有度。

②饮食护理：可用患儿喜爱的简单食物诱导开胃。

③情志护理：保持患儿心情愉悦。

④给药护理：方用养胃增液汤加减。脾气薄弱者，加山药、扁豆补益气阴；口渴引饮者，加天花粉、芦根生津止渴；大便秘结者，加火麻仁、瓜蒌仁润肠通便；阴虚内热者，加丹皮、知母养阴清热；夜寐不宁者，加酸枣仁、莲子心宁心安神。

知识导图

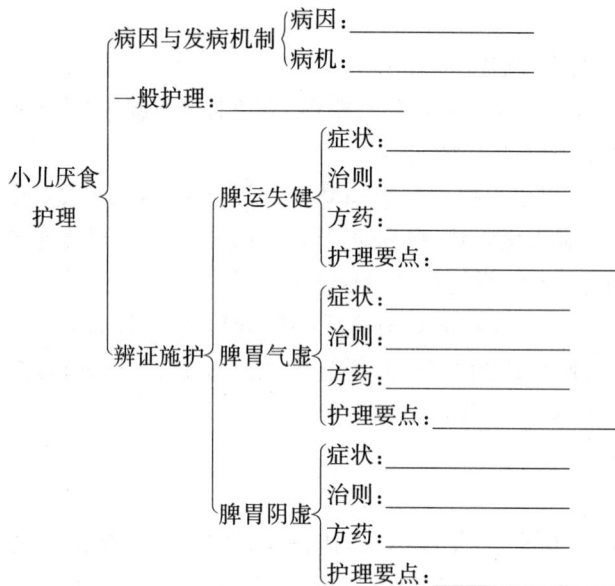

对接护考

1. 关于小儿厌食的说法，不恰当的是　　　　　　　　　　　　　　　　　（　　）

　　A. 指小儿较长时期不思进食、厌恶摄食的一种病症

　　B. 好发于 1～6 岁的小儿

　　C. 小儿因外感风寒出现厌食症状，属于厌食

　　D. 形成小儿厌食的病因是先天不足

2. 小儿厌食的病变脏腑是　　　　　　　　　　　　　　　　　　　　　　　（　　）

   A. 肺肾　　　　　　　B. 脾胃　　　　　　　C. 脾肾　　　　　　　D. 肝肾

3. 关于小儿厌食的一般护理,不恰当的是　　　　　　　　　　　　　　　　（　　）

   A. 食物要精细

   B. 纠正不良的饮食习惯

   C. 少进甘肥厚味、生冷干硬之类食品,更不能滥服补品、补药

   D. 注意饮食调节,掌握正确的喂养方法,饮食起居按时、有度

4. 不属于小儿厌食的证型是　　　　　　　　　　　　　　　　　　　　　　（　　）

   A. 脾失健运　　　　B. 脾胃气虚　　　　C. 肝气犯胃　　　　D. 脾胃阴虚

5. 患儿厌恶进食,饮食乏味,食量减少,胸脘痞闷、嗳气泛恶,偶尔多食后脘腹饱胀,大便不调,精神如常,舌苔薄白或白腻,不恰当的是　　　　　　　　　　　　　（　　）

   A. 治宜调和脾胃、运脾开胃

   B. 方用不换金正气散加减

   C. 证属脾胃气虚

   D. 常规消毒后刺四缝出血,3 日后重复 1 次

参考文献

[1] 孙秋华. 中医护理学[M]. 北京:人民卫生出版社,2022.

[2] 周少林,丁勇. 中医护理[M]. 北京:中国医药科技出版社,2021.

[3] 魏素芳,王燕萍. 中医护理[M]. 武汉:华中科技大学出版社,2017.

[4] 吕艳. 中医护理[M]. 北京:中国中医药出版社,2018.

[5] 黄萍. 中医护理学[M]. 北京:中国医药科技出版社,2018.

[6] 温茂兴. 中医护理学[M]. 北京:高等教育出版社,2020.

[7] 郭宝云,苏新民. 中医护理学[M]. 北京:北京大学医学出版社,2019.

[8] 陈文松. 中医护理学[M]. 北京:人民卫生出版社,2011.

[9] 苏新民. 中医基础理论[M]. 西安:西安交通大学出版社,2022.

[10] 严灿,朱爱松. 中医基础理论[M]. 北京:科学出版社,2022.

[11] 吴慧娟. 中医诊断学[M]. 北京:中国医药科技出版社,2022.

[12] 陈家旭,邹小娟. 中医诊断学[M]. 北京:人民卫生出版社,2021.

[13] 魏修华. 中医诊断学[M]. 北京:中国中医药出版社,2018.

[14] 石岩. 中医内科学[M]. 北京:科学出版社,2017.

[15] 林梅. 中医内科学[M]. 北京:中国中医药出版社,2018.

[16] 陈红风. 中医外科学[M]. 北京:中国中医药出版社,2021.

[17] 冯晓玲,张婷婷. 中医妇科学[M]. 北京:中国中医药出版社,2021.

[18] 赵霞,李新民. 中医儿科学[M]. 北京:中国中医药出版社,2021.